三訂 セミナー 子どもの食と栄養

編 上原誉志夫・根岸由紀子

共著 今井 景子・大和田浩子・三 幣 周子・千賀 靖子・永井 佳美
根岸由紀子・濵 口 郁 枝・船越利代子・吉井美奈子

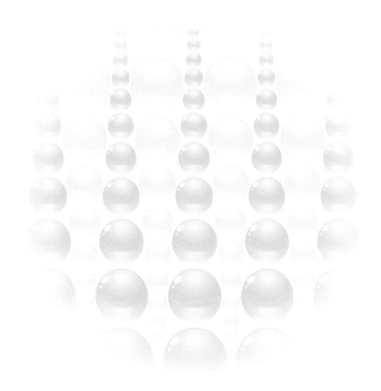

建帛社
KENPAKUSHA

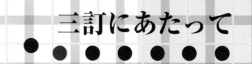

三訂にあたって

　本書は2016年の改訂版発行後，5年を経て，この度三訂版を刊行する運びとなりました。この間多くの保育士養成施設の教育現場に迎えられ，多くの学生諸氏のお役に立つことができたことは，編集者，執筆者ともども望外の喜びです。

　近年の急激なグローバル化やIT関連の発展は世界的な社会の変革をもたらし，子どもの食や生活環境をも変化させ，発達や成長にも大きな影響をもたらしています。このような急激な変化に対応するため，国をあげて状況の分析やさまざまな対応策が実施されてきました。栄養面でも「日本人の食事摂取基準」が改定され，2020年版になっています。本書も最新の研究成果や国の施策を取り入れ，時の流れにあった改訂が必要となりました。

　著者らが三訂版の執筆にあたった2019～2021年は，COVID-19が猛威を振るい，保育所や幼稚園，学校などの閉鎖も続き，子どもたちの生活に大きな影響を与えてきました。本書が目ざす“食を中心とした子どもの成長と発達”の実践の場が機能せず，子どもたちへの影響が危惧されます。このような現況をみても本書で議論する内容がいかに重要なものか改めて認識することができます。

　今回の改訂では，簡潔な記述を踏襲すること，わかりやすい内容となるよう図表等を多用すること，食育や食物アレルギー，感染症など最近のニーズに合わせた内容にページを割くことなどを目ざしました。また演習としての授業内容であることを踏まえ，学生の問題解決力を培うことも重点項目になっています。

　本書は時代の流れに沿って内容を更新し，簡素で的確な情報を提供することで，保育者としての必要にして十分な知識や技術が習得できるように企画されています。広く保育者を目ざす学生諸氏のお役に立つことを願ってやみません。

　2021年3月

編　者　上原誉志夫

　地球上では開発途上国などで食料不足のため，多くの子どもが飢餓状態にさらされていると聞く。これに反し，先進諸国では飽食のため生活習慣病を警戒しなければならないという不均衡が生じている。日本においても，第二次世界大戦後の数年は子どもの栄養状態が大変悪い状態にあった。しかし，学校給食の普及と日本経済の復興により，食生活が改善され，エネルギーの充足とともに動物性食品の摂取が増加して，みるみるうちに国民の健康回復が図られ，子どもの体位向上をみることができた。それが最近では，朝食の欠食や食事バランスの崩れなど食生活の乱れにより，小児肥満や体力低下，さらに子どもの糖尿病までがしばしば話題にされるようになってきた。

　そこで政府は，1985（昭和60）年の「食生活指針」を改定し，「健康日本21」で栄養・食生活の目標値をかかげた。さらに2005（平成17）年から'栄養教諭制'を発足させ，「日本人の食事摂取基準（2005年版）」を発表し，さらに，「食育基本法」を制定した。「日本人の食事摂取基準」は2009（平成21）年，2010年版が発表された。また，具体的な正しい食生活をイメージさせる「食事バランスガイド」を発表するなど，食生活・栄養普及，特に少子化のもとでの子どもの食生活是正と栄養・健康回復にかつてない努力をしている。

　したがって，保育においても，子どもの成長段階に応じた栄養・健康を確保して，正しい食事習慣を身につけ，身体と心の育成を心がけることが大切である。そこで保育士は正しい子どもの食生活と栄養の知識を身につけておかねばならない。今回改正された保育士養成カリキュラムにおいても，「子どもの食と栄養」演習2単位と定められた。改正前は「小児栄養」と称していたが，食育の重要性や，食事アレルギー・食中毒などの食事事故が発生することから，「子どもの食と栄養」に改称されたのであろう。なお，「小児」から「子ども」への変更は，広辞苑（岩波書店）によっても，ほぼ同義語であるが，最近の多用，慣用から「子ども」としたのであろう。

　本書は，前身の『あたらしい小児栄養』（2007年初版発行）を改訂し『セミナー子どもの食と栄養』と命名し，新しいカリキュラムを踏まえ最近の子どもの食や栄養を取り込み，2年制のみか4年制大学の保育士養成課程の教育にも適用できるよう書かれた教科書である。したがって，単なる知識のみならず，演習として展開できるよう工夫したものである。なお，執筆者はいずれも子どもの食事や栄養学の研究・教育に熟練した教員である。一度お読みいただき，納得していただければ幸いである。

2011年3月

編者　林　淳三

もくじ

第6章　乳児期の栄養・食生活の特徴▲

第7章　幼児期の栄養・食生活の特徴▲

第8章　学童期・思春期の栄養・食生活の特徴▲

第9章　食育の基本▲

第10章　子どもの食事と栄養▲

世界における子どもの 栄養問題

第1章

 ## 日本の子どもの食生活の現状 ①

　豊かな経済環境の中，多くの食料に囲まれていながら，栄養・食事面で多くの問題を抱えているのが，日本の現状である。低出生体重児の増加，ネグレクト・虐待などの増加，摂食機能の発達が不十分な（かまない，かめない）子の増加，生活習慣病の低年齢化，朝食欠食の常態化，亜鉛欠乏による味覚障害，鉄欠乏性貧血や肥満児の増加，思春期やせ症の低年齢化などが，特に大きな問題である。心身の健やかな発育をとげるべき小児期にこうした状況にさらされることで，成人後，すなわち生涯にわたって健康へ影響を及ぼすことが懸念される。

　また，社会環境の変化を背景に，食事形態も変化している。「こ食」など，食事を家族でともにする機会も減少している。食卓を囲む家族団らんの中で，望ましい食習慣，食文化，食事のマナーなどを教える機会が不十分となり，栄養や食に関する教育の充実が大きな課題となっている。

▲こ食
第9章1.2，p.126参照。

 ## 世界の栄養問題と 子どもの栄養不良の現状 ②

2.1　世界における栄養不足

　現在世界で栄養不足状態にあるのは約8億500万人で，そのうちの1,500万人は先進工業国に暮らす人びとであるが，およそ98％は開発途上国が占めている（図1−1）。ここでいう栄養不足状態とは，生命維持のために最低限必要な食料をとることができない状況が最低1年以上続く状態のことである。

▲栄養不足
低栄養のこと。特にたんぱく質・エネルギーの不足をさすことが多い。

2.2　栄養不良による子どもの心身の発育・健康への影響

　栄養不良は子どもへのしわよせが大きく，成長の遅れや停止などを招く。低体重，発育阻害（低身長），急性の栄養不良で体重が急激に減少する消耗症および低出生体重児の出生率は，南アジアと開発途上国，後発開発途上国に多い

▲栄養不良
栄養素の不足と過剰の両方を含める。低栄養のみをさす場合もある。

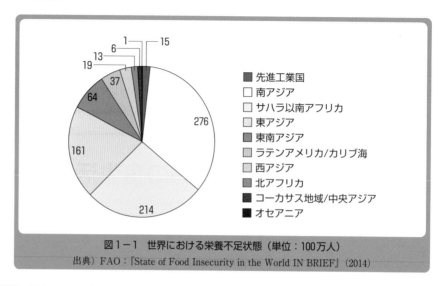

凡例（円グラフ）：
- 先進工業国
- 南アジア
- サハラ以南アフリカ
- 東アジア
- 東南アジア
- ラテンアメリカ/カリブ海
- 西アジア
- 北アフリカ
- コーカサス地域/中央アジア
- オセアニア

円グラフ内の数値：1, 15, 6, 13, 19, 37, 64, 161, 214, 276

図1-1　世界における栄養不足状態（単位：100万人）

出典）FAO：『State of Food Insecurity in the World IN BRIEF』（2014）

表1-1　世界における子ども（5歳未満）の栄養不良状況・死亡数と母乳育児・栄養補給状況

| | 低出生体重児出生率（%） | 母乳育児の早期開始（%） | 栄養不良の5歳未満児の比率（%） | | 5歳未満児の年間死亡数（100万人） | ビタミンAの補給率（%） | ヨウ素添加塩を使う世帯（%） |
| | | | 低体重 | 発育阻害 | | | |
	2003～2008年	2003～2008年	2003～2008年		2008年	2008年	2003～2008年
アフリカ	14	47	21	40	4.5	73	60
サハラ以南のアフリカ	15	46	23	42	4.4	73	60
中東と北アフリカ	11	47	14	32	0.4	-	60
アジア	18	31**	27	36	3.7	70**	73
ラテンアメリカとカリブ海諸国	9	48	4	14	0.2	-	89
CEE／CIS	6	-	-	-	0.1	-	51
先進工業国	-	-	-	-	0.1	-	-
開発途上国	16	39**	23	34	8.7	71**	72
後発開発途上国	17	49	28	45	3.5	85	57
世界	16	39**	23	34	8.8	71**	70

低出生体重：出生時の体重が2,500g未満
母乳育児の早期開始：生後1時間以内に母乳を与えられる新生児の割合
低体重：WHO年齢相当基準体重－2SD未満
発育阻害：WHO年齢相当の基準身長－2SD未満
ビタミンAの補給率（年2回補給）：2008年にビタミンAの補給を2回受けた生後6～59か月児の推定割合
ヨウ素添加塩を使う世帯：適切なヨウ素添加処理が施された塩（15ppm以上）を消費する世帯の割合
2003～2008年：データが2003～2008年の期間内で入手できた直近の年次のものであることを示す
CEE／CIS：中東欧ロシア
**：中国を除く
出典）ユニセフ：『世界子供白書特別版2010』，Unicef, p.96, 107（2010）

（表1-1）。

　栄養不良は発育阻害のみならず，感染症に対する抵抗力も低下させ，生命をも奪う。5歳未満の子どもの死亡数（表1-1）は年間800万人を超え，栄養不良の国に多い。子ども（5歳未満）の死亡原因の半分は栄養不良が背景になっ

て起きていると世界保健機関
（WHO，p.6参照）は報告している
（図1-2）。すなわち，栄養素の不
足による低体重と微量栄養素欠乏
があいまって免疫能低下を引き起
こし感染症にかかりやすくなると
ともに，死のリスクも高めること
になる。子どもは感染防御力が十
分に備わっていないため栄養不良
の影響を受けやすい。

また，乳幼児期における発育不
全や低出生体重児は，成人後に糖
尿病，心臓病などの非感染性疾患
にかかるリスクを高めることが懸
念されており，妊婦や子どもの栄

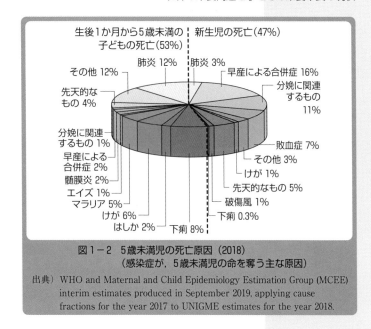

図1-2　5歳未満児の死亡原因（2018）
（感染症が，5歳未満児の命を奪う主な原因）

出典）WHO and Maternal and Child Epidemiology Estimation Group (MCEE) interim estimates produced in September 2019, applying cause fractions for the year 2017 to UNIGME estimates for the year 2018.

養不足は一生を通してその子の健康に問題を残すことになる。

2.3　たんぱく質およびエネルギーの欠乏と子ども

PEM（protein-energy malnutrition）はたんぱく質とエネルギーが欠乏した状
態であるが，欠乏状態の程度はさまざまである。クワシオルコル型，マラスム
ス型，両者の混合型の三つに大別される。クワシオルコル型は，エネルギーは
ある程度摂取されているが，たんぱく質摂取が著しく少ない場合で，体重の減
少は少ないが，精神機能に変化をきたすことがある。マラスムス型はたんぱく
質欠乏もあるが，エネルギーが著しく欠乏している場合で，食物からの摂取不
足分をみずからの身体の筋肉，脂肪を消費して補うため全身が消耗し，やせが
極度となる。PEMは感染症にかかりやすく，感染症にかかるとエネルギーと
たんぱく質の必要量が増し，ますます状態を悪化させる。

2.4　微量栄養素の欠乏と子ども

世界規模で欠乏が目立つ微量栄養素は，鉄，ビタミンA，ヨウ素，亜鉛など
である。

①　鉄欠乏：もっとも広範囲に分布し，20億人が鉄欠乏性貧血にあり[1]，乳
幼児（特に乳児期後半）と思春期の女子（月経の開始が貧血を助長），および妊産
婦に多い。主な原因は食事からの摂取不足にある。貧血は子どもの身体の発育
のみならず，知的な発達にも遅れを生じさせ，時にはその障害が不可逆的にな
ることも懸念されている。持久力・集中力・記憶力などの低下から学習に消極
的となり学力の低下を招きやすい。

②　**ビタミンA欠乏**：視覚系の正常な機能および成長を司る細胞機能の維持を阻害する（WHO, 2009）。また，子どもの失明を引き起こす主因ともなっている[2]。これは，ビタミンAが皮膚や身体の内表面をおおう（目の結膜，消化管，呼吸器，血管など）細胞を正常に保つ働きをもち，その欠乏が皮膚などの乾燥化，角質化を招いた結果である。発育の障害も起こす。

③　**ヨウ素欠乏**：世界人口の13％[1]にみられ，多くはヨウ素の摂取不足に原因がある。食物に含まれるヨウ素は土壌中のヨウ素濃度と相関しており，低濃度の地域に暮らす人に多い。ヨウ素に富む海産物を摂取している日本では，ヨウ素欠乏はほとんどみられない。ヨウ素は成長を促す甲状腺ホルモンの構成成分であるため，子どもは身体の発育不全ばかりでなく知能の低下が生じることもある。

④　**亜鉛欠乏**：世界人口の約21％と推定されている[1]（図1-3）。主な症状として，成長障害，皮膚炎，味覚障害があげられる。その他に，胎児の発育遅滞や低体重児の出生，性腺発育障害，慢性下痢，創傷治癒の遅れなどがみられる。また，免疫を担っている細胞の働きをコントロールするのに欠かせないことから，免疫機能を低下させ，感染症の悪化につながる。

亜鉛欠乏による子どもの死亡は年間80万にとされる[3]。子どもの発育を促し，死亡率の改善を図るうえで，亜鉛欠乏対策は重要な栄養改善活動の一つである。さらに，薬剤や食品添加物などによる亜鉛の吸収阻害が亜鉛不足を招くことも知られていることから，注目される微量栄養素である。

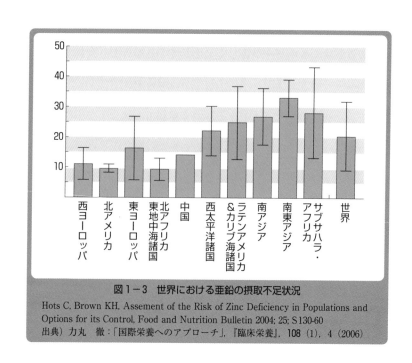

図1-3　世界における亜鉛の摂取不足状況

Hots C, Brown KH, Assement of the Risk of Zinc Deficiency in Populations and Options for its Control, Food and Nutrition Bulletin 2004; 25; S130-60
出典）力丸　徹：「国際栄養へのアプローチ」，『臨床栄養』，108（1），4（2006）

子どもの栄養不足への国際的な取り組み ③

3.1　栄養不足撲滅に向けた国際的合意

　2000（平成12）年開催の国連総会で採択された「ミレニアム開発目標」（MDGs）では，国際社会の支援が必要な緊急的課題の解決を約束し，八つの目標を掲げた。達成期限である2015（平成27）年までには一定の成果をあげている（図1－4）。

　目標の一つに極度の貧困と飢餓の撲滅がある。2010（平成22）年における極度の貧困人口割合は1990年比で半減し，目標は達成された。さらに2015年には1/3までになった。しかし，サブサハラやアフリカ人口の約4割は依然として極度の貧困状態にあるという現実もある。

　MDGsは後継となる「持続可能な開発のための2030アジェンダ」（2030アジェンダ）に引きつがれている。2030アジェンダは，17の目標と169のターゲットからなる「持続可能な開発目標」（SDGs）である。

ミレニアム開発目標（MDGs）の達成状況

目標1　極度の貧困と飢餓の撲滅

◎貧困に関するターゲット（極度の貧困人口の割合を1990年比で半減）は2010年に達成。
　2015年には1/3に！　※中国の発展の影響大

◎サブサハラ・アフリカ人口の41%は依然極度の貧困層

◎開発途上地域における栄養不良人口の割合はほぼ半減
　1990-92年：23.3%→2014-16年：12.9%
　※ただし，今なお約8億人（世界人口の9人に1人）が栄養不良状態。更なる努力が必要

一日1.25ドル未満で暮らす人々の割合

	1990年	2015年
世界全体	36% (19億人)	12% (8.4億人)
開発途上地域	47%	14%

目標2　初等教育の完全普及の達成
目標3　ジェンダー平等推進と女性の地位向上

◎就学率及び若年層の識字率は向上するも，全ての児童の初等教育修了は実現せず

	1990年	2015年
開発途上地域の就学率	80%	91%
世界の15-24歳男女の識字率	83%	91%

◎開発途上地域総体として見た場合，全ての教育レベルにおける男女格差が解消

◎1995-2015年で，世界の女性議員比率は倍増
　※ただし，総数は男性議員の1/5にすぎない

目標7　環境の持続可能性確保

◎飲料水に関するターゲット（改良飲料水源を利用できない人の割合を半減）は2010年の時点で達成
　1990年：24%　→　2015年：9%

◎衛生施設に関するターゲット（改良衛生施設を利用できない人の割合を半減）は達成できず
　1990年：46%　→　2015年：32%

◎スラム居住者生活に関するターゲット（1億人のスラム居住者の生活改善）は達成
　※ただし，スラム居住者自体は増加傾向

開発途上地域におけるスラム居住都市人口の割合

2000年	2014年
39% (7.9億人)	30% (8.8億人)

◎環境の持続可能性については，進展があるものの，CO₂排出増大，森林や水産資源の減少等，課題も残す

目標4　乳幼児死亡率の削減
目標5　妊産婦の健康の改善
目標6　HIV／エイズ，マラリアその他の疾病の蔓延の防止

◎世界の5歳未満児死亡率は53%減少するも，ターゲット（1990年比で1/3まで削減）達成までは至らず

◎世界の妊産婦死亡率は45%減少するも，ターゲット（1990年比で1/4まで削減）達成までは至らず

◎開発途上地域の妊産婦のうち，望ましい妊産婦検診を受けているのは2014年段階で52%にすぎず，普遍的なリプロダクティブ・ヘルスへのアクセスが達成されたとはいえない

◎2000-2013年で，世界のHIV/エイズの感染は40%減少

◎2000-2015年で620万人以上の命がマラリア対策により，2000-2013年で3700万人の命が結核対策により救われたと推定される

目標8　開発のためのグローバルなパートナーシップの推進

◎政府開発援助（ODA）は，2000-2014年で66%増加
　1990年：810億ドル　→　2014年：1352億ドル

◎OECD開発委員会（DAC）メンバー国のうち，ODA拠出額がGNI比0.7%目標を達成したのは5カ国のみ。非DACメンバー国のODAも増大（UAEは1.17%）

◎情報通信技術は大幅に普及し，2000-2015年で，インターネット普及率は4倍，携帯電話加入者数はほぼ10倍に

データ出典：国連ミレニアム開発目標報告書2015
（http://www.un.org/millenniumgoals/2015_MDG_Report/pdf/MDG%202015%20rev%20(July%201).pdf）（注：2015年及び2014～16年のデータは推定値）

図1－4　ミレニアム開発目標の達成状況
出典）国連ミレニアム開発目標報告書2015

▲SDGs
www.mofa.go.jp/mofaj/gaiko/oda/sdgs/index.html
（最終閲覧2021.2）

3.2　栄養不足問題に取り組む国際機関

　栄養不足の背景に食料不足，飢饉，戦争，災害，経済的貧困，栄養的知識不足，感染症による栄養状態の悪化などがあり，各国で独自に取り組みがなされ

ている。また，世界保健機関（WHO），国連児童基金（UNICEF），国連食糧農業機関（FAO），国連世界食糧計画（WFP），国連大学（UNU），世界銀行などの国連関係の機関，非政府組織などが支援活動を行っている。

WHO（World Health Organization：世界保健機関）は「世界の全ての人々が可能な限り最高の健康水準に到達すること」を目的とした国連の機関である。栄養面では，食事の診断，エネルギーおよびたんぱく質の必要量などを提案しており，PEM対策にも力を入れている。2006（平成18）年には緊急を要するものとして「栄養に優しい学校を創設しその中で健康的な食事を提供し栄養不良を予防する」「胎児の発育を適正にする」「6〜36か月児のビタミン・ミネラル必要量をまとめて勧告する」「肥満と栄養の科学的根拠，評価，ポリシー・ガイドラインの開発と支援」などの10項目についてWHO活動計画を発表している。

UNICEF（The United Nations Children's Fund：国連児童基金）は，子どもへの支援に力を入れており，WHOと共同して生後6か月までの完全母乳育児（表1－1），微量栄養素の補給などに取り組んでいる。その結果，母乳育児は増え，ビタミンA補給により1998〜2000年で100万人の子どもが死なずにすみ，ヨウ素添加塩の普及（表1－1）で毎年9,100万人の新生児が学習能力を損なうリスクから逃れたと報告している。しかしながら，生後4か月未満で母乳だけで育てられている新生児はいまだ半分以下にとどまり，ヨウ素添加塩の使用が行き渡らないことで4,100万人がヨウ素欠乏のリスクを負うとされる。

WFP（The United Nations World Food Program：国連世界食糧計画）は，開発途上国の子どもたちに学校給食を提供し，食事とともに学習の機会も与える支援をしている（WFP学校給食プログラム）。

各機関の活動は多くの成果を生んでいるが，当初の目標には達していない面も多く，課題もあり，さらなる取り組みが期待されている。

▲WHO活動計画
10-Step Rapid Action Plan
www.who.int/nutrition/action_framework_NHD/en/（最終閲覧2021.2）

▲WFP学校給食プログラム
https://ja.wfp.org/school-meals（最終閲覧2021.2）

●引用文献
1）力丸　徹：「途上国の栄養問題の現状」，『臨床栄養』，108（1），1〜8（2006）
2）FAO：『世界の食料農業白書』（2013）
www.fao.org/3/i3300o/i3300o.pdfkyokai.or.jp/world/b05.html（最終閲覧2021.2）
3）WFP国連世界食糧計画：『微量栄養素は必要なのですか』（2010）
119.245.211.13/faq/#question7（最終閲覧2021.2）

●参考文献
・糸川嘉則編：『ミネラルの事典』，朝倉書店（2003）
・吉村寿人：『蛋白栄養の理論と実際』，光生館（1964）

第2章

子どもにとって 食・栄養がなぜ大切か

 ## 子どもは発育期にある ①

1.1 成長，発達，発育とは何か

（1）成長（growth）

成長とは，身体の基本単位である細胞数が増加し，その一つひとつの細胞が大きくなることである。その結果，身長が伸び，体重が増すなど外観的にも身体が大きくなる。各器官とも一時的に急成長する期を急進期（spurt）という。測定できるもの（身長や体重など）の急進期は，乳児期および思春期にみられる。神経系器官（脳や脊髄など）ではもっとも早く，幼児期までには，成人の約9割の成長がみられ，生殖器では思春期以降にみられる。

（2）発達（development）

発達とは，学習により一定の規則に従って，機能を獲得することである。ことばの数，運動能力，消化酵素の分泌機能など，身体が質的に成熟していく現象であり，20歳ごろまでは増加の一途をたどる。成長とともに機能も進化し，各器官・組織に本来備わるべき細胞が数，大きさとも十分になることで，働きが活発になる。つまり，成長が不良の場合は，当然機能の発達も障害を受ける。

（3）発　育

成長・発達を合わせて総合的に評価する概念が発育である。

1.2 発育の区分

発育期をその年齢的変化による特徴などから，表2-1のように区分することができる。発育期に続いて成人期，初老期，老年期と続く。各期によって必要な栄養が異なる。

表2-1　子どもの発育過程の区分

胎 芽 期	受精～約2か月	胎 児 期	胎生2か月～出生まで
新生児期	0～1か月	乳 児 期	0～1歳
幼 児 期	1～6歳	学 童 期	6～12歳
思 春 期	6～18歳		

2 栄養は発育に大きく関与する

2.1 発育に影響する因子－栄養が基盤

　発育は，遺伝，性，人種など先天的な要因により影響を受けるほか，栄養，病気，環境，薬物，運動などの外的要因によっても左右される。発育速度や体型などには遺伝的な要因の影響が大きいが，栄養状態による影響も大である。たんぱく質摂取量が多い国では，骨の成長を示す身長が高い傾向にある。日本でも近年は欧米諸国に似た栄養摂取の傾向がみられ，平均身長が高くなり，特に胴体より足の伸びが大きくなっている。

2.2 低栄養が発育に及ぼす影響

　時期によっては低栄養から障害を残すおそれがある。成長の急進期には低栄養による影響を受けやすく，この期に栄養が不足すると，後に栄養を改善しても，成長の回復は難しい。成長において，脳が能力を学習するのに適する，感受性の高い時期を臨界期（critical period）という。臨界期は細胞分裂が活発に起きており，栄養不足が続くと細胞が十分に増加できないままに終わる。そうなると，本来備わるべき機能，能力を十分に獲得できず，永続的障害を残す可能性がある。臨界期については，諸仮説あるが，発育の基盤となる栄養は臨界期のみでなく，発育過程のすべてにおいて適切に配慮する必要がある。

▲スキャモンの臓器別
　発育曲線
　スキャモン（Richard Everingham Scammon：1883-1952，アメリカ）が発表した発育曲線。発育を20歳レベルで100％としたときの各種組織の発育の特徴を，①一般型〔全身の計測値（頭径を除く），呼吸器，消化器，腎，心大動脈，脾，筋全体，骨全体，血液量〕，②神経系型（脳，脊髄，視覚器，頭径），③リンパ系型（胸腺，リンパ節，同質性リンパ組織），④生殖器系型（睾丸，卵巣，副睾丸，子宮，前立腺など）の4パターンに分けている。科学的な検証はされていないため，一定の事実からの仮説モデルとして利用されている。

2.3 臓器別の発育速度

　発育速度は個人差もあるが，身体の各部によっても異なる。図2－1に示したスキャモンの臓器別発育曲線でみると，乳幼児期は脳神経系発育が急速で，その後リンパ系の発育が急速になる。ある発育時期に栄養の不足や偏りがあると，そのときに発育するはずの臓器が十分に機能しない可能性が出てくる。

　近年，思春期のダイエットによる痩身傾向がみられるが，生殖器官の急進期が思春期であることを考えると，生涯にわたる健康に問題を残すことが懸念される。発育期にしっかりと栄養を満たしてはじめて，それに見合うだけの発育をする。成人になってから発育のための栄養をとっても，過剰となり身体に負担をかける。

2.4 保護者の愛情と発育障害

　保護者の愛情に欠陥のある状態が長く続くことで，成長が阻害されたり，情緒的，精神的に障害を起こしたり，子どもの心身両面にさまざまな発育障害を

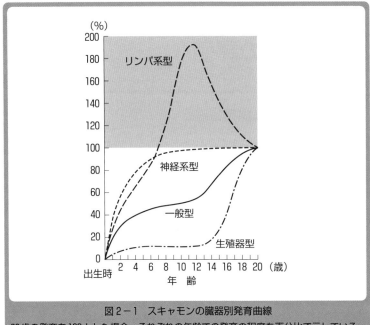

図2−1　スキャモンの臓器別発育曲線
20歳の発育を100とした場合，それぞれの年齢での発育の程度を百分比で示している。
リンパ系型：胸腺，リンパ節，扁桃腺など
神経系型：脳，脊髄，視覚器など
一般型：呼吸器，消化器，腎臓，心臓，脾臓，筋肉，骨格など
生殖器型：精巣，卵巣，精巣上体，子宮，前立腺など

起こす現象を愛情遮断性症候群という。食べ物は十分に与えられ，食欲も異常に旺盛で多食，過食であるにもかかわらず栄養失調状態を呈することがある。精神発達遅滞や異常行動のほか，自律神経機能が低下した結果，成長ホルモンの分泌抑制が生じる。

　愛情遮断は，身体的な虐待のみならず，保護者が世話をしない，長時間にわたる放置などの怠慢，無視するなどの拒否的態度（ネグレクト）や心的虐待などにおいてもみられ，近年激増している。保護者の愛情が子どものホルモン分泌に影響し，食事が適正であっても発達が阻害されることがある。

　こうした子どもは生活環境を変えて，保護者との愛情のある，心が通い合う関係に置かれると成長し，ほかの症状もよくなる。保護者とは，子どもの母親だけでなく，父親や祖父母，それらの代わりになる子どもと愛情が通い合う関係を保てる大人であればよい。

　食べ物は，ただ与えればよいものではない。世話をする大人のやさしさが子どもの成長には何より大切である。温かくやさしい受容的な保護者との心の交流の中であるからこそ，摂取された食べ物が子どもの栄養として働く。

▲精神発達遅滞
　精神の発達停止，あるいは発達不全の状態。認知，言語，運動，社会的能力などに障害がみられる。

▲自律神経機能
　自律神経系は，血圧や呼吸，内分泌系など，体内の特定の機能を調整している神経系。

成長の評価　

3.1　成長を評価する指標

子どもが十分な成長をとげているかどうかの評価は，もっとも大切なことである。身体計測による評価が一般的に用いられている。例えば，身長，体重，胸囲，頭囲，体型の変化などである。

（1）身長，体重などの変化から

子どもの身長や体重などを計測して，標準値と比較して評価する。標準値を知る指標として，乳幼児期では成長曲線（発育パーセンタイル曲線）（図2-2）や，身長・体重曲線（図2-3）が利用される。母子健康手帳などにも掲載されているが，成長速度の個人差を考慮して評価する必要がある。体重は身長に比べ，骨・筋肉など身体全体の成長を総合的に反映しており，栄養状態，病気等による影響を受けやすい。

学童期以降は，学校保健統計調査（文部科学省，毎年調査）結果の値が利用できる。学童期～思春期は，肥満ややせといった将来の健康に影響を及ぼすような健康課題もみられるので，自分の食生活を振り返り，評価し，改善できる力や，自分の身体の成長や体調の変化を知り，自分の身体を大切にできる力を育む必要がある。

また，成人向けにはBMIを使用する。計算式は世界共通であるが，判定基準は各国で異なる。

（2）体型の変化から

幼児期の体格を評価するために用いられているのが，カウプ指数である（図2-4）。計算方法は，BMIと同じだが，基準値が発達段階に応じて調整されている。主に生後3か月以降から使用され，肥満ややせの評価に使われている。また，ローレル指数（表2-2）は，学童期の値がそれほど変化しないので，学童期の肥満とやせの評価に使われている。両指数の年齢との関係を図2-5に示す。

成長評価は，増加の大小ではなく，経時に増加しているかどうかで評価する。1回目の計測で基準値と比較するのではなく，継続して測り，各人の成長曲線を描いて判断する。

▲成長曲線（発育パーセンタイル曲線）

成長の速度を帯状に示したもの。発育の程度を知る指標となる。

パーセンタイルとは，対象とするデータを小さい順に並べ替え，指定された順番にあるデータを値とするもの。例えば，100個のデータの50パーセンタイルとは，小さい順に並べた50番目のデータの値をさす。

▲BMI

kg，mで算出する。

$BMI = 体重(kg) \div 身長(m)^2$

日本肥満学会では，22を適正体重の目安とし，25以上を肥満，18.5未満をやせとしている。

▲カウプ指数

$カウプ指数 = 体重(g) \div 身長(cm)^2 \times 10$

基準値が成長段階に応じて設定されている。体重，身長ともに記載のある場合に算出する。

▲ローレル指数

$ローレル指数 = [体重(g) \div 身長(cm)^3] \times 10^4$

学童期の栄養状態の判定に用いる。

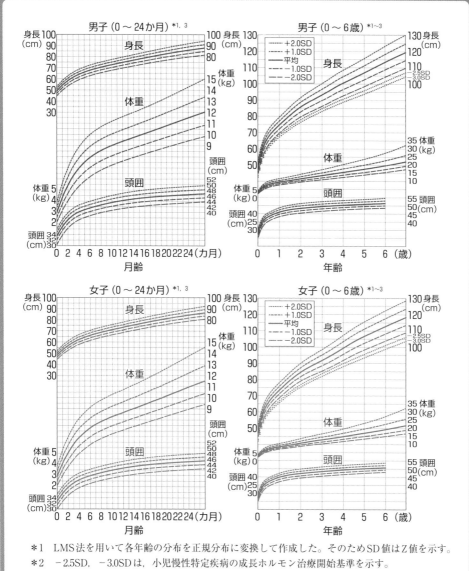

図2-2 乳幼児の身長・体重・頭囲成長曲線（SD表示）

*1 LMS法を用いて各年齢の分布を正規分布に変換して作成した。そのためSD値はZ値を示す。

*2 −2.5SD，−3.0SDは，小児慢性特定疾病の成長ホルモン治療開始基準を示す。

*3 頭囲曲線は2010年調査結果に基づく。

出典）一般社団法人 日本小児内分泌学会（2016，頭囲曲線を2020に追加）

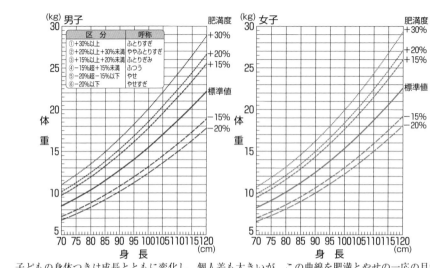

子どもの身体つきは成長とともに変化し，個人差も大きいが，この曲線を肥満とやせの一応の目安とする。「ふつう」に入らないからといって直ちに異常というわけではない。心配な場合は医師などに相談するとよい。身体計測を行ったときはこのグラフに記入し，成長に伴う変化をみるようにする。

図2－3　幼児の身長・体重曲線

出典）一般社団法人　日本小児内分泌学会（2016）

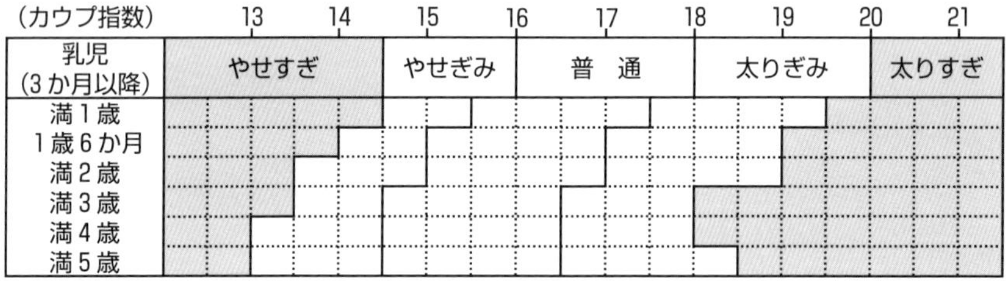

（カウプ指数）	13	14	15	16	17	18	19	20	21
乳児（3か月以降）	やせすぎ		やせぎみ		普　通		太りぎみ		太りすぎ
満1歳									
1歳6か月									
満2歳									
満3歳									
満4歳									
満5歳									

図2－4　カウプ指数による発育状況の判定

表2－2　ローレル指数による肥満の判定

ローレル指数＝体重$g \div (身長 cm)^3 \times 10^4$

身長区分（cm）	肥満と判定されるローレル指数
110～129	180以上
130～149	170以上
150以上	160以上

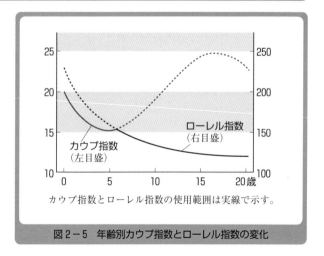

カウプ指数とローレル指数の使用範囲は実線で示す。

図2－5　年齢別カウプ指数とローレル指数の変化

栄養状態の評価
（栄養アセスメント）

4.1　子どもの栄養状態の評価

　子どもの健やかな成長・発達を保障するために，発育状態の迅速かつ正確な把握は欠かせない。母子保健法による新生児マススクリーニング検査（先天性代謝異常やその兆候の発見を目的とする）や乳幼児健診などのスクリーニングは，このために行われる。栄養状態は子どもの成長・発達に大きく影響する。栄養状態が良好であるかを評価・判定し，なんらかの問題がある場合は，医師や看護師，保健師等の専門家と相談し，早急に対処する必要がある。

▲新生児マススクリーニング検査第11章2.2，p.162参照。

4.2　栄養アセスメントの方法と指標

　スクリーニングを行い，栄養状態に問題がある場合には，その状態を的確にアセスメント（評価・判定）する。アセスメントを踏まえ，問題を解決するためにどのようなケアを行うかを考え，プラン（計画）を立て，実行し，モニタリング（観察）と評価を行う。必要に応じて，プランニングや実行方法，場合によってはアセスメントまでさかのぼって改善する。改善は随時行う。栄養状態を改善し，QOLの向上を目ざすシステムを「栄養管理」あるいは「栄養ケア・マネジメント」という。

　医療では，問題志向（型）医療記録（problem oriented system）を用いる。問題を列挙し，記録内容を以下に従って整理する。

　S（subjective data）は主観データで，患者の訴え，病歴などをさす。O（objective data）は客観的データあるいは情報で，診察所見，検査所見など事実の記載である。A（assessment）は前述の情報の分析，評価および判断結果をさす。そしてP（plan）は以上をもとにした治療，あるいは対応計画の作成となる。

　明確に区別しにくい場合もあるが，これらを意識して記載することで，記録（カルテ）の機能を向上させることが可能である。

（1）身体計測

　身長，体重，胸囲，皮下脂肪厚，体脂肪率などを測定する。標準値や前回のデータと比較し判定の材料とする。標準値の指標には，厚生労働省が10年毎に行っている乳幼児身体発育調査がある。

（2）臨床診査

　医師等による問診や観察から，栄養状態および栄養疾患に関する自他覚症状を把握し，栄養状態を評価・判定する。小児・青年期の健診用の高血圧基準を表2－3に示した。高血圧は種々の生活習慣病を重篤化する要因である。英国

表2－3　小児・青年期の健診用の高血圧基準

		収縮期血圧 （mmHg）	拡張期血圧 （mmHg）
幼　　児		≧120	≧70
小 学 校	低学年	≧130	≧80
	高学年	≧135	≧80
中 学 校	男　子	≧140	≧85
	女　子	≧135	≧80
高等学校		≧140	≧85

出典）日本高血圧学会：「高血圧治療ガイドライン2019」

のバーカー（David Barker）が提唱した「生活習慣病胎児期発症説」でいわれるように，3歳児の血圧は，出生児体重が軽いほど高く，3歳時点の体重が重いほど高い。また，高度肥満小児では，出生時体重が軽いほど，成人時に高血圧を含むメタボリックシンドロームになりやすいという報告がある。

▲メタボリック
シンドローム
　第3章1.3，p.23参照。

　成人後の生活習慣病予防のために，幼児期から適正な生活習慣を築き，栄養状態を保つことが大切である。血圧健診では，在胎週数，出生時体重，高血圧家族歴（妊娠高血圧症候群を含む）も確認することが望まれる。問題がある場合は，減塩や低脂質の食事指導を行い，運動の強度より身体活動量（運動と生活活動）の増加に重点を置く。

　小学校高学年〜中学生では，肥満度が増すにつれ高血圧有病率は高くなる。高血圧と肥満は，成人時の本態性高血圧や肥満に高率に進展するので，小児期からの予防と早期改善が望まれる。

　乳幼児期の成長や諸機能の発達については，母子健康手帳の月齢・年齢別のチェック項目を目安とし，問題があれば，早期に医師等を受診するか，健診時に相談する。

（3）臨床検査

　血液や尿などによる生化学検査では，各組織や臓器の栄養状態および生理学的状態を把握することができる。採血は乳幼児への負担が大きいため必要最小限としている。

（4）食事調査

　食事の摂取状況や食品の摂取頻度，食環境，食生活への関心，食習慣，栄養状態に影響する生活状況などを調査する。摂取した食品とその量から各栄養素の摂取量を計算し，日本人の食事摂取基準を参照して評価・判定する。

▲日本人の食事摂取基準
　資料，pp.191〜201参照。

食の自立に向けて
食習慣を形成する　⑤

5.1　育てたい子どもの"食べる力"

　子どもを取り巻く食環境の現状は，成長期の心身にさまざまな影響をもたらす。例えば，小・中学生の多くが塾に通い，学年が上がるにつれてその数は増える傾向がみられる。小学6年生で4割，中学3年生では7割近くの子どもが塾に通っている。塾以外の習い事などを含めると，学校や家庭以外での活動が増え，夕食などの食事のリズムや生活リズムを規則的にすることが難しくなっている。共働き家庭が増え，家族そろって食事をする機会が減り，こ食が増えている。つまりは，食を通した習慣づけの機会も失われていることになる。

　発育過程にかかわる主な特徴に応じて，具体的にどのような食に関する力を育めばよいか，表2−4に示した内容を参考に具体的に考えてほしい。食行動において，自立した生活を営め，それが習慣化したものとして確立できるようにしたい。

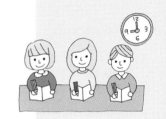
▲こ　食
　個食，孤食などがある。各々バラバラで食事をしたり，孤独を感じながら食事をしたりすることをいう。第9章1.2，p.126参照。

5.2　発育期の嗜好学習の積み重ねの大切さ

　初めての食べ物を口にしたとき，だれでもいだく警戒心を新奇性恐怖という。新奇性恐怖は，子どもほど強い。外観や色をみて，においをかぎ，口の中に入れて味や食感を確かめ，安全かどうか判断している。そのときの印象がよければ，次に同じものを出されたときに進んで食べようとする。これを食物嗜好学習という。和やかで楽しい会話があり，心地よい空間である食卓環境や，規則正しい食生活による適度な空腹感からは，得られる満足感が大きい。そうして食べ慣れていくことで，その食べ物への嗜好が定着する。身近な大人（例えば，母親）が新しい食べ物を食べてみせたり，励ましたりすることは，子どもの嗜好を増すのに効果的である。

　逆に，初めて食べたときにお腹をこわしたり，吐いたりする経験をすると，次に同じ食べ物を食べようとしない。これを食物嫌悪学習という。例えば，小

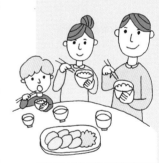

表2−4　発育過程に応じた育てたい"食べる力"

授乳期・離乳期：安心と安らぎの中で食べる意欲の基礎づくり。
幼児期　　　：食べる意欲を大切に，食の体験を広げよう。
学童期　　　：食の体験を深め，食の世界を広げよう。
思春期　　　：自分らしい食生活を実現し，健やかな食文化の担い手になろう。

厚生労働省：「食を通じた子どもの健全育成−いわゆる「食育」の視点から−」(2004)

言やぐちをいわれる，おこられるなど，ストレスのある食卓は慎みたい。一度苦手意識をもった食べ物を好きになるには，食べても不快にならない経験を何度も積み重ねる必要がある。

　低年齢であればあるほど新しい食べ物を食べようとはしない傾向にあるが，いったん好きになると習慣化しやすい。好んで食べられる食べ物を増やすことが，栄養バランスを保つことにも役立つ。

5.3　食習慣の形成とは

　大人になれば，みずからが食べ物を選んで購入し，食べることになる。そのときまでに望ましい食生活が習慣化していない場合に，朝食欠食や偏食がみられるようになる。望ましいとはいえない食習慣は健康にも影響する。「習慣化」とは，意識せずとも，その行動がいつも現れる状態である。そのために保護者は，子どもの1日3回の食事，間食などにおいて適切な食事環境を整える必要がある。日々の生活の中で，子どもはさまざまなことを体験し，学び，食行動が習慣化されながら身についていく。

　子どものときに身についた食習慣を，大人になってから変えるのはなかなか難しい。何もわからない乳幼児は，家族の食行動から大きな影響を受ける。保護者や祖父母など，子どもを取り巻く大人が，まず自身の食生活のあり方を見直さなければならない。

5.4　生活習慣病の一次予防としての食習慣

　生活習慣病とは，偏った食生活や運動不足，ストレス，喫煙など，毎日の好ましくない生活習慣の積み重ねによって引き起こされる病気の総称である。この概念は，1996（平成8）年に，公衆衛生審議会により提言された。

　生活習慣病は，遺伝的体質をもっていても，環境要因をコントロールすることで多くは予防できる。大人は発症してあたりまえというわけではない。

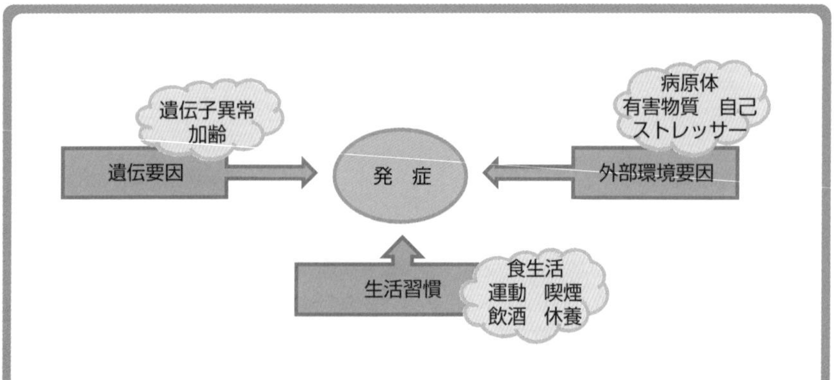

▲朝食欠食
　第8章第4節，p.114〜参照。

▲公衆衛生審議会
　公衆衛生に関する重要事項を厚生大臣（現・厚生労働大臣）の諮問に応じて調査・審議し，各行政機関に意見を述べる。
　2001年に厚生科学審議会に整理合理化が行われた。

図2−6　疾病の発症要因

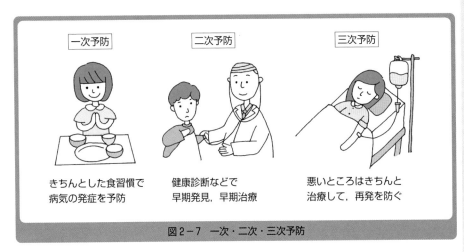

図2-7　一次・二次・三次予防

　病気にならないために予防することを一次予防，病気を早めにみつけて早期に治療することを二次予防，発症後に合併症などを起こさないように治療することを三次予防という（図2-7）。一次予防のためには，食習慣がもっとも基本となる。大人になると，食生活の改善が難しく，成果をあげにくい。子どものころからの栄養および食教育が必要である。

　生活習慣病は，長い年月の生活習慣を経て発症するものであるが，近年は子どもの段階ですでに発症し，その数が増加する傾向がある。子どもを取り巻く生活習慣にも目を配らなければならない。塾や習い事の増加により多忙な日々を過ごすことや，ファストフードのような手軽な食べ物やお菓子を食べることについても，大人とともに考えていく必要がある。

▲ファストフード
（fast food）
　江戸時代，手軽に素早く食べられる料理として蕎麦，天ぷら，寿司などが売られていた。
　1970年代初頭，アメリカ式ファストフードが日本に流入し，「安い」「早い」ハンバーガーなどが流行した。
　これに対して，日本の伝統的な食文化や食品を見直す運動，またはその食品自体をスローフードという。

●**参考文献**
・厚生労働省：「'食を通じた子どもの健全育成（－いわゆる「食育」の視点から－）のあり方に関する検討会報告書」（2004.2）
・厚生労働省：「令和元年国民健康・栄養調査報告」（2020.12）
・国立保健医療科学院：「乳幼児身体発育評価マニュアル」（2012.3）
・デイビッド・バーカー著，福岡秀興監訳：『胎内で成人病は始まっている』，ソニーマガジン社（2005）
・堀尾　強：「子どもの味覚と嗜好の発達」，『小児科臨床』，57(12)，2433～2438(2004)
・水野清子ほか：『子どもの食と栄養　健康なからだとこころを育む小児栄養学　改訂第2版』，診断と治療社（2014）
・文部省：「児童生徒の学校外学習活動に関する実態調査」（1976）
・文部省：「児童生徒の学校外学習活動に関する実態調査」（1985）
・文部省：「学習塾等に関する実態調査」（1993）
・文部科学省：「子どもの学校外での学習活動に関する実態調査報告」（2008）

17

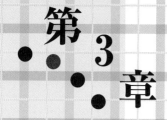

第3章 栄養の基礎知識と消化・吸収にかかわる器官とその発達

1 栄養の基礎知識

　人は，さまざまな栄養成分を含む食品や，さらに数種類の食品を用いた食物を摂取して，生命や健康を維持している。それぞれの食品や食物は，体内へ入ると，もとの形を失って，身体の一部に同化し，いろいろな部位でさまざまな形でその力を発揮する。使い果たされたものは体外へ排出され，次の新しい食品や食物を受け入れる。

　食品や食物に含まれるもののうち，体内で有効な働きをするものを「栄養素」といい，体内で消化・吸収して，成長・発達に利用し，生命を維持し健全な生活現象を営む現象を「栄養」という。

　栄養素のうち，人の活動源となるエネルギー（熱量）や身体の組織の成長やそれを補充するものとして，炭水化物，脂質そしてたんぱく質がその役割を果たす。これらを三大栄養素という。さらに，身体の機能を円滑に維持・調整する無機質（ミネラル）とビタミンを合わせて五大栄養素という。

1.1　栄養学の基礎

　食物に含まれる栄養成分の平均的な構成比率と，人体を構成している成分の比率は，図3-1に示すように，かなり異なる。これには，人体における代謝ならびに食品と栄養素の特性が関係している。次項以降では，食品の機能や主な栄養成分の特性をみていこう。

1.2　食品の機能性

▲食品の三つの機能
　第4章2.1，p.38〜参照。

　食品は，次の三つの機能をもつといわれている。

　①　一次機能：栄養機能；身体活動のもととなるエネルギー（熱量）を供給し，筋肉，骨格，器官および臓器を構成・維持する働き。成長期にある子どもの場合には身体活動に必要なエネルギーに加え，身体組織の合成と増加に要するエネルギーも必要である。また，生体構成成分の補給に必要な食品成分（五大栄養素）としての機能をいう。これらの栄養素は，常時体内に取り入れる必要がある。

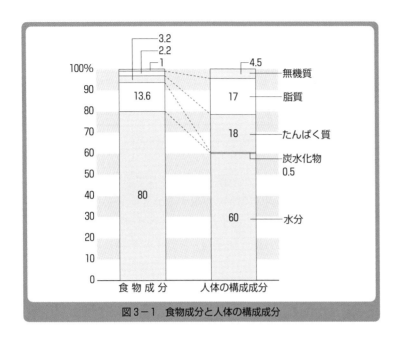

図3－1　食物成分と人体の構成成分

②　二次機能：感覚機能；味，香り，色および食感（舌ざわり，歯ごたえ等）などの嗜好性にかかわる働き。

③　三次機能：生体調節機能；免疫などの生体防御や生体リズムの調節などにかかわる働き。

1.3　栄養素の種類と機能

栄養素の機能の概要を図3－2に示す。

（1）炭水化物

炭水化物は炭素（C），酸素（O）と水素（H）の3元素からなり，単糖（ブドウ糖，果糖，乳糖）から構成されているものの総称である。体内に吸収され，

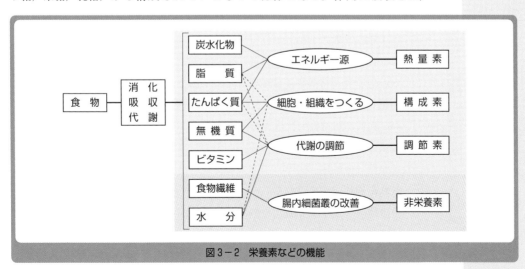

図3－2　栄養素などの機能

表3－1　炭水化物を多く含む食品例

食品群	食品名
穀　類	ごはん，パン，もち，うどん，パスタなど
いも類	じゃがいも，さといも，さつまいもなど
野菜類	かぼちゃ，れんこん，とうもろこしなど
果実類	みかん，バナナ，キウイフルーツ，りんごなど

エネルギー源となる「糖質」と，消化・吸収されずエネルギーとならない「食物繊維」に分けられる。炭水化物から摂取するエネルギーのほとんどは糖質で，食物繊維に由来する部分はごくわずかなため，ここでは糖質について述べる。

　炭水化物は，エネルギー源（4kcal/g）として利用される。消化・吸収後はグリコーゲンとして肝臓内に蓄えられる。ブドウ糖は血中に入り，各組織に運ばれてエネルギー源となる。

　『日本人の食事摂取基準（2020年版）』では，成人について1日の総エネルギー量の50～65％を炭水化物（糖質）で摂取するようにすすめている。炭水化物を多く含む食品例を表3－1に示す。

　炭水化物は，構造により，単糖類，少糖類，多糖類に分けられる。

　1）単糖類　　糖質の最小構成単位で，消化酵素によって分解される最小単位である。分子内に炭素原子を六つもつ六炭糖が生理的に重要である。

・ブドウ糖（グルコース）……果物，野菜，いもなどに含まれる。また，少糖類や多糖類の構成成分ともなる。

・果糖（フルクトース）……果実，野菜，はちみつなどに含まれる。

・ガラクトース……天然に遊離の形では存在しない。食品中では唯一，乳汁中にブドウ糖と結合して存在する。

　2）少糖類（オリゴ糖）　　単糖類が2～10分子結合したものであるが，重要なのは2分子結合した二糖類である。

・しょ糖（スクロース）……ブドウ糖1分子と果糖1分子が結合したもの。果実，野菜など広く植物性食品に存在する。特に，さとうきびの茎，てんさいの根に多く含まれ，甘味料として使用される。いわゆる砂糖のこと。

・乳糖（ラクトース）……ブドウ糖1分子とガラクトース1分子が結合したもの。乳汁中に存在し，乳児の重要なエネルギー源であり，乳児の腸内で乳酸菌の繁殖を促す働きがある。

・麦芽糖（マルトース）……ブドウ糖2分子が結合したもの。でんぷんが消化される過程で生成される。

・その他……近年は整腸作用のある少糖類が注目されている。ガラクトオリゴ糖（ガラクトースが数個結合したもの），フラクトオリゴ糖（果糖が数個結合したもの）のいずれもプレバイオティクスである。

▲プレバイオティクス
　腸内の有用菌に選択的に働き，増殖促進，活性を高めることで，宿主の健康に有利に作用する難消化性食品成分のこと。
　また，適正量を摂取すると，腸内に有用に働く生きた微生物のことをプロバイオティクスという。
　さらに，プレバイオティクスとプロバイオティクスを組み合わせたものをシンバイオティクスという。

3）多糖類　　単糖類が多数結合した高分子化合物をいう。

・でんぷん……ブドウ糖が多数結合したもの。生でんぷんを β でんぷんといい，これに水を加えて加熱すると，糊化して食べやすく消化しやすい α でんぷんに変わる。

・デキストリン……でんぷんから麦芽糖になるまでの中間分解物質である。最終的には麦芽糖とブドウ糖になる。

・グリコーゲン……摂取した糖質が体内で消化されて単糖類になって吸収されると，血中に入り肝臓や筋肉の細胞に運ばれ，グリコーゲンとなって貯蔵される。

（2）脂　質

　脂質は，炭素（C），酸素（O），水素（H）からなり，エーテルなどの有機溶媒に溶けるが水には溶けない。

　脂質を含む食品は，常温で液体のものを「油」，固体のものを「脂」という。唾液には脂肪分解酵素がないので消化されず，胃液にも微量のリパーゼしかないので作用は弱い。十二指腸で膵液リパーゼによってグリセリンと脂肪酸に分かれ，一塊となったミセルは小腸粘膜上皮細胞から取り込まれる。グリセリン，脂肪酸，モノグリセリドは再び中性脂肪となり，コレステロールやリン脂質と結合して血液に溶けるリポたんぱく質をつくってリンパ管に取り込まれ，血中を移動する。炭素数の少ない脂肪酸とグリセリンは，直接上皮細胞内の毛細血管から取り込まれ，門脈を経て肝臓に運ばれる。

　脂質を多く含む食品例を表3-2に示す。

1）構　成

　①　**単純脂質**（グリセリンと脂肪酸のみで構成されている）：脂肪酸には多くの種類があり，グリセロールに3個の脂肪酸が結合したものを中性脂肪（トリグリセリド）と呼び，食品から摂取する大部分の脂質がこれにあたる。

　②　**複合脂質**（グリセリンと脂肪酸のほかに，リン酸や糖を含む，リン脂質，糖脂質など）：リン脂質は，生体内で合成され，動物の組織（脳，心臓および腎臓）

表3-2　脂質を多く含む食品例

飽和脂肪酸	溶ける温度が高く，常温で固まる脂	肉，乳製品，卵黄，チョコレート，ココナッツ，パーム油，ラードなど
不飽和脂肪酸*	低温で溶け，室温程度でも固まらない油	オリーブ油，なたね油，アボカド，魚油（青魚），サラダ油，くるみ，えごまなど
加工油脂	何らかの加工技術を用いて新たな機能を付与した油脂	マーガリン，ファットスプレッド，ショートニング，精製ラードなど

＊ほとんどはシス型だが，トランス型のものをトランス脂肪酸と呼ぶ。食品に含まれているものと，加工油脂をつくる過程で発生するものがある。日常的に摂取しすぎると心臓病のリスクが高まるとの研究結果がある。

に分布し，重要な生理作用を果たす。リン脂質の一つであるレシチンは卵黄やだいずに含まれている。糖脂質は脳や神経に含まれており，動植物界に広く存在している。

③　**誘導脂質**（単純脂質，複合脂質の加水分解物でできている）：ステロール類や脂溶性ビタミン（カロテンなど）を含んでいる。ステロールは，広く生物界に存在し，動物性のコレステロールは脳や神経に多く存在し重要な生理作用を営む。植物性のエルゴステロールは種子やしいたけなど植物組織に含まれ，紫外線照射によりビタミンDに変わる。

④　**脂肪酸**：炭素数が4〜22個のものがあり，4〜6個は短鎖脂肪酸，8〜12個のものを中鎖脂肪酸，14個以上のものを長鎖脂肪酸という。また分子内に二重結合のあるもの（不飽和脂肪酸）と二重結合のないもの（飽和脂肪酸）があり，炭素原子間に1個の二重結合をもつものを一価不飽和脂肪酸といい，2か所以上の二重結合があるものを多価不飽和脂肪酸という。また二重結合の位置が末端の炭素から数えて3番目にあるものを$n-3$系脂肪酸〔α-リノレン酸，エイコサペンタエン酸（EPA），ドコサヘキサエン酸（DHA）〕，6番目にあるものを$n-6$系脂肪酸（アラキドン酸，リノール酸）という。

多価不飽和脂肪酸のうち，リノール酸，リノレン酸，アラキドン酸，エイコサペンタエン酸，ドコサヘキサエン酸は，体内で合成されないか，または十分ではないために，食物から摂取する必要があり，必須脂肪酸と呼ぶ。

2）働 き

・分子内の炭素と水素の含有率が高く，酸素の割合が少ないので体内で酸化される割合が多く，単位重量あたりの発生エネルギーが糖質やたんぱく質より多く，効率的なエネルギー源（約9kcal/g）である。

・脂溶性ビタミンA，D，EおよびKは食品の脂質部分に含まれているので，脂質の摂取はこれらビタミンの供給源ともなる。

・貯蔵脂肪すなわち皮下，腹腔，筋肉などの組織に蓄えられた脂肪は，貯蔵エネルギーとなるだけでなく，体温の放散を防ぎ，外的衝撃から内臓諸器官を保護する。

・代謝系が糖質とは異なり，ビタミンB_1の要求量が少ないので，ビタミンB_1の節約にもなる。

・コレステロールは，脳や神経などの細胞膜成分として，また胆汁酸，副腎皮質ホルモン，ビタミンD_3などの構成材料となる。さらに紫外線によりビタミンDに変化し，骨組織へのカルシウムの沈着を促進する。コレステロールはリポたんぱく質と結合して血中を移動する。HDL（high density lipoprotein：高密度リポたんぱく質）は動脈硬化を予防する物質であり「善玉コレステロール」といわれる。LDL（low density lipoprotein：低密度リポたんぱく質）は，動脈硬化の原因となる物質であり，「悪玉コレステロール」

といわれる。HDLコレステロールが多いほうがよく，EPAやDHAのような多価不飽和脂肪酸を摂取する，また，軽い運動を行うことでも増加する。

３）生活習慣病との関係　　脂質については，不足よりも過剰摂取が問題である。過剰摂取は肥満や心臓病を招き，乳がんや大腸がんの発生要因ともいわれている。

最近の子どもの嗜好や食生活は洋風化傾向にあり，生活習慣病の誘因となるので，注意したい。『日本人の食事摂取基準（2020年版）』でも，小児期からの生活習慣病予防について配慮されている。

耐糖能異常，脂質代謝異常および高血圧を合併し，動脈硬化が発生しやすい状態にある代謝異常症候群が注目されている。糖尿病，脂質異常症，高血圧など，日本で生活習慣病と呼ばれる疾患は，互いに重なり合い，肥満に伴って発症することが多い。これら一連の症候群は，メタボリックシンドローム（metabolic syndrome: MetS:内臓脂肪症候群）と呼ばれている。

（3）たんぱく質

たんぱく質は，炭素（C），酸素（O），水素（H）のほかに窒素（N）を含み，動物の筋肉，血液，臓器，皮膚，毛，爪や植物に広く分布している。

食品としては，動物性食品では，魚，肉，卵，牛乳およびこれらの製品，植物性食品では，大豆およびその製品に多く含まれる。

たんぱく質の種類は，構成する成分によって，①単純たんぱく質（たんぱく質のみで構成される），②複合たんぱく質（単純たんぱく質にリン酸，糖，脂質など非たんぱく質化合物が結合したもの），③誘導たんぱく質（天然たんぱく質が変性したもの，酵素や酸によって部分的に分解されたもの）などに分類される。

たんぱく質の働きは，まず成長・発達に伴う組織（筋肉，結合組織，腱，靱帯など）の増大で，たんぱく質が不足すると成長が遅れたり，感染症にかかりやすくなる。成人してからも，人の細胞では絶えず分解と再生が続くので，その補充が必要である。また，体液を中性に保つとともに，酵素，ホルモンおよび抗体の重要な構成要素であり，病気に対する免疫力を与える抗体の主要な成分でもある。さらに，エネルギー源として4kcal/gのエネルギーを発生する。

たんぱく質は，アミノ酸がペプチド結合により多数鎖状に結合し，さらに立体的な構造をとっている。人のたんぱく質を構成するアミノ酸は20種類あり，体内で合成できないか合成量が少ないものを，必須アミノ酸という。バリン，ロイシン，イソロイシン，スレオニン（トレオニン），リジン（リシン），メチオニン，フェニルアラニン，トリプトファン，ヒスチジンの9種類であり，これらは食品から摂取しなければならない。

食べ物に含まれるたんぱく質量と必須アミノ酸がバランスよく含まれているかを数字で表した指標をアミノ酸価（アミノ酸スコア）という。食品たんぱく

質の栄養価を判定する評価法の一つである。

　食品に含まれる必須アミノ酸の組成とその量により，たんぱく質の質を評価すると，鶏卵，獣肉類，魚肉，だいずは質のよいたんぱく質であるが，こめ，こむぎなどはよくない。しかし，こめ（ごはん）に魚，肉や大豆を組み合わせて食べることにより補足効果を得られるので，献立を考える際に配慮が必要である。

（4）無機質

　現在，自然界での存在が明らかになっている元素は100種類以上ある。人の体内に存在するのはごく微量なものも含めれば60種類に及ぶ。体内の元素の96％を占めるのは，炭素，水素，酸素，窒素の4元素で，これらの大部分は水分，たんぱく質，脂質，糖質などの構成成分となっている。この4元素以外のものを無機質（ミネラル）と呼ぶ。

　『日本人の食事摂取基準（2020年版）』では「多量ミネラル」5種と「微量ミネラル」8種について指標が策定されている。いずれも体内で合成されないため，これらを含む食品を摂取し，人体の無機質の補充を行わなければならない。

　無機質の働きは以下に要約される。

- ・骨・歯などの硬組織の構成成分となる（カルシウム，リン，マグネシウムなど）。
- ・有機化合物と結合して生理作用をもつ。ヘモグロビン（鉄），含硫アミノ酸（硫黄），ATP（リン），インスリン（亜鉛），チロキシン（ヨウ素）などの構成成分として。
- ・イオンの形で体液中に存在し，pH（水素イオン濃度）・浸透圧の調節，筋肉の緊張，神経の刺激伝達，酵素を活性化する。

▲ATP
　アデノシン三リン酸の略号。

（5）ビタミン

　ビタミン類は，溶解性の違いから，脂溶性ビタミンと水溶性ビタミンに分けられる。『日本人の食事摂取基準（2020年版）』で策定されたのは，脂溶性のビタミンA・D・E・Kと，水溶性のビタミンB_1・B_2，ナイアシン，ビタミンB_6・B_{12}，葉酸，パントテン酸，ビオチン，ビタミンCの13種である。

　ビタミン類は体内ではほとんど合成されず，合成されても必要量には不足する。健康の維持や正常な発育を促し，体内におけるさまざまな機能を円滑に営むためには，食品から摂取することが必要である。

（6）食物繊維

　消化酵素で消化されないが，生体にとって有用な生理作用をもつ食物成分を総体として食物繊維と呼ぶ。植物性（セルロース，ペクチン）と動物性（キチン）があり，そのほかに人工的に合成されたもの（ポリデキストロース）もある。

　また，水溶性と不溶性に分けられ，保水性，粘性，吸着性のほかプレバイオティクス作用も示す。適量摂取することで，整腸作用や血糖上昇抑制，血中コレステロール低下作用など，さまざまな効果が知られている。多くの効果は生活習慣病予防にもつながるため，現代人にとって必要不可欠な成分といえる。

『日本人の食事摂取基準（2020年版）』では，成人男性21g/日以上，女性18g/日以上と定められている。幼児も，食物繊維が豊富な野菜やいも，果実などから十分に摂取するのが望ましい。

（7）水　分

水分は栄養素に入れないが，生命現象は水分なしには進行しない。食物や飲料として摂取するほか，栄養素の燃焼時にも生じる。水分は，体内では細胞内と細胞外に分かれて分布する。新生児では体重の約72％，成人では55～60％と，年少なほど，水分の占める割合が多い。これは発育初期では物質代謝が活発であり，代謝産物の運搬・排泄など物質代謝の場となる水分を多量に必要とするためである。

水分の必要量の目安は，体重1kgあたり，乳児で約150mL/日，幼児期100mL/日，成人で約50mL/日とされている。

水分の働きは，以下に要約される。

・重要な体構成成分であり，吸収された栄養素や排泄される老廃物の運搬をする。
・不感蒸泄，汗，尿などの排泄により体温調節や物質の代謝に関与する。水は熱伝導率が高いので，身体各位の温度を一定に保つ。
・肋膜液，心囊液，鞘液，関節中の滑液として存在し，摩擦を軽減し保護している。
・細胞などの浸透圧を保持する。

▲不感蒸泄
皮膚および呼気中に，無意識に排泄される水分。発汗は含まない。

1.4　栄養素の消化・吸収

食物は，口から摂取されると食道を通り，胃，十二指腸，空腸，回腸，回盲部を経て結腸（大腸）へ移動する。この間に，吸収できる最小の物質まで分解する過程，すなわち消化を受け，主に小腸粘膜上皮細胞から体内へ吸収される。

消化器官の構造を図3－3に示す。消化液には消化酵素も含まれ，すなわち食物中の炭水化物，脂質，たんぱく質を，単糖類，モノグリセリドと脂肪酸，アミノ酸へと消化する。さらに，消化には，管腔内消化（消化管内で行われる）と，膜消化（微絨突起の吸収上皮細胞で行われる）とがある。

吸収は，炭水化物やたんぱく質の消化物，および短鎖・中鎖脂肪酸は，小腸絨毛の毛細血管に，長鎖脂肪酸やリン脂質，ステロール類はリンパ管で吸収される。ビタミン，無機質や水は分子が小

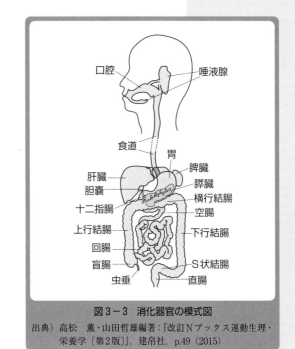

図3－3　消化器官の模式図

出典）高松　薫・山田哲雄編著『改訂Nブックス運動生理・栄養学〔第2版〕』，建帛社，p.49（2015）

さいので，そのままの形で吸収される。

（1）唾液における消化

唾液の分泌は，生後7日目から増加し，学童期は500mL/日，成人は1～1.5L/日といわれている。消化液は，αアミラーゼの一種であり，でんぷん，デキストリン，グリコーゲンを麦芽糖に変える。離乳期になり，でんぷんの摂取が始まると，唾液中のこの酵素の量は，急速に増える。

（2）胃内における消化

胃液の主成分は塩酸とペプシンとリパーゼである。糖質は胃内で消化されないが，リパーゼは凝乳中の脂質に作用して脂肪酸とグリセリンに分解する。

（3）腸内における消化・吸収

消化・吸収の大部分は，小腸において行われる。腸液（エレプシン，ラクターゼ，スクラーゼ），膵液（アミラーゼ，マルターゼ，リパーゼ，トリプシン），胆汁の作用によって消化・分解され，吸収される。

（4）小腸での吸収

糖質がスクラーゼ，マルターゼ，ラクターゼなどの粘膜酵素によって分解され，ブドウ糖やガラクトースなどの単糖類になって吸収される。小腸で消化が完了し吸収される。大腸では水分が吸収されて糞便がつくられる。

1.5　栄養素の代謝とその相互関係

体内に吸収された栄養素は，生命維持に必要な物質に合成され，各組織においては細胞の寿命に従って分解（代謝回転）される（異化作用）。分解された物

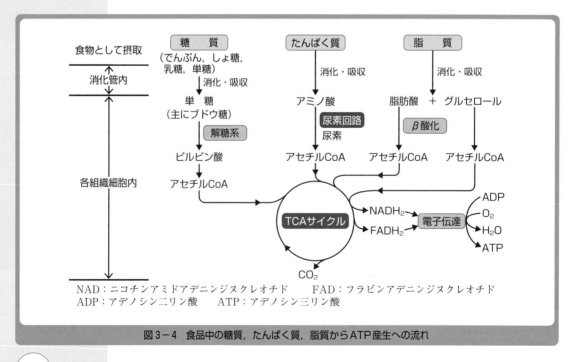

図3-4　食品中の糖質，たんぱく質，脂質からATP産生への流れ

質は再び合成の材料として用いられ，一部は排泄される。

　糖質は，解糖作用，TCAサイクルを経て，電子伝達系でATPを産生する（図3－4）。脂肪酸はβ酸化によりアセチルCoA（アセチル補酵素A）になり，同様にTCAサイクルに入りATPを産生する。たんぱく質はアミノ酸の形で糖新生，あるいは脂肪酸合成に利用され，TCAサイクルに入りエネルギー化される。アミノ酸のアミノ基はアンモニアになるが，オルニチン回路（尿素サイクル）を経て，尿素として尿中に排泄される。これらTCAサイクルを経てエネルギー化されて最終的には二酸化炭素と水，尿素に代謝される。

1.6　食べ物からのエネルギー摂取とエネルギー比率

　食物から摂取するエネルギーは，エネルギー産生栄養素と呼ばれるたんぱく質，脂質，炭水化物に由来するエネルギーで構成されている。それらの構成成分が総エネルギー摂取量に占めるべき割合（％エネルギー）として，これらの構成比率を示す指標がエネルギー産生栄養素バランスである。たんぱく質，脂質，炭水化物の比は，小児では13〜20：20〜30：50〜65とする。

　食品の栄養素1gあたりのエネルギー量を示す換算係数としてアトウォーター（Atwater）の換算係数がある。既述のように炭水化物：4kcal，脂質：9kcal，たんぱく質：4kcalであることから，食品の重量（g）からおおよそのエネルギー（カロリー）を計算することができる。

　近年，日本人の食生活では脂質エネルギー比率が増加傾向にあり，特に若年層でその傾向が高い。脂質エネルギー比率が少なくなると，脂質/糖質が低下し，食後の血糖値や中性脂肪値の上昇，HDLコレステロール摂取量の低下や脂溶性ビタミンの吸収率低下およびエネルギー摂取量の低下につながる懸念もある。『日本人の食事摂取基準（2020年版）』に示された比率を踏まえて食生活を考えるべきである。

　1日に必要とされるエネルギー量は，体重1kgあたり，乳児で約85kcal，6か月から3〜5歳までは約80kcalである。成人（身体活動レベルⅡ）が約40kcalであるから，体重1kgあたりで比較すると，乳幼児は成人の約2倍のエネルギーを必要とすることになる。乳幼児はエネルギーの必要量に対して1回に摂取できる食事量が限られるので，脂質エネルギー比率は高く設定され，炭水化物は少糖類ではなく穀類から摂取するように呼びかけている。

1.7　エネルギーの必要量と消費量

　乳児のエネルギー消費量は，『日本人の食事摂取基準（2020年版）』ではFAO/WHO/UNUが二重標識水法により求めた回帰式を利用して求められ，乳児期以降は基礎代謝基準値を用いて算出する。生命維持に最低限必要なエネルギー値を基礎代謝という。1歳以上の基礎代謝量は年齢別・性別の基礎代

▲TCAサイクル
（tricurboxylic acid cycle）トリカルボン酸回路。クエン酸回路とも呼ばれる。

▲エネルギー産生栄養素
食物に含まれる身体に必須な栄養素で，エネルギー源となるたんぱく質・脂質・炭水化物の総称。三大栄養素のこと。

▲身体活動レベル
日本人の食事摂取基準（2020年版）では，身体活動レベルをⅠ（低い），Ⅱ（ふつう），Ⅲ（高い）としている。資料，p.192参照。

▲二重標識水法
酸素の安定同位体[18]Oと重水素[2]Hで標識した水を飲み，尿中に排泄される重酸素と重水素の濃度比の変化量からエネルギー消費量を計測する。

▲基礎代謝量
身体・精神的に安静状態で代謝される最小のエネルギー量。

表3－3　基礎代謝量と基礎代謝基準値

年齢（歳）	男　性			女　性		
	基礎代謝基準値 （kcal/kg体重／日）	参照体重 （kg）	基礎代謝量 （kcal／日）	基礎代謝基準値 （kcal/kg体重／日）	参照体重 （kg）	基礎代謝量 （kcal／日）
1～2	61.0	11.5	700	59.7	11.0	660
3～5	54.8	16.5	900	52.2	16.1	840
6～7	44.3	22.2	980	41.9	21.9	920
8～9	40.8	28.0	1,140	38.3	27.4	1,050
10～11	37.4	35.6	1,330	34.8	36.3	1,260
12～14	31.0	49.0	1,520	29.6	47.5	1,410
15～17	27.0	59.7	1,610	25.3	51.9	1,310
18～29	23.7	64.5	1,530	22.1	50.3	1,110
30～49	22.5	68.1	1,530	21.9	53.0	1,160
50～64	21.8	68.0	1,480	20.7	53.8	1,110
65～74	21.6	65.0	1,400	20.7	52.1	1,080
75以上	21.5	59.6	1,280	20.7	48.8	1,010

出典）厚生労働省：「日本人の食事摂取基準（2020年版）」

謝基準値に標準体重をかけて求めるが，体重1kgあたりの基礎代謝基準値は1歳児がもっとも大きく，加齢に従って減少する（表3－3）。

▲推定エネルギー必要量
　第4章表4－1，p.34・資料，p.193参照。

　推定エネルギー必要量は，成人は基礎代謝量に身体活動レベルをかけて求めるが，成長期である乳幼児期・小児期は，身体活動に必要なエネルギーだけではなく，身体（組織）の発育に必要なエネルギーを余分に加えなければならない。

 ## 2　栄養にかかわる器官とその発達

2.1　歯の萌出とそしゃく機能の発達

　乳歯は，生後6か月ごろ切歯から生え始め，2～3歳で上下20本が生えそろい，かみ合わせができるようになるのは3歳ごろである。個人差はあるが就学前後で乳歯が抜け，永久歯が萌出してくる。図3－5にみられるように，すでに胎生5か月のころに歯ぐきの奥に乳歯が形づくられている。さらに，乳歯が萌出するころには永久歯が形づくられている。早期から歯の形成に必要な栄養素を十分に摂取する必要性がある。

▲離　乳
　そしゃく機能の発達については，第6章5.4，p.81～参照。

　生後4～5か月では乳汁が主な食事であるが，その後，離乳を開始すると少しずつそしゃく能力を獲得していく。5～6か月では口を閉じて舌の前後運動

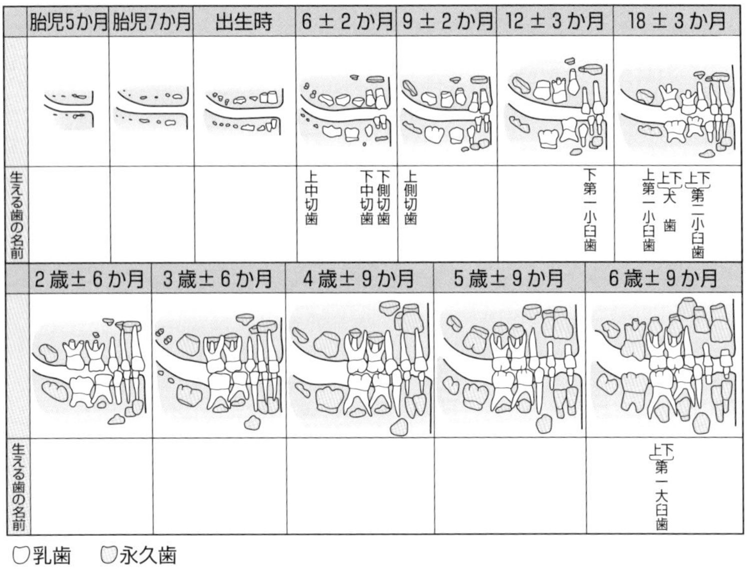

	胎児5か月	胎児7か月	出生時	6±2か月	9±2か月	12±3か月	18±3か月
生える歯の名前				上中切歯	下中切歯 上側切歯	上側切歯	下第一小臼歯	上下第一小臼歯 上下犬歯 上下第二小臼歯

	2歳±6か月	3歳±6か月	4歳±9か月	5歳±9か月	6歳±9か月
生える歯の名前					上下第一大臼歯

◯乳歯　◯永久歯

図3−5　乳歯・永久歯萌出順序

で「ごっくん」と嚥下ができるようになる。7～8か月では上あごと舌で食塊をつぶし，唇を「もぐもぐ」動かすことができるようになる。9～11か月ごろには歯ぐきで押しつぶしてものを食べることができる。そしゃくによってあごの発達が促され，より多くの唾液が分泌されるようになる。したがって，成長に合わせて，そしゃくを必要とする調理形態を考えながら，そしゃくの習慣をつけていく。

2.2　消化・吸収機能とその発達

　胎児期は，胎盤を通して栄養素が胎児へ送り届けられ，子宮内で羊水を飲むことで各種のホルモンや酵素を取り込み，消化管の発達が促されると考えられている。

　出生後は，哺乳反射によって乳汁を嚥下することにより必要な栄養素を摂取する。新生児期には，乳糖分解酵素（ラクターゼ）は分泌されるが，でんぷん質を分解する唾液のアミラーゼの活性は低い。離乳食が開始され，でんぷん性の食品を摂取するようになると，アミラーゼ活性が高まってくる。離乳が進むとそしゃく機能が備わっていき，消化酵素の分泌と消化管の運動が盛んになり，消化・吸収機能が発達していく。

2.3　排泄機能とその発達

（1）腎機能と水分代謝

　新生児では，細胞外水分のうち組織間液が成人よりも多い一方，腎機能は未熟で尿濃縮能力が低い。しかも，体重あたりの体表面積が広いことから不感蒸泄量が多く，脱水症状を起こしやすい。したがって，嘔吐，下痢，発熱，多量の発汗などの場合には，水分補給をこまめに行うよう注意する。

（2）大腸の働きと腸内細菌の変化

　消化・吸収されなかった食物は，消化液や腸管の吸収上皮細胞，腸内細菌などとともに糞便中に排泄される。便の状態から健康状態を推察することができる。

　①　胎　便：新生児のほとんどは，生後24時間以内に排泄する。生後2・3日の間に排泄する便を胎便といい，子宮内で飲んだ羊水，腸の細胞，胆汁色素が含まれ，暗緑黒色で，ねばねばした粘着性をもっている。日を経るに従い，しだいに薄い色となり緑褐色に変化する。

　②　母乳栄養時の便：黄色から山吹き色，しばしば緑色になり，ゆるい水様便で，回数も多い。日を経るに従い，しだいに軟便となる。

　③　人工栄養児の便：軟便で，やや白みがかった黄色である。腸内細菌の違いによるもので，オリゴ糖を添加すると腸内細菌叢が母乳栄養児の便に近くなることが報告されている（図3－6）。

2.4　免疫機能とその発達

　免疫とは，病気に対する抵抗力である。細菌やウイルスのような異物（抗原）が生体に入ると生体はそれに対抗するため抗体をつくり，無力化する。一度抗体ができると，その病気にはかかりにくくなる。しかし，細菌感染など免疫が

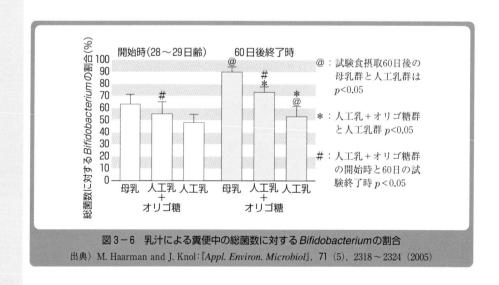

図3－6　乳汁による糞便中の総菌数に対する*Bifidobacterium*の割合
出典）M. Haarman and J. Knol：『*Appl. Environ. Microbiol.*』，71（5），2318～2324（2005）

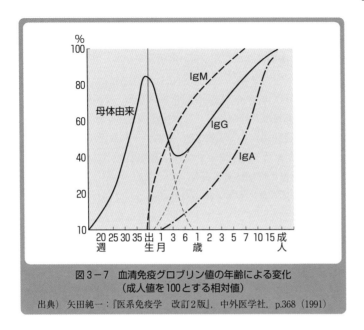

図3－7　血清免疫グロブリン値の年齢による変化
（成人値を100とする相対値）
出典）矢田純一：『医系免疫学　改訂2版』，中外医学社，p.368（1991）

得られないものも多いので，新生児・乳児期は感染に対して細心の注意が必要
である。

　図3－7に年齢と免疫グロブリン量（Ig）の変化を示した。

（1）受動免疫

　胎盤や授乳を介して母体内の免疫グロブリンG（IgG）などが胎児に移行し，
生後6か月ごろまでは種々の感染症を予防する。母乳哺育の場合は，母親が感
染症に罹患すると，母乳中にその感染症に対する分泌型免疫グロブリンA（分
泌型IgA）が分泌され，乳児の感染症の予防，治療に重要な役割をもつ。

（2）能動免疫

　乳幼児の能動免疫は，ウイルスや細菌などの異物が体内に侵入し，抗原抗体
反応を起こすことで成熟する。体内でつくる免疫グロブリンG（IgG）は，生
後3か月ころが一番低いため，生理的免疫不全状態になりやすいので，易感染
性に注意が必要である。

（3）消化管の免疫学的防御機構

　消化液中に産生された分泌型IgAは，体内に侵入した抗原と腸管腔内で複合
体を形成し，腸管壁内へ転送されるのを防ぐ。これは，腸管リンパ装置で産生
され，全身免疫とは別の消化管独自の局所免疫を担っている。

コラム

ビフィズス菌の効用

　ビフィズス菌の働きによって，腸内環境が整えられ，健康効果が得られることが注目されて久しい。大きく分けて四つの効果があげられる。

　① 整腸作用（腸内環境改善作用）：ビフィズス菌は糖を分解する。その際に産出される有機酸（乳酸，酢酸など）によって，有害菌が抑制され，腐敗産物の発生が抑えられるため，腸内環境が改善される。整った腸は活発に動く（ぜん動運動）ため，下痢や便秘が改善される。

　② 免疫調節作用：ビフィズス菌が善玉菌を増やすため，腸内環境が整い，免疫力が上がる。アレルギー症状の改善や，がん発症の抑制効果もある。

　③ 脂質代謝の改善：脂質の代謝が悪くなると，中性脂肪やコレステロールが増え，脂質異常を招き，心筋梗塞や動脈硬化につながることもある。ビフィズス菌は脂質の代謝をよくすることが知られている。

　④ 感染からの防御：有機酸で腸内が酸性になり，細菌のバランスが整うことによって，病原菌（インフルエンザウイルス，病原性大腸菌O157など）の感染を防御できる。さらに，免疫細胞の働きも高まるため，感染症にかかりにくい身体になる。また，NK（ナチュラルキラー）細胞（インフルエンザ，風邪などのウイルス感染などによって発生した異常細胞を攻撃する）を活性化させる効果もある。

　高齢に伴い腸内では，善玉菌の代表であるビフィズス菌が減少し，悪玉菌が増加してしまう。オリゴ糖は，ビフィズス菌を増加させる効果が知られており，腸内環境を整える機能性素材として期待されている。

栄養バランスのとれた食事とは 第**4**章

人は食べることによって生命活動を維持している。健康で充実した生活を送るためには，何を，どれだけ，どのようにして食べればよいのだろうか。この章では，その方法を学んでいく。

日本人の食事摂取基準(2020年版)と小児期の特徴 ①

1.1 食事摂取基準

現代の科学の発展はめざましいものがあり，人の身体や栄養（素）も各分野で研究が進んでいる。私たちの食生活にもそれらを生かしていくために，食事や栄養素に関して国内外の学術論文や入手可能な学術資料から，科学的根拠に基づいて「日本人の食事摂取基準」が設定されている。5年毎に改定されており，2020年版の使用期間は令和2（2020）年度から令和6（2024）年度までの5年間である。

（1）策定の目的

健康増進法に基づき，国民の健康の保持・増進を図るうえで摂取することが望ましいエネルギーおよび栄養素の量の基準を性別，年齢階層別，身体活動レベル別に示すものである。生活習慣病の発症予防および重症化予防に加え，高齢者の低栄養予防やフレイル予防も視野に入れて策定されている。

（2）対　象

健康な個人および健康な者を中心として構成されている集団を対象とし，生活習慣病などや高齢者でフレイルに関連する危険因子を有していても，自立した日常生活を営んでいる者やこのような者を中心として構成されている集団は対象に含むものとする。

年齢区分は，乳児については，「出生後6か月未満（0～5か月）」と「6か月以上1歳未満（6～11か月）」の二つに区分することとし，特に成長に合わせてより詳細な年齢区分設定が必要と考えられる場合には，「出生後6か月未満（0～5か月）」および「6か月以上9か月未満（6～8か月）」，「9か月以上1歳未満（9～11か月）」の三つの区分とする。1～17歳を小児，18歳以上を成人とする。なお，高齢者については，65～74歳，75歳以上の二つの区分とする。

▲フレイル
(frailty)
高齢者で，筋力や活動が低下している状態（虚弱）。日本老年医学会が2014年に提唱した。

▲年齢区分

年齢等		
0～5（月）※	乳児期	乳児
6～11（月）※		
1～2（歳）	幼児期	
3～5（歳）		
6～7（歳）	学童期	小児
8～9（歳）		
10～11（歳）		
12～14（歳）	思春期	
15～17（歳）		
18～29（歳）		
30～49（歳）		
50～64（歳）		
65～74（歳）	高齢者	
75以上（歳）		

※エネルギーおよびたんぱく質については，「0～5か月」，「6～8か月」，「9～11か月」の三つの区分で表した。

（3）基本的事項

エネルギーと以下の栄養素について策定する。

たんぱく質，脂質（脂質，飽和脂肪酸，$n-6$・$n-3$系脂肪酸），炭水化物（炭水化物，食物繊維），脂溶性ビタミン（ビタミンA・D・E・K），水溶性ビタミン（ビタミンB_1・B_2，ナイアシン，ビタミンB_6・B_{12}，葉酸，パントテン酸，ビオチン，ビタミンC），多量ミネラル（ナトリウム，カリウム，カルシウム，マグネシウム，リン），微量ミネラル（鉄，亜鉛，銅，マンガン，ヨウ素，セレン，クロム，モリブデン）。

（4）食事摂取基準の指標－目的と種類

指標は，エネルギーと栄養素の二つについて設定されている（表4－1）。

1）エネルギーの指標　エネルギー必要量は，WHOの定義に従い，「ある身長・体重と体組成の個人が，長期間に良好な健康状態を維持する身体活動レベルのとき，エネルギー消費量との均衡が取れるエネルギー摂取量」と定義する。エネルギーの摂取量および消費量のバランス（エネルギー収支バランス）の維持を示す指標としてBMIおよび体重の変化を用いる。

表4－2に示したBMIの範囲を目安とし，体重が増加傾向または減少傾向にある場合は，エネルギー出納バランスが正または負になっていることを示すため，留意して適切に対応することが必要である。

表4－1　日本人の食事摂取基準の指標

推定エネルギー必要量（EER）	その人の性・年齢階級・身体活動レベル別に「適正」となるエネルギー量。推定エネルギー必要量（kcal/日）＝基礎代謝量（kcal/日）×身体活動レベル　として算出。小児，乳児，妊婦・授乳婦では，成長や妊娠継続，授乳に必要なエネルギー量を付加する。
推定平均必要量（EAR）	ある集団の50％の者が必要量を満たすと推定される1日の摂取量。
推奨量（RDA）	ある集団のほとんどの者（97～98％）が充足する1日の摂取量。
目安量（AI）	十分な科学的根拠が得られず「推定平均必要量」が算定できない場合，ある一定の栄養状態を維持するのに十分な量。
耐容上限量（UL）	健康障害をもたらすリスクがないとみなされる習慣的な摂取量の上限。
目標量（DG）	生活習慣病の発症予防を目的として，現在の日本人が当面の目標として摂取すべき量。

表4－2　日本人の食事摂取基準の
目標とするBMIの範囲（18歳以上）

年齢（歳）	目標とするBMI（kg/m^2）
18～49	18.5～24.9
50～64	20.0～24.9
65～74	21.5～24.9
75以上	21.5～24.9

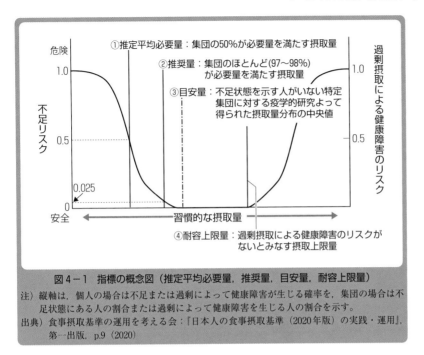

図4-1　指標の概念図（推定平均必要量，推奨量，目安量，耐容上限量）

注）縦軸は，個人の場合は不足または過剰によって健康障害が生じる確率を，集団の場合は不足状態にある人の割合または過剰によって健康障害を生じる人の割合を示す。

出典）食事摂取基準の運用を考える会：『日本人の食事摂取基準（2020年版）の実践・運用』，第一出版，p.9（2020）

また，生活習慣病の発症・重症化予防を目的として，大まかにではあるが，栄養素の質を評価する指標の一つであるエネルギー産生栄養素バランスの目標量の範囲が設定された。

▲エネルギー産生栄養素バランス
第3章1.6，p.27・資料，p.195参照。

2）栄養素の指標　図4-1に理解するための概念図を示す。各指標はある栄養素の習慣的な摂取量とリスク（不足，過剰摂取によって健康障害が生じる）を確率論的に示したものである。つまり，栄養素はどちらのリスクも生じない量を摂取すればよい。

・摂取不足の回避：① 推定平均必要量，② 推奨量，③ 目安量

・過剰摂取による健康障害の回避：④ 耐容上限量

・生活習慣病の予防：⑤ 目標量（現在の日本人の摂取量，食品構成，嗜好などを考慮し，実行可能性を重視して設定しているので図示できない）

1.2　小児期における食事摂取基準の特徴

乳児の基準値は，母乳中の栄養素濃度と健康な乳児の哺乳量および離乳食データから推測されている。小児の食事摂取基準の策定においても十分な資料が存在しない場合は，成人の値から推定されている。表4-3に0～29歳までの食事摂取基準を示す。

（1）エネルギー

乳児および小児のエネルギー摂取量の過不足のアセスメントには，成長曲線（身体発育曲線）を用いる。体重や身長を計測し，成長曲線のカーブに沿っているか，体重増加がみられず成長曲線を下に外れていっていないか，成長曲線か

▲成長曲線
第2章3.1，p.10～参照。

表4－3　食事摂取基準（0～29歳まで）

年齢		エネルギー*	たんぱく質	脂質エネルギー比	炭水化物エネルギー比	食物繊維	ビタミンA	ビタミンB₁	ビタミンB₂	ビタミンC	カルシウム	鉄**	ナトリウム（食塩相当量）
		kcal／日	g／日	%エネルギー	%エネルギー	g／日	μgRAE／日	mg／日	mg／日	mg／日	mg／日	mg／日	mg／日 (g／日)
0～5か月	男性	550	10	50	－	－	300	0.1	0.3	40	200	0.5	100 (0.3)
	女性	500	10	50	－	－	300	0.1	0.3	40	200	0.5	100 (0.3)
6～8か月	男性	650	15	40	－	－	400	0.2	0.4	40	250	5.0	600 (1.5)
	女性	600	15	40	－	－	400	0.2	0.4	40	250	4.5	600 (1.5)
9～11か月	男性	700	25	40	－	－	400	0.2	0.4	40	250	5.0	600 (1.5)
	女性	650	25	40	－	－	400	0.2	0.4	40	250	4.5	600 (1.5)
1～2歳	男性	950	20	20～30	50～65	－	400	0.5	0.6	40	450	4.5	(3.0未満)
	女性	900	20	20～30	50～65	－	350	0.5	0.5	40	400	4.5	(3.0未満)
3～5歳	男性	1,300	25	20～30	50～65	8以上	450	0.7	0.8	50	600	5.5	(3.5未満)
	女性	1,250	25	20～30	50～65	8以上	500	0.7	0.8	50	550	5.5	(3.5未満)
6～7歳	男性	1,550	30	20～30	50～65	10以上	400	0.8	0.9	60	600	5.5	(4.5未満)
	女性	1,450	30	20～30	50～65	10以上	400	0.8	0.9	60	550	5.5	(4.5未満)
8～9歳	男性	1,850	40	20～30	50～65	11以上	500	1.0	1.1	70	650	7.0	(5.0未満)
	女性	1,700	40	20～30	50～65	11以上	500	0.9	1.0	70	750	7.5	(5.0未満)
10～11歳	男性	2,250	45	20～30	50～65	13以上	600	1.2	1.4	85	700	8.5	(6.0未満)
	女性	2,100	50	20～30	50～65	13以上	600	1.1	1.3	85	750	8.5	(6.0未満)
12～14歳	男性	2,600	60	20～30	50～65	17以上	800	1.4	1.6	100	1,000	10.0	(7.0未満)
	女性	2,400	55	20～30	50～65	17以上	700	1.3	1.4	100	800	8.5	(6.5未満)
15～17歳	男性	2,800	65	20～30	50～65	19以上	900	1.5	1.7	100	800	10.0	(7.5未満)
	女性	2,300	55	20～30	50～65	18以上	650	1.2	1.4	100	650	7.0	(6.5未満)
18～29歳	男性	2,650	65	20～30	50～65	21以上	850	1.4	1.6	100	800	7.5	(7.5未満)
	女性	2,000	50	20～30	50～65	18以上	650	1.1	1.2	100	650	6.5	(6.5未満)

*身体活動レベルⅡを記載
**10歳以上の女性は月経なしを記載。
☐目安量，☐推奨量，☐目標量
出典）厚生労働省：日本人の食事摂取基準（2020年版）

ら急激に大きく外れるような体重増加がないかなど，成長の経過を時間軸にそって観察する。

（2）たんぱく質

　乳児の場合，摂取する母乳や乳児用調製粉乳などに含有されるたんぱく質量

コラム

不足する栄養素

　「令和元年国民健康・栄養調査」の結果によると，1～6歳の1日あたりの無機質摂取量は，カルシウムが男児446mg，女児391mg，鉄が男児4.5mg，女児4.0mgだった。食事からとる鉄，カルシウム量は2000年以降減少してきており，食事摂取基準（2020年版）で設定した幼児のどの年齢（1～2歳，3～5歳，6～7歳）でも推奨量に足りなくなってきている。これらの摂取不足については，鉄は，小魚やレバーや赤身の肉類，あさり，かき，血合いの多い魚，大豆製品，緑黄色野菜などの多く含む食品とビタミンCの多い野菜，いも，果実などといっしょにとるなどの工夫をして取り入れることが望ましい。カルシウムは牛乳・乳製品，大豆製品，骨ごと食べられる小魚，海藻類，緑黄色野菜などから積極的に摂取することが必要である。▲

から算定された。離乳期に入ると哺乳量が減り，食事（離乳食）からのたんぱく質摂取が増える。そのため，乳児（0〜11か月）をさらに3区分（0〜5か月，6〜8か月，9〜11か月）して示している。

　小児（1〜17歳）の推定平均必要量算定の参照値は，たんぱく質維持必要量と成長に伴い蓄積されるたんぱく質蓄積量を加算して年齢区分ごとに算出している。推奨量は，推定平均必要量に算定係数の1.25を乗じたものである。

（3）脂　質

　脂質は，エネルギー産生栄養素の一種であり，1歳以上については目標量として総エネルギー摂取量に占める割合，すなわちエネルギー比率（％エネルギー）で示した。乳児については，目安量としてエネルギー比率（％エネルギー）で示した。また，飽和脂肪酸については，生活習慣病の予防の観点から目標量を定め，エネルギー比率（％エネルギー）で示した。一方，必須脂肪酸である$n-6$系脂肪酸および$n-3$系脂肪酸については，目安量を絶対量（g/日）で算定した。

（4）炭水化物，食物繊維

　炭水化物の食事摂取基準は，目標量として1歳以上で50〜65％エネルギーと設定されているが，たんぱく質と脂質のエネルギー比率の残りとして求められる。

　小児において，便秘の頻度は高い。高食物繊維摂取は便秘の改善に効果があるとした報告が存在する。『日本人の食事摂取基準（2020年版）』で3〜5歳において初めて食物繊維の目標量が追加された。摂取量不足が生活習慣病の発症率や死亡率に関連し，国民健康・栄養調査ではすべての年齢階級において摂取量がかなり少ないことから，習慣的な摂取量増加が勧められる。

（5）ビタミンD

　母乳栄養児のビタミンD不足は国際的に課題となっている[1]。日本では，母乳栄養児のビタミンD欠乏によるくる病，低カルシウム血症の報告がされている[2]。ビタミンDは皮膚からも合成されるので，日光照射の少ない乳児ではビタミンD欠乏の頻度が高い。

過剰な栄養素

　「令和元年国民健康・栄養調査」の結果から，成人1日あたりの食塩摂取量の平均値は10.1gであり，男女別にみると男性10.9g，女性9.3gである。この10年間でみると，いずれも有意に減少している。しかし，食塩の目標量の男性7.5g/日，女性6.5g/日未満を超えた状態は続いている。

　動物性食品からのエネルギー摂取は1965（昭和40）年12.7％が2019（令和元）年には27.0％に，油脂類からのエネルギー摂取は1965年の3.8％から2019年には5.1％になり，動物性食品と油脂類で摂取するエネルギーの30％以上を占めている。

コラム

（6）ビタミンK

ビタミンKは胎盤を通過しにくいこと[3]，母乳中のビタミンK含量が低いこと[4,5]，乳児では腸内細菌によるビタミンK産生・供給量が低いと考えられることから，新生児はビタミンKの欠乏に陥りやすい。出生後数日で起こる新生児メレナ（消化管出血）や約1か月後に起こる特発性乳児ビタミンK欠乏症（頭蓋内出血）は，ビタミンKの不足によって起こることが知られており，臨床領域では出生後直ちにビタミンKの経口投与が行われる[6]。

（7）カルシウム

小児期，特に12〜14歳ごろは骨量増加に伴うカルシウム蓄積量が生涯で最も増加する時期で，推奨量は他の年代に比べてもっとも高いが，摂取量は推定平均必要量に比べてもかなり少なく，家庭および学校給食における牛乳等摂取のあり方を見直す必要がある。

（8）食塩（ナトリウム）

食塩の過剰摂取による生活習慣病の発症および重症化の予防が重要である。小児に対しては，成人の目標値（男性7.5g/日,女性6.5g/日未満）の値を参照体重で外挿して設定した。

2　子どもの食事と栄養バランス

食べて楽しく，おいしく，エネルギーや栄養素を適切に取り入れることができ，健康に生きるための糧となるのがよい食事である。日々の食事がそのようであるために，食品の機能（働き），バランスのよい食事にするための献立作成，おいしく食べるための調理について学ぶ。

2.1　食品の機能と分類

（1）食品の三機能

人はさまざまな食品を食べることができ，食品は体内で多種多様な働きをする。それらの働き（機能）を以下に示す。

・一次機能（栄養機能）……人の生命活動に必要なエネルギーや栄養素を供給する。
・二次機能（感覚機能）……味，香り，見た目（色，形），食感（かたさ，テクスチャー）など嗜好にかかわる生体の感覚に訴える働きである。
・三次機能（生体調節機能）……生体機能を調節することにより病気の発症を予防したり低減する働きである。一次・二次機能とは考え方を分かち，生体調節機能に特化したサプリメントなどの錠剤型の食品もある。表4−4

に食品の一次・二次・三次機能を示す。

（2）食品の分類

　食品に含まれている栄養素やその働きごとに分類したものを食品群という。食育や献立作成に使われる。

　1）三色食品群　　1952（昭和27）年に提唱されたもので，栄養素の働きの特徴から赤・緑・黄の三色がそろうと，栄養バランスが取れるとした。給食の献立表や幼児の食育に利用される。

- ・赤……身体をつくるもとになる（肉，魚，卵，牛乳・乳製品，豆など）
- ・黄……エネルギーのもとになる（こめ，パン，めん類，いも類，油，砂糖など）
- ・緑……身体の調子を整えるもとになる（野菜，果実，きのこ類など）

　2）6つの基礎食品群　　国民の栄養知識の向上を図るための栄養教育の教材として考案された。栄養素の役割や特徴の類似している食品を六つに分類し，栄養バランスを取るために，それらを組み合わせて食べることを示したものである。図4−2に示す。

- ・1群（たんぱく質の給源）……魚，肉，卵，だいず・大豆製品
- ・2群（カルシウムの給源）……牛乳・乳製品，海藻，小魚
- ・3群（カロテンの給源）……緑黄色野菜
- ・4群（ビタミン の給源）……その他の野菜，果実
- ・5群（糖質エネルギー源）……穀類，いも類，砂糖類
- ・6群（脂肪エネルギー源）……油脂，脂肪分の多い食品

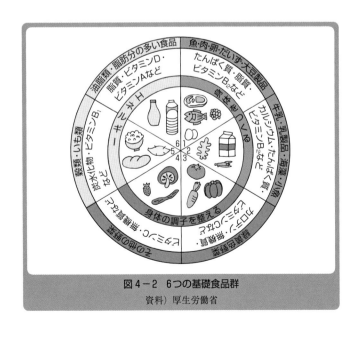

図4−2　6つの基礎食品群
資料）厚生労働省

表4-4　食品の一次・二次・三次機能

	食品例 原材料，（　）内は加工食品	栄養性・嗜好性（一次・二次機能）	機能性（三次機能）
穀類	こめ：うるち米，もち米，玄米，精白米，上新粉，白玉粉（ごはん，かゆ，おもゆ，もち，赤飯，和菓子，せんべい，アルファ化米） こむぎ・小麦粉（パン，うどん，スパゲッティ，クッキー，ケーキ，ふ） そば，おおむぎ，とうもろこし（そば，オートミール，コーンフレーク）	・こめの主成分はでんぷん（約75%）。たんぱく質のアミノ酸価は約65で，制限アミノ酸はリジン。ビタミンB_1，B_2が不足しやすい。 ・小麦の主成分はでんぷん（70〜75%）。たんぱく質を8〜13%含有。制限アミノ酸はリジンで，アミノ酸価は約40と低い。	［特保］小麦外皮由来の食物繊維：おなかの調子を整え，便通を良好にする。 ［特保］キトサン：コレステロールの吸収を抑え，血清コレステロールを低下させる働き。 ○βグルカン（おおむぎ）：冠動脈疾患の予防など ○ルチン（そば）：変形性関節症に有効
いもおよびでんぷん類	じゃがいも（粉ふきいも，ポテトサラダ，ポテトチップ，かたくり粉） さつまいも（スイートポテト，大学いも） こんにゃく，さといも，やまいも くず粉，コーンスターチ	・いも類の主成分はでんぷん。 ・セルロース，ペクチンなどの食物繊維を含む。 ・さつまいもの黄色はカロテン（ビタミンA）の給源となる。 ・やまのいもはすりおろして，粘りがある食感のとろろとして生食する。 ・糊化でんぷんは口当たりを滑らかにし，飲み込みやすくする。	○グルコマンナン（こんにゃく）：血中コレステロールやトリグリセリドの低下
砂糖および甘味料	砂糖，でんぷん糖，はちみつ，メープルシロップ（砂糖菓子，加糖飲料，シロップ，和菓子，洋菓子，ジャム）	・甘味を呈する。 ・でんぷん糖は，でんぷんを酵素で分解したもの。 ・糖を加熱するとカラメル化し，茶色く変色し甘い香りを発する。	［特保］難消化性デキストリン：整腸作用
豆類	だいず，大豆製品（五目豆，納豆，きな粉，豆腐，油揚げ，湯葉，豆乳，みそ） あずき，いんげんまめ，えんどう，ささげ（赤飯，煮豆，あん）	・たんぱく質は良質（アミノ酸価70〜100）だが，粒状では消化しにくい。 ・大豆はたんぱく質，脂質含有量が高く，必須脂肪酸（リノール酸）を含む。 ・あずきやえんどうは糖質（でんぷん）含量が高い。 ・食物繊維，ビタミンB_1・B_2が多い。	［特保］大豆たんぱく質：血清コレステロールを低下させる働き。 ○大豆イソフラボン：過敏性腸症候群や更年期の血管障害，骨粗鬆症に有効。
種実類	マカダミアナッツ，アーモンド，くるみ，ぎんなん，らっかせい，ごま	・水分含量が少なく，栄養価が高い。ゆでたり，炒ったりして食用にする。そのまま食べたり，製菓の材料や料理のトッピングとして用いられる。	＊セサミン（ごま）：睡眠，髪のハリやツヤの改善。
野菜類	緑黄色野菜：かぼちゃ，ほうれんそう，にんじん，こまつな，モロヘイヤ，パセリ，だいこん（葉） その他の野菜：だいこん，キャベツ，はくさい，レタス，たまねぎ，カリフラワー，なす，きゅうり （冷凍野菜，漬物，乾燥野菜，野菜スープ，青汁）	・水分を90%以上含む。 ・セルロース，ペクチンなどの食物繊維を含む。 ・ビタミンCが多く，緑黄色野菜にはカロテン（ビタミンA）が多い。 ・それぞれ特有の香気をもつ。 ・赤・白・黄・緑・紫など特有の色がある。 ・緑黄色野菜についてはコラム（p.49参照）。	○にんにく：高血圧，加齢に伴う血管の弾力性の低下抑制 ○β-カロテン（かぼちゃ他）：骨髄性プロトポルフィリン症や夜盲症に有効。 ○リコピン（トマト）：血圧改善
果実類	いちご，みかん，かき，オレンジ，バナナ，ぶどう，りんご，なし，もも，すいか，メロン（果汁，シロップ漬，ジャム，ゼリー）	・80%以上が水分。糖質を多く含む。 ・特有の色，芳香，甘味，酸味などをもつ。 ・ペクチン（食物繊維）を含む。 ・ビタミンCが多い。	
きのこ類	しいたけ，しめじ，まいたけ，まつたけ，マッシュルーム，きくらげ，なめこ，えのきたけ（乾しいたけ，味付け瓶詰，佃煮，水煮）	・食物繊維が多く，ノンカロリー食品である。 ・ビタミンB類が多く，乾しいたけにはビタミンDが多い。 ・特有の香気や歯ごたえがある。	
藻類	わかめ，こんぶ，のり，ひじき（寒天，味付けのり，ほしのり，のり佃煮，ふりかけ，増粘多糖類）	・食物繊維（水溶性・不溶性）を多く含む。 ・カルシウム，鉄，ヨウ素，銅，亜鉛などの無機質が多い。 ・のり類には，カロテンが多く，ビタミンA効力がある。 ・加熱により褐色から緑色に変化するものがある。	＊アルギン酸（こんぶ）：血糖値上昇抑制効果。

魚介類	白身魚：たい，ひらめ，かれい，たら，あじ，きす，さけ 赤身魚：まぐろ，かつお，さんま，いわし，さば （干物，かまぼこ，はんぺん，佃煮，かつおぶし） あさり，しじみ，かき，ほたてがい，いか，えび，かに	・主成分は良質なたんぱく質（アミノ酸価は80〜100）。消化されやすく，アレルゲンになりにくい。 ・脂質含量は赤身魚で高く，白身魚は低い。また，旬の時期に増加する。EPA，DHAなどの多価不飽和脂肪酸を含む。赤身魚は鉄が多い。 ・うま味成分のグルタミン酸・イノシン酸を呈する。 ・小魚はカルシウム，貝類は鉄や亜鉛を多く含む。	＊アスタキサンチン：疲れ眼の改善。 ○EPA：冠状動脈疾患に有効。 ○DHA：冠状動脈疾患に有効。
肉類	豚肉，牛肉，羊肉：ラム・マトン（ハム，ソーセージ，ベーコン，サラミ，コーンビーフ，ジャーキー） 内臓（レバーペースト） とり肉：鶏，うずら（焼鳥，フライドチキン）	・肉類の主成分は良質なたんぱく質（アミノ酸価100，消化率90%以上）。 ・脂質含量はもも肉，ロース肉，バラ肉の順で高くなる。 ・ハムやソーセージは脂質含量が高く，肉より消化が劣る。 ・豚肉はビタミンB_1が特に多い。 ・レバー（肝臓）はビタミンA，B_1，B_2，鉄の宝庫である。 ・鶏肉は脂質が少なく，軟らかくて消化がよい。	＊コラーゲン：ひざ関節機能改善効果 ＊エラスチン：ひざ関節機能改善効果 ○カルニチン：狭心症に対して有効性
卵類	鶏卵，うずら卵（ゆで卵，オムレツ，卵豆腐，茶碗蒸し，プリン，ケーキ，マヨネーズ）	・たんぱく質は良質（アミノ酸価100）。 ・卵黄は脂質，ビタミンA，B_1，B_2，鉄が豊富である。脂質は乳化されており消化しやすい。 ・卵黄と卵白の熱凝固温度が違うので，それを利用した調理をする。	
乳類	牛乳，乳製品（調製粉乳，ヨーグルト，チーズ，プリン，生クリーム，アイスクリーム，グラタン）	・たんぱく質は良質で，消化・吸収しやすい。 ・チーズは牛乳の約6倍，脱脂粉乳は約10倍のカルシウムを含む。 ・クリームやバターは泡立てると気泡が入り，焼き菓子などのふわふわした食感になる。	［特保］ラクトトリペプチド（カゼイン由来） ［特保］乳酸菌：腸内の環境を改善 ＊ラクトフェリン：内臓脂肪減少
油脂類	植物性油脂（大豆油，コーン油，ごま油，オリーブ油，サラダ油，天ぷら油，マーガリン，ショートニング，マヨネーズ，ドレッシング） 動物性油脂 （バター（乳脂），アイスクリーム，クッキー，ラード（豚脂），ヘット（牛脂），ベーコン） （魚油）	・植物油にはリノール酸，リノレン酸などの不飽和脂肪酸（必須脂肪酸），ビタミンEが豊富に含まれている。 ・クッキーなど生地に油脂が入るとのサクサクとした食感になる。 ・水と油は本来は混ざらないが，乳化剤の添加で混ざる。 ・獣肉の動物油脂は飽和脂肪酸が多く，コレステロール含量も多い。	［特保］中鎖トリグリセリド(MCT)：身体に脂肪をつきにくくする ○EPA：血中中性脂肪を低下させる ○DHA：血中中性脂肪を低下させる
菓子類	和生菓子，和干菓子，菓子パン，ケーキ・ペストリー類，スナック類，チョコレート，チューインガム	・食事とは異なり，塩味や甘味などが強調され，フレーバーにより嗅覚にも刺激を与える。食感も工夫されている。	○カカオ：高血圧に対して有効
し好飲料類	アルコール飲料類，茶類，コーヒー・ココア類（発泡酒，醸造酒，蒸留酒，緑茶，紅茶，ウーロン茶）	・アルコール飲料はアルコール分を1%以上含む。 ・茶類，コーヒー・ココア類は独特の香気をもつ。	○カフェイン：倦怠感，血管拡張性および脳圧亢進性頭痛に有効。 ［特保］ウーロン茶重合ポリフェノール：血中中性脂肪の上昇を抑える。 ［特保］茶カテキン：血清コレステロール，LDL（悪玉）コレステロールを低下。
調味料および香辛料類	調味料（ソース，しょうゆ，食酢，ドレッシング，みそ，みりん風調味料） 香辛料（からし，こしょう，しょうが，とうがらし，にんにく）	・食べ物の風味づけや色調改善，保存性の向上などに用いられる。おいしさを高める機能がある。	［特保］食酢：高血圧改善

［特保］：特定保健用食品の認可に関与する成分（2016年9月27日時点の販売状況）
　○　：国立研究開発法人医薬基盤・健康・栄養研究所：「健康食品」安全性・有効性情報に有効性が記載されているもの（2020年4月現在）
　＊　：消費者庁：機能性表示食品の届出情報（2020年4月現在）

2.2　献立作成

　食卓に出す料理の種類や順序の計画をすることを献立という。日本では，こめ，旬の野菜，豆，いも，魚介，海藻などの豊富な食材を用いて独特の食文化を形成してきた。主食を中心として多彩な食品を取り入れることで，幅広い栄養素がとれるバランスのよい食事スタイルとなっている。主食（ごはんなど），汁，おかず3品がそろったものを一汁三菜といい，和食の基本形式である。近年，カレーライスなどのように主食と主菜を一つの皿に盛りつけたものも増えている。図4－3に食事の配膳例を示す。

（1）献立の考え方

　『日本人の食事摂取基準（2020年版）』に示されたエネルギーや栄養素を満たし，食品群を参考に食品を選び，食品構成表を参考に食材の使用量を決め，食事バランスガイドを参考に，主食，主菜，副菜を食べる人に合わせて量を調整する。1日の食事の配分は，生活習慣病予防のためにも夕食に配分を多くし

▲和　食

　和食は「日本人の伝統的な食文化」として，ユネスコ無形文化遺産に登録されている。その特徴には，多様で新鮮な食材とその持ち味の尊重，健康的な食生活を支える栄養バランス，自然の美しさや季節を表現，年中行事との密接なかかわりなどがある。

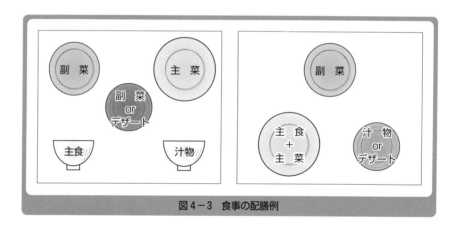

図4－3　食事の配膳例

表4－5　食品構成（例）
（エネルギー2,000kcal，たんぱく質75g，脂質60g，糖質300g）

群	食品群		目安量	群	食品群		目安量
1群	豆　類	50g	豆腐 1/6丁	4群	その他の野菜	230g	きゃべつ葉 1枚，きゅうり 1本，かぶ 1個
	魚介類	75g	切り身 小1切		果実類	150g	りんご 1/2個
	肉　類	60g	薄切り 3枚		海藻類	3g	焼きのり 1枚
	卵　類	25g	鶏卵 1/2個	5群	穀　類	305g	パン 120g（穀類として80g），米飯 450g（穀類として225g）
2群	牛乳・乳製品	200g	牛乳 1本		いも類	50g	じゃがいも 中1/2個
3群	緑黄色野菜	120g	ほうれんそう 小2株，にんじん 1/2本，かぼちゃ 小1切		砂　糖	30g	大さじ 3強
				6群	油脂類	20g	大さじ 1と2/3

出典）日本人の長寿を支える「健康な食事」のあり方に関する検討会　H26.8.4
　　　健康の維持・増進に必要とされる栄養バランスの確保からみた「健康な食事」の基準についての検討（栄養管理の実践の場における食品構成の実際）より作成
　　　https://www.mhlw.go.jp/file/05-Shingikai-10901000-Kenkoukyoku-Soumuka/0000053365.pdf

過ぎない，エネルギー比で朝食：昼食：夕食3：3：4程度が望ましい。

（2）献立の作成の留意点

　献立は，食べる人に合わせたものにする。年齢，性別，健康状態，病気やアレルギーの有無，成長の状況などを考えるとともに，料理の組み合わせや，食品の組み合わせ，嗜好などに配慮する。また，季節感をもたせ，伝統的な食文化にも配慮し，食品の安全性，経済性なども考慮して作成する。

（3）食事摂取基準と食品構成

　『日本人の食事摂取基準（2020年版）』に示されたエネルギーや栄養素量を満たす食品をとる1日分の量の目安を食品構成という。食事を提供する施設ごとに食べる人の集団に合わせて作成する。食品構成と食品の目安量を表4－5に示す。エネルギーの過不足は，主食の量で調整する。

（4）献立作成の手順

　料理の組み合わせを考える際に基本となるのは，一汁三菜の形式である。温かいものは温かく，冷たいものは冷たく，食べるときにもっともおいしい状態になるように献立を立てて，調理の計画をする。減塩の観点から，毎食に汁物は必要ない。また，デザートは乳製品や季節の果物などとすることが望ましい。

　以下のように献立を立てる。

　1）主食を決める　　ごはん，パン，めんなどのエネルギーの中心となるものを選び，料理のジャンルを考える。

　2）主菜を決める　　肉，魚，卵，大豆製品から一つ選び，主になるおかずをどのように調理するか選ぶ。

　3）副菜を決める　　野菜等（いも，海藻，きのこ，乳製品他）を中心としたおかずを主菜と違う調理方法で考える。

　4）汁物を考える　　主食，主菜，副菜との調和を考え，材料が重ならないように味に変化をもたせる。

　図4－4に，幼児期（3～5歳）の1日の献立例を示す。

（5）調理法

　調理とは，食品の不要なものを取り除いて洗う，切るなどの操作をし，加熱調理などを加えて食べやすく，味や食感がよいおいしいものにすること，また，調理操作を含む一連の工程をいう。表4－6に調理法と料理例を示す。

　食品本来の味を生かしながら，調味料などを用いておいしく感じるように料理の味を調えることを調味という。調味は，砂糖（甘味），塩（塩味），酢（酸味），だし（うま味）などで行い，適切な濃度で使用する。一般に大人の食事の味つけは，塩分濃度1％程度を目安にするが，うま味やだし，香り，酸味，辛味などを利用して塩分を低減することが望ましい。

（6）乳児・幼児における留意点

　乳幼児期から，さまざまな食べ物の多くの味を経験することが幅広い味覚を

[1日の献立]

	主　食	主　菜	副　菜	副　菜	汁　物	飲み物
朝　食	ロールサンド			フルーツヨーグルト	野菜スープ	麦　茶
昼　食	ごはん	タンドリーチキン	れんこんのきんぴら	ほうれんそうのごま和え		牛　乳
間　食		玄米おにぎり				麦　茶
夕　食	ごはん	クラムチャウダー	マカロニサラダ	りんごのコンポート		麦　茶

〔朝　食〕

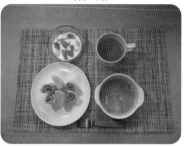

〔昼　食〕

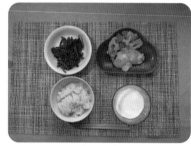

〔夕　食〕

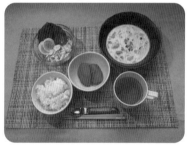

〔間　食〕

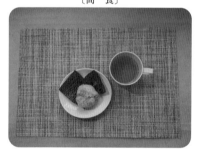

[エネルギーと栄養素量]

食品名	朝　食	昼　食	間　食	夕　食	合　計	食事摂取基準
エネルギー（kcal）	262	385	129	501	1,277	1,275
たんぱく質（g）	11.7	17.7	3.9	15.0	48.3	25.0
脂質（g）	7.3	10.4	2.4	11.2	31.3	20～30%エネルギー
飽和脂肪酸（g）	3.86	4.06	1.02	3.79	12.73	10%エネルギー以下
食物繊維総量（g）	3.2	3.1	1.0	5.1	12.4	8以上
食塩相当量*（g）	1.3	0.7	0.3	1.1	3.4	3.5未満
カルシウム（mg）	192	193	47	158	590	575
鉄（mg）	0.6	2.3	0.3	4.4	7.6	5.5
ビタミンA（μgRAE）	60	268	21	190	539	475
ビタミンB₁（mg）	0.17	0.25	0.11	0.19	0.72	0.7
ビタミンB₂（mg）	0.23	0.37	0.03	0.26	0.89	0.8
ビタミンC（mg）	32	35	0	18	85	50

＊ナトリウムは，食品中ではナトリウム塩またはナトリウムイオンの形で存在する。人はその多くを塩化ナトリウムとして摂取するため，ナトリウムの摂取量を食塩相当量で表現することが多い。

[本献立の考え方]
・たんぱく質は15.1%エネルギーであり，目標量の範囲内となる。
・だしを使うことにより，食塩の使用量を抑えている。
・鉄をとりやすくするために，あさりを使用した。
・ロール状のパン，れんこん，玄米などにより，かむことを意識する献立とした。

図4-4　幼児期の食事例（3～5歳児）

[材料とつくり方]

	料理名	食品名	1人分（g）	つくり方
朝食	野菜スープ	きゃべつ	20	1. 野菜はせん切りにする。
		たまねぎ	10	2. だし汁に1を入れ，やわらかくなるまで煮込む。
		セロリ	5	3. 塩で味を調える。
		えのきたけ	2	
		さやえんどう	2	
		だし汁	100	
		食塩	0.2	
	ロールサンド	食パン（サンドイッチ用）（3枚）	45	1. 食パンに具をのせて端から巻く。
		スライスチーズ	10	2. ラップに包んで10分ほど置き，なじませてから切る。
		プレスハム	10	
		いちごジャム	5	
	フルーツヨーグルト	ヨーグルト（無糖）	80	1. フルーツは食べやすい大きさに切る。
		キウイフルーツ	15	2. 器にヨーグルトと1を合わせて盛りつける。
		バナナ	25	
		みかん 缶詰	10	
	麦茶		50	
昼食	ごはん	こめ	55	
	タンドリーチキン	若鶏もも肉	45	1. 調味料は合わせておく。
		調味料 ヨーグルト	5	2. 鶏肉はそぎ切りにして，1に漬け込む。
		しょうゆ	0.5	3. オーブンまたはグリルで焼く。
		カレー粉	0.3	
		にんにく	0.2	
		食塩	0.2	
	れんこんのきんぴら	れんこん	30	1. れんこんは薄めのいちょう切りにし，水にさらす。
		にんじん	10	2. にんじんはいちょう切りにする。
		油	1	3. フライパンにバターを溶かし，水気を切った1と2を透き通るまで炒める。
		食塩	0.1	4. 塩で味を調える。
		バター	1	
	ほうれんそうのごま和え	ほうれんそう	50	1. ごまをすり，調味料と合わせておく。
		煎りごま	3	2. ほうれんそうをゆでて食べやすい長さに切る。
		調味料 砂糖	2	3. 食べる直前に2を1で和える。
		しょうゆ	0.5	
		だし汁	4	
	牛乳		100	
間食	玄米おにぎり	発芽玄米	30	1. 発芽玄米は1時間ほど浸水させた後に炊く。
		チーズ	5	2. 5mm角に切ったチーズとしらす干しを混ぜ，おにぎりをつくる。
		しらす干し	2	3. のりを巻いて盛りつける。
		のり	0.1	
	麦茶		50	
夕食	ごはん	こめ	55	
	クラムチャウダー	あさり むきみ生	10	1. 鍋にバターを溶かし，小麦粉を弱火で炒める。牛乳を加えて混ぜ，ホワイトルゥをつくる。
		えび 生	10	2. にんじん，たまねぎは色紙切り，じゃがいもは1cm角に切り水に放つ。
		たまねぎ	25	3. 鍋に油をしいて2を炒め，油が回ったら塩，こしょうを加えてやわらかくなるまで煮る。
		じゃがいも	20	4. 3にスイートコーン，あさり，えび，1のホワイトルゥを加えて塩・こしょうで味を調える。
		にんじん	15	5. みじん切りのパセリを加えてひと煮する。
		スイートコーン（クリーム缶）	15	
		油	1	
		ホワイトルゥ バター	1	
		小麦粉	1	
		牛乳	100	
		塩	0.5	
		パセリ	0.4	
		こしょう	少々	
	マカロニサラダ	マカロニ	16	1. マカロニはゆでておく。
		きゅうり	5	2. セロリは小口切り，きゅうりは短冊切りにする。
		セロリ	3	3. 油，塩，酢を合わせ，2によく混ぜ下味をつける。
		鶏卵（ゆで卵）	10	4. 3とマカロニ，マヨネーズを加えて和える。
		ミニトマト	10	5. 器にサラダ菜を敷き，4を盛り，へたを取って2つ切りにしたミニトマトと薄く切ったゆで卵を飾る。
		サラダな	3	
		マヨネーズ	3	
		酢	1	
		油	1	
		塩	0.2	
	りんごのコンポート	りんご	60	1. りんごは皮をむいてくし形に切る。
		砂糖	6	2. りんご，りんごの皮，水，砂糖を入れやわらかくなるまで煮る。
		水	40	3. りんごと煮汁を器に盛りつける。
	麦茶		50	

表4-6　調理法

調理法		料理例
湿式加熱	ゆでる	湯の中で食品を加熱し，あく抜き，たんぱく質の熱変性，でんぷんの糊化などをさせる。おひたし，ゆでたまご，パスタなど
	煮　る	食品を水やだしで加熱し，調味する。煮物，煮付け，みそ汁，シチューなど
	蒸　す	水蒸気で加熱する。加熱温度は100℃までで食品の風味が残る。茶碗蒸し，ふかしいも，中華まんなど
乾式加熱	焼　く	直接火にかざして焼く（直火焼き）。焼き鳥，焼き魚などフライパンなどで焼く（間接焼き）。目玉焼き，焼肉
	炒める	少量の油とともに加熱する。野菜炒め，チャーハンなど
	揚げる	高温の油の中で食品を加熱する。てんぷら，フライなど
誘導加熱	電子レンジ	マイクロ波の照射により食品中の水分が振動する摩擦によって加熱する。弁当の加温など
非加熱調理	切る，する，おろす	形を変える。風味や食感をよくする。
	裏ごす，和える，しぼる	刺身，ごま和え，だいこんおろし，きんとん，レモン汁など
	泡立てる，もどす	状態を変化させる。メレンゲ，高野豆腐など
その他	計る，洗う	食品そのものの状態は変えずに，調理しやすくする

つくり上げ，偏らない嗜好を形成する助けになる。幼児の食事の考え方は基本的には大人と同じでよいが，食べやすさ，味つけ，嗜好などの点に配慮が必要である。

そしゃく力が十分ではないので，摂食機能の発達に合わせてかたさや大きさを調整する。適度にかみ応えがあるもの，おでんのだいこんのようなやわらかくて大きいかたまりなどがかむ力を育てる。小さすぎたりやわらかすぎたりするとかむ練習になりにくい。口の中でパサパサするものには，かたくり粉などでとろみをつけると飲み込みやすくなる。食具も各人の発達に応じて使うようになるので，食具を用いて食べやすい形態にする。

調味は食品の風味を生かして薄味を心がける。塩分濃度は，離乳食0.3%，幼児食0.5%で，成人の半分程度とする。砂糖は4～6%程度の薄味にする。

幼児は食べ物の香り，食感，見た目などが食欲に影響するので，食品の色，舌ざわり，香りなどを生かして調理し，食品のもつ本来の美しさを生かして盛りつける。

（7）食中毒の予防

食中毒は，その原因となる細菌やウイルスが食べ物に付着し，体内へ侵入することによって発生する。防ぐためには，細菌等を食べ物に「つけない」，食べ物に付着した細菌等を「増やさない」，食べ物や調理器具に付着した細菌等を「やっつける」という三つが原則となる。

・つけない……手，食べ物，調理器具はよく洗い，食品に細菌等がつかないようにする。

・増やさない……細菌は10℃以下では増殖の速度が遅くなり，−15℃以下

では増殖が停止する。生鮮食品や総菜などは，購入後，すみやかに冷蔵庫に入れ早めに食べる。

・やっつける……ほとんどの細菌やウイルスは加熱によって死滅するので，加熱して食べれば安全である。特に肉料理は中心部の75℃1分以上での加熱が目安となる。

2.3　食事バランスガイド

食事バランスガイド（2005年6月厚生労働省・農林水産省）は，バランスの取れた食生活の実現を目ざして，食生活指針を具体的な行動に結びつけるものとして策定された。1日に「何を」，「どれだけ」食べたらよいかという食事の基本を身につけることを目的として，望ましい組み合わせとおおよその量をわかりやすくコマのイラストで示したものである（図4-5）。

毎日の食事を，主食，副菜，主菜，牛乳・乳製品，果物の五つに区分し，区分ごとに「つ（SV）」という単位で食べる個数を示す。食べる人（対象者）が年齢，性別，身体活動量に応じてそれぞれのエネルギー量に見合った料理区分の摂取数を選択し，すべてをバランスよく食べて運動すると，コマは安定して回るが，バランスが悪いと倒れてしまう。コマの上の区分ほどしっかり食べることとし，水分をコマの軸として食事の中で欠かせない存在であることを強調するとともに，菓子・嗜好飲料は楽しく適度に食べるものとして"ひも"で表現する。

適度に運動している女性の大部分に適したエネルギー量を基本形（2,200±200kcal）とする（図4-6）。

2.4　食生活指針

毎日の食事内容や生活習慣は，生活習慣病の発症や高齢化に伴う機能の低下に大きく影響する。生活習慣病の増加や食生活の多様化が進む現状を踏まえ，健康づくりや生活の質の向上のために，国民一人ひとりが食生活の改善に取り組むことを目ざして，食生活指針（2000年）を文部科学省，厚生労働省，農林水産省が連携して策定し，2016（平成28）年に改定した。

2.5　サプリメントと子どもの食事

2019（令和元）年までの国民健康・栄養調査の結果では，子どもに対する早急な対策が必要な栄養素の不足はみられない。「今の子どもはストレスにさらされている」，「今の野菜は栄養が少ない」とサプリメントによる栄養摂取の必要性を強調する情報が多くある。小児期は，家族や仲間などとの和やかな食事を経験することを通して安心感や信頼感を得て，食に向かう姿勢や食べ方を学んでいく時期である。足りないと懸念する栄養素をサプリメントで補うのではなく，3度の食事と間食を通してさまざまな食品を味わい，楽しみながら，栄

▲食事バランスガイド
食事バランスガイドを用いた子ども向けの食育教材については，第9章5.4，p.138，139参照。

▲食生活指針
資料，p.202参照。

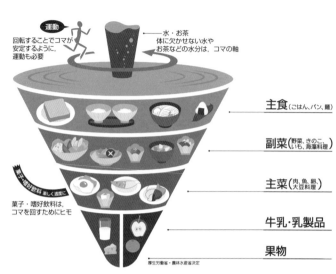

●「食事バランスガイド」は，5つの料理グループ（主食，副菜，主菜，牛乳・乳製品，果物）からできていて，どれかが足りないとコマが倒れてしまいます。
●それぞれのグループをどれだけ食べたらよいかの量は，1つ，2つ・・・と「つ（SV）」で数えます。
　※SVとは，サービング（食事の提供量）の略。
●それぞれの「つ」は，グループごとに数えます。たとえば，主菜をたくさん食べるために副菜を減らす，といったことはできません。
●「食事バランスガイド」は健康な人が対象です。糖尿病や高血圧などで，医師や管理栄養士の指導を受けている人は，そちらの指示に従ってください。

図4−5　「食事バランスガイド」でもっとおいしく
出典）農林水産省：「親子で一緒に使おう「食事バランスガイド」」より改変

男性	身体活動量	エネルギー（kcal）	主 食	副 菜	主 菜	牛乳・乳製品	果 物	身体活動量	女性
6〜9歳	低い	1,400〜2,000	4〜5	5〜6	3〜4	2 子どもは2〜3	2	低い	6〜11歳 70歳以上
70歳以上	ふつう以上	2,200±200 基本形	5〜7	5〜6	3〜5	2 子どもは2〜3	2		12〜17歳 18〜69歳
10〜11歳	低い							ふつう以上	
12〜17歳 18〜69歳	ふつう以上	2,400〜3,000	6〜8	6〜7	4〜6	2〜3 子どもは2〜4	2〜3		

単位：つ（SV）
SVとはサービング（食事の提供量）の略

身体活動量の見方　「低い」・・・・・・・1日中座っていることがほとんど，という人はここです。
　　　　　　　　　「ふつう以上」・・・・「低い」にあてはまらない人はここです。
◎牛乳・乳製品の子ども向けの摂取目安は，成長期にとくに必要なカルシウムを十分にとるためにも，少し幅をもたせて1日に2〜3つ，また基本形よりもエネルギーが多い場合では，4つ程度までを目安にするのが適当です。
◎激しいスポーツなどを行っている人は，もっと多くのエネルギーを必要とするので，身体活動の程度に応じて必要量を摂取しましょう。

図4−6　1日に必要なエネルギーと食事量の目安
出典）農林水産省：親子で一緒に使おう「食事バランスガイド」より改変

養素を取り入れさせることが望ましい。

　極端な偏食などのために栄養不足が心配なときは，医師や栄養士・管理栄養士に相談する。サプリメント使用の際には，安易に大人用のサプリメントは使わずに，含まれる栄養素量を確認し，子どもで安全性を評価したサプリメントを使うことが望ましい。

2.6　食品の表示

　食品表示は，消費者が食品を購入するときに食品の内容を正しく理解し，選択したり，摂取する際の安全性を確保したりするうえで重要な情報源である。消費者庁により「食品表示法」が2015（平成27）年に施行（2020年完全実施）され，食品衛生法，JAS法（日本農林規格等に関する法律），健康増進法の内容表示を合わせて開示することとなった。

（1）生鮮食品の表示

　消費者に販売されているすべての生鮮食品（農産物，畜産物，水産物，玄米・精米）に名称と原産地が表示される。また，個々の品目の特性に応じて消費期限，賞味期限，保存方法，加工者，販売者などが表示される。

　おいしく，安全に消費するためには，表示の内容や注意事項を理解する必要がある（図4－7）。

（2）加工食品の表示

　消費者に販売されている加工食品のうち，パックや缶，袋などで包装されているものには，名称，原材料名，添加物，原料原産地名，内容量，賞味期限，保存方法，製造者が表示される。購入の際には表示をよくみて内容を確認することが必要である。

　図4－8に加工食品の表示例と栄養成分表示例を示す。

コラム

緑黄色野菜

　"原則として可食部100gあたりカロテン含量が600μg以上のもの"に加えて，トマト，ピーマンなど一部の野菜については，"カロテン含量が600μg未満であるが摂取量および頻度等を勘案のうえ，栄養指導上，緑黄色野菜とする"とされている。緑黄色野菜には，以下のようなものがある。

　あさつき，アスパラガス，いんげんまめ（さやいんげん）*，オクラ，かぼちゃ，からしな，みずな，クレソン，ケール，こまつな，ししとうがらし*，しそ，しゅんぎく，せり，かいわれだいこん，だいこん（葉），チンゲンサイ，とうがらし，トマト*，ミニトマト，にら，にんじん，葉ねぎ，のざわな，バジル，パセリ，ピーマン*，ブロッコリー，ほうれんそう，みつば，めキャベツ，モロヘイヤ，わけぎ，サラダな，サニーレタス，レタス（水耕栽培），サンチュ，ルコラ　等。

　　＊：100gあたりのカロテン含量が600μg未満のもの

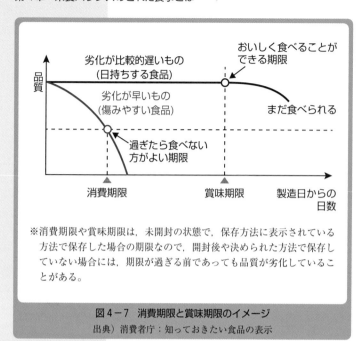

※消費期限や賞味期限は，未開封の状態で，保存方法に表示されている
方法で保存した場合の期限なので，開封後や決められた方法で保存し
ていない場合には，期限が過ぎる前であっても品質が劣化しているこ
とがある。

図4−7　消費期限と賞味期限のイメージ
出典）消費者庁：知っておきたい食品の表示

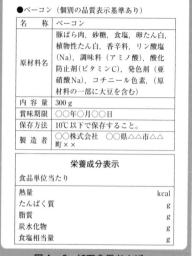

図4−8　加工食品および
栄養成分の表示例
出典）消費者庁：早わかり食品表示ガイド
（令和2年4月版・事業者向け）

　1）原材料表示　　一般的な名称を使用して，重量の重い順に表示する。添加物は使用した重量の割合の高い順に示されている。

　2）栄養成分表示　　容器包装に入れられた加工食品は，消費者が栄養成分を確認したうえで適切に選択できるように，栄養成分が表示されている。内容は，熱量（エネルギー），たんぱく質，脂質，炭水化物，食塩相当量（ナトリウム）の順で表示される。

　3）アレルゲンを含む食品の原材料表示　　近年，食物アレルギーや重篤なアナフィラキシーショックを起こす人が増加している。食品による健康被害を防止するべく，容器包装された加工食品にはアレルゲンを表示することになったため，アレルゲンの含まれる食品を避けて食べても大丈夫な食品を選択することができる（表4−7）。

　4）保健機能食品　　国が定めた安全性や有効性に関する基準などに従って，食品の機能が表示されている食品で，医薬品とは異なり，疾病の治療や予防のために摂取するものではない。特定保健用食品，栄養機能食品，機能性表

▲食物アレルギー
　第10章2.4，p.153・第11
章7.3，p.174〜参照。

表4−7　加工食品のアレルギー表示

特定原材料 表示義務　7品目	えび，かに，小麦，そば，卵，乳，落花生（ピーナッツ）
特定原材料に準ずるもの 表示推奨　21品目	アーモンド，あわび，いか，イクラ，オレンジ，カシューナッツ，キウイフルーツ，牛肉，くるみ，ごま，さけ，さば，だいず，鶏肉，バナナ，豚肉，まつたけ，もも，やまいも，りんご，ゼラチン

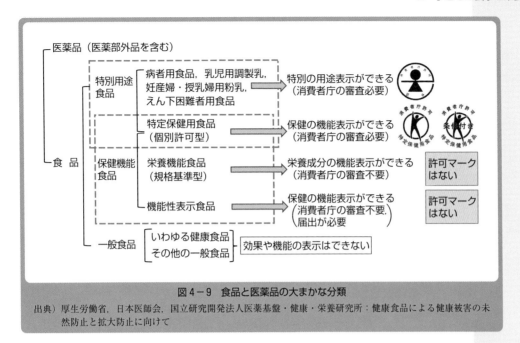

図4-9　食品と医薬品の大まかな分類

出典）厚生労働省，日本医師会，国立研究開発法人医薬基盤・健康・栄養研究所：健康食品による健康被害の未然防止と拡大防止に向けて

示食品の3種類がある（図4-9）。

①　**特定保健用食品**：科学的根拠に基づいた機能を表示した食品で，表示されている効果や安全性については国が審査を行い，食品ごとに消費者庁長官が許可している。特定の保健の目的が期待できる（健康の維持および増進に役立つ）という，食品の機能を表示することができる。

②　**栄養機能食品**：1日に必要な栄養成分（ビタミン，ミネラルなど）が不足しがちな場合，その補給・補完のために利用できる食品で，すでに科学的根拠が確認された栄養成分を一定の基準量含む食品であれば，特に届出をしなくても，国が定めた表現によって当該栄養成分の機能を表示することができる。

（表示例）『ビタミンAは，夜間の視力維持を助けるとともに，皮膚や粘膜の健康維持を助ける栄養素です』

③　**機能性表示食品**：販売前に安全性および機能性の根拠に関する情報などが消費者庁長官へ届け出られたもので，事業者の責任で科学的根拠に基づいた機能性を表示した食品。特定保健用食品とは異なり，消費者庁長官の個別の許可を受けたものではない。

（3）特別用途食品

乳児，幼児，妊産婦，病者等の発育，健康の保持・回復等の特別の用途に適する旨を表示して販売される食品である。特別用途食品として健康増進法第43条第1項の許可の対象となり，表示について国の許可を受ける必要がある。

病者用食品，妊産婦・授乳婦用粉乳，乳児用調製粉乳，乳児用調製液状乳，えん下困難者用食品（含むとろみ調整用食品）がある。

▲保健機能食品などの「科学的根拠に基づく情報」との向き合い方
機能性表示食品は，機能性の根拠に関する情報などが届け出られているが，科学的根拠に基づいた情報かどうかの確認が重要になる。医療や栄養などの健康情報として，ある食品や成分を食べた場合の有益な効果（有効性）を示す場合，以下の5点等について，確認することが望ましい。
1. 具体的な研究に基づいているか
2. 研究は，人を対象としたものか
3. 学術誌で論文として報告されているか
4. 信頼できる研究デザインか
5. 複数の研究で評価されているか

●引用文献

1) Dawodu, A. and Wagner, C.L.: Prevention of vitamin D deficiency in mothers and infants world-wide-a paradigm shift, *Paediatr International Child health*, 32, 3〜13 (2012)

2) Specker, B.L., Ho, M.L., Oestreich, A., *et al.*: Prospective study of vitamin D supplementation and rickets in China, *J. Pediatr.*, 120 , 733〜739 (1992)

3) Shearer, M.J., Rahim, S., Barkhan, P., *et al.*: Plasma vitamin K$_1$ in mothers and their newbornbabies, *Lancet*, 2, 460〜3 (1982)

4) Kamao, M., Tsugawa, N., Suhara, Y., *et al.*: Quantification of fat-soluble vitamins in human breast milk by liquid chromatography-tandem mass spectrometry, *J. Chromatogr. B. AnalytTechnol. Biomed. Life Sci.*, 859, 192〜200 (2007)

5) Kojima, T., Asoh, M., Yamawaki, N., *et al.*: Vitamin K concentrations in the maternal milk of Japanese women, *Acta. Paediatr.*, 93, 457〜63 (2004)

6) Puckett, R.M. and Offringa, M.: Prophylactic vitamin K for vitamin K deficiency bleeding in neonates, *Cochrane Database Syst. Rev.*, CD002776（2000）

●参考文献

・伊藤貞嘉・佐々木敏監修：『日本人の食事摂取基準（2020年版）』，第一出版（2020）

・食事摂取基準の実践運用を考える会編：『日本人の食事摂取基準(2020年版)の実践・運用−特定給食施設等における栄養・食事管理』，第一出版（2020）

・フードガイド（仮称）検討会報告書：『食事バランスガイド』，第一出版（2005）

・消費者庁：知っておきたい食品の表示（令和2年11月版）
https://www.caa.go.jp/policies/policy/food_labeling/information/
pamphlets/assets/01_s-foodlabelling_202011.pdf（最終閲覧2021.2）

・国立健康・栄養研究所監修：『健康・栄養アドバイザリースタッフ・テキストブック』，第一出版（2010）

・農林水産省：「和食：日本人の伝統的な食文化」（2013）
https://www.maff.go.jp/j/keikaku/syokubunka/culture/pdf/guide_all.pdf（最終閲覧2021.2）

・岩田章子・寺嶋昌代編：『新版 子どもの食と栄養』，みらい（2020）

・吉田惠子：『栄養管理と生命科学シリーズ　新版 調理学』，理工図書（2020）

・佐藤薫・中島肇編：『食品学Ⅰ・Ⅱ：食品成分とその機能を正しく理解するために』，化学同人（2017）

課題1　自分の食生活のバランスをチェックしよう

　食事バランスガイドを使って，自分の食生活をチェックして，バランスよくコマを回すためにはどうすればよいか考えよう。

【準備するもの】チェックする1日分の食事記録

① p.48図4－6の「1日に必要なエネルギーと食事量の目安」を参考に，自分の1日の適量を書き込もう。

エネルギー	主　食	副　菜	主　菜	牛乳・乳製品	果　物
kcal	つ（SV）	つ（SV）	つ（SV）	つ（SV）	つ（SV）

② 1日の食事内容の料理名を書き入れ，料理区分の何個分になるか記入し，合計を出そう。

	料理名	主　食	主　菜	副　菜	牛乳・乳製品	果　物
朝食						
昼食						
夕食						
計						

③ 数の分だけコマを塗ってみましょう。

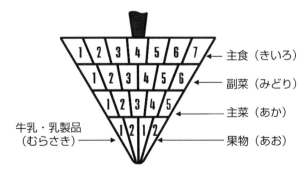

課題2　献立を考えよう

【手順①】1日分の献立を考えてみよう

（朝食・昼食・夕食・間食の献立名，材料，配膳図を書く）

朝食
献立名	材料名
○主食	
○主菜	
○副菜	
○汁物	
○その他	

昼食
献立名	材料名
○主食	
○主菜	
○副菜	
○汁物	
○その他	

夕食
献立名	材料名
○主食	
○主菜	
○副菜	
○汁物	
○その他	

間食
献立名	材料名

【手順②】使用材料の食品群をチェックしよう

（使っていない食品群は追加して，菓子類以外は，少なくとも1度は献立に入れるようにする）

使っていたら○	朝	昼	夕	間
1　穀類				
2　いも類				
3　砂糖				
5　種実類				
6-1　緑黄色野菜				
6-2　その他の野菜				
7　果実類				
8　きのこ類				

使っていたら○	朝	昼	夕	間
9　海藻類				
4　大豆製品				
10　魚介類				
11　肉類				
12　卵類				
13　牛乳・乳製品				
14　油・バター				
菓子類				

課題3　食品について知ろう

加工食品の表示には，名称，原材料名，添加物，原料原産地名，内容量，賞味期限，保存方法，製造者などがある。消費者が食材について直接確認できる情報なので，表示されている内容を理解して判断することが重要である。食品の表示を集めて実際にどのようなことが書かれているか確かめよう。

【準備するもの】食品のパッケージ・袋・ラベルなど

食品のパッケージに表示されている Ａ〜Ｅ を書き写す。Ｆ 原材料，Ｇ 栄養成分（エネルギー，たんぱく質，脂質，食塩相当量（ナトリウム）），Ｈ アレルギー表示　を切り取って貼りつけ，内容を確認しよう。

Ａ 商品名	Ｆ 原材料
Ｂ 名称	
Ｃ 内容量	
Ｄ 賞味／消費期限	
Ｅ 保存方法	
Ｇ 栄養成分	Ｈ アレルギー表示

第5章

胎児期の栄養と母体(妊娠・授乳期)の栄養と特徴

1 胎児期の栄養

1.1 胎児の発育と栄養摂取

　卵巣から排卵された卵(卵子)は,卵管の中で精子と出会い受精する。約1週間後子宮内膜に着床し妊娠が成立する。受精卵は直径0.1mmと小さく,細胞分裂を繰り返し,胎芽期(妊娠8週未満),胎児期(妊娠8週以後)を経て,約40週の在胎週数ごとに成長し,およそ身長50cm,体重3kgになり出生する。

　妊娠初期には,母体と胎児の間で物質交換を行う胎盤が完成する。中期は胎児の人間としての基本構造と機能が整う時期である。後期は身体の各器官が胎外生活に適合するための機能が整う充実期である。

　妊婦の血液により胎盤に運ばれた栄養素,酸素,水などは栄養芽細胞から胎児側の血液に取り込まれ,また胎児の老廃物と炭酸ガスは胎盤から母体側に排泄される。

　妊娠期の栄養は胎児の栄養でもある。非妊娠時から適正な栄養の確保につとめ,特に最近の若い女性に多い細身の体型,やせ過ぎや欠食などのダイエット志向は改め,各自が適正な体重を目ざす必要がある。

▲胎芽期
　胎児の主要な器官の形がおおまかにつくられる大切な時期。

▲胎児期
　母体の中で臓器が完全に形成される時期。

▲栄養芽細胞
　胎盤形成のもととなる細胞。

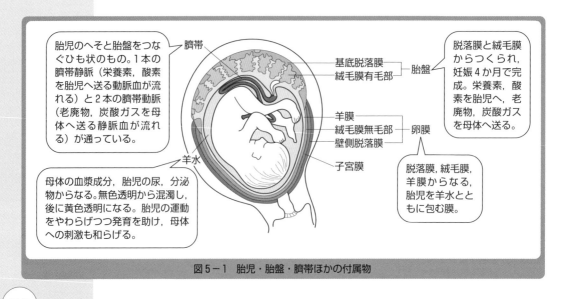

図5-1　胎児・胎盤・臍帯ほかの付属物

胎児のへそと胎盤をつなぐひも状のもの。1本の臍帯静脈(栄養素,酸素を胎児へ送る動脈血が流れる)と2本の臍帯動脈(老廃物,炭酸ガスを母体へ送る静脈血が流れる)が通っている。

臍帯

基底脱落膜
絨毛膜有毛部 }胎盤

羊膜
絨毛膜無毛部 }卵膜
壁側脱落膜

子宮膜

脱落膜と絨毛膜からつくられ,妊娠4か月で完成。栄養素,酸素を胎児へ,老廃物,炭酸ガスを母体へ送る。

脱落膜,絨毛膜,羊膜からなる,胎児を羊水とともに包む膜。

羊水

母体の血漿成分,胎児の尿,分泌物からなる。無色透明から混濁し,後に黄色透明になる。胎児の運動をやわらげつつ発育を助け,母体への刺激も和らげる。

妊娠週数	4	8	12	16	20	24	28	32	36	40
胎児の発育	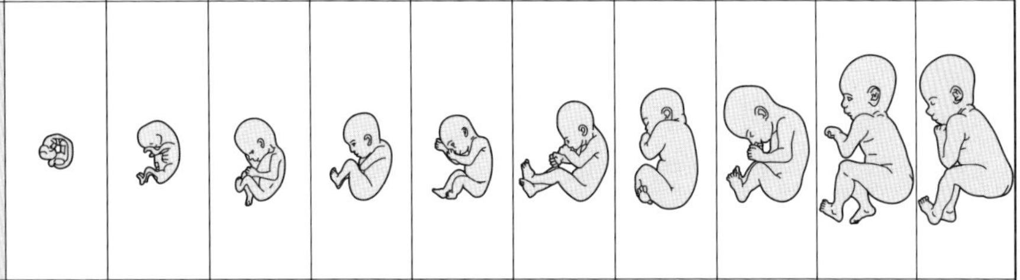									
身長(cm)	0.4～1.0	2～3	7～9	16	25	30	35	40	45	50
体重(g)		4	20	120	250～400	600～800	1,100～1,400	1,700～2,100	2,300～2,800	2,900～3,500
GS(cm)	1.0	3.4	6.6							
CRL(cm)		1.5	5.3	9.5	17	23	27	31	35	40
BPD(cm)			2.1	3.5	4.8	6.0	7.1	8.0	8.8	9.2
FL(cm)				1.9	3.0	4.0	4.8	5.6	6.3	6.9
子宮の変化	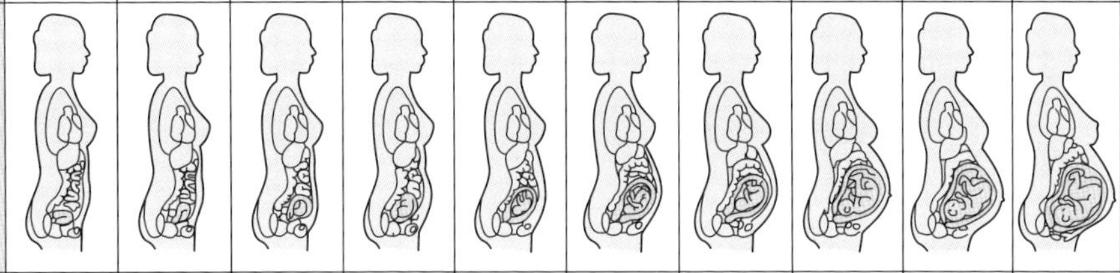									
子宮の大きさ	鶏卵大球形	鵞卵大	手拳大	新生児頭大	少児頭大	成人頭大				
子宮底長(cm)				12(7～16)	18(16～20)	20(18～23)	23(20～25)	26(24～29)	30(28～32)	33(31～35)
子宮底の高さ			恥骨結合上縁	恥骨結合上縁と臍の中間	臍下2～3横指	臍高	臍上2～3横指	臍と剣状突起の中間	剣状突起下2～3横指	臍と剣状突起の中間

注）GS：胎のう；胎児が入っている袋　　CRL：頭殿長；頭の先端からおしりまでの長さ
　　BPD：児頭大横径；頭を真上からみて，横幅が一番広い部分の長さ
　　FL：大腿骨長；太ももの骨の長さ

図5－2　胎児の発育と観察
出典）前川澄子編：『新看護観察のキーポイントシリーズ　母性Ⅰ』，中央法規出版，p.66（2011）

　胎児の発育のためには胎盤，臍帯，卵膜および羊水が必要であり，これらを胎児，胎盤，臍帯ほかの付属物という（図5－1）。

1.2　母体の変化

（1）体　重

　妊娠全期間での望ましい体重増加は，妊娠前の体型によるが約7～12kgである。妊娠初期はつわりなどで体重が減少することもあるが，妊娠12週以降からはしだいに増加していく。妊娠に伴い胎児，胎盤，羊水の新生分や子宮や乳房の増大，血液の増加や母体の貯蔵脂肪が増える。妊娠は健康な母体が前提である。

　妊娠中の体重増加に対する極端な制限から，低出生体重児や子宮内胎児発育遅延（IUGR：intrauterine growth restriction）となることがある。予防のためにも適切な体重増加は必要である。妊娠中の体重増加が7kg未満の場合，低出生体重児を出産するリスクが高い。近年，低出生体重児が増えている（図5－3）。

▲臍　帯
　長さ50～60cm，太さ2cm（大人の中指くらいの太さ）。臍の緒とも呼ばれる。胎児に栄養素を送る臍帯静脈と，老廃物等を母体に返す臍帯動脈からなる。

▲低出生体重児
　出生時体重が2,500g未満の児のこと。
　正常な児は2,500～4,000g未満である。高出生体重児は4,000g以上，極低出生体重児は1,500g未満，超低出生体重児は1,000g未満をいう。

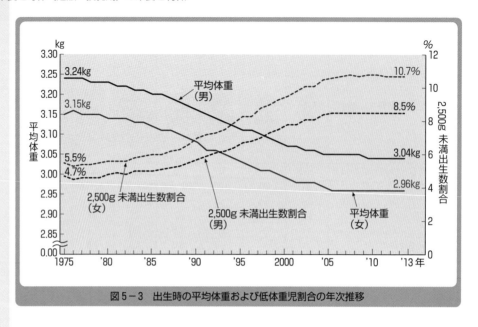

図5−3　出生時の平均体重および低体重児割合の年次推移

（2）子宮，乳房

　妊娠前の子宮は重さが約50g程度で鶏卵くらいの大きさであるが，妊娠が進行すると胎児の成長や胎盤の発達，羊水量の増加などによって増大する。増大した子宮により膀胱が圧迫され妊娠後半期には頻尿，失禁が起こりやすい．乳房も卵胞ホルモン（エストロゲン），黄体ホルモン（プロゲステロン）の作用で，乳腺が2倍に発達し，乳腺小葉や乳管が授乳のための準備をする。

（3）消化器系の変化

　妊娠初期の吐き気，嘔吐，食欲不振，嗜好の変化などがつわりの主な症状であるが，つわりには個人差がある。8か月ころには，子宮の増大により胃が押し上げられ，消化管が圧迫されて胸やけや便秘を生じやすい。つわりの症状が悪化した場合を悪阻という。

（4）血液の増加

　妊娠により循環血液量（体内を流れる血液の量）は増加する。妊娠後期には非妊娠時より約40%増加する。血液に含まれる血漿（水分）と血球（赤血球，白血球，血小板などの細胞）のうち，血漿の増加量のほうが多いため，総量は増えるが粘度は低下する。

（5）皮膚の変化

　妊娠8か月以降になると，皮下組織に妊娠線が生じることがある。妊娠線の色素沈着が下腹部，乳房，大腿部，臀部などに起こる場合もある。淡褐色の着色（妊娠性雀斑）が顔面に現れたり，下肢などに静脈血うっ滞による静脈瘤が現れることもある。

▲卵胞ホルモン
　胎盤からエストロゲンが分泌され，乳腺の発育を促進する。

▲黄体ホルモン
　胎盤からプロゲステロンが分泌され，乳汁生成に不可欠な作用である。

▲悪　阻
　空腹時の悪心，嘔吐，食欲不振，気分や嗜好の変化など，つわりの悪化状態をいう。

▲静脈瘤
　足の表面の静脈が屈曲蛇行して，浮き出た状態。

1.3　胎児に影響する有害要因

（1）喫　煙

　たばこの煙にはニコチンや一酸化炭素が含まれる。ニコチンは血管を収縮さ
せ，子宮胎盤循環血液量を減少させる。また，一酸化炭素は血液の酸素運搬能
力を低下させ，組織中への酸素の放出を阻害するため，胎児は低酸素状態とな
る。そのため喫煙している妊婦は流産や早産，低出生体重児の生まれる確率が
喫煙しない妊婦の2〜3倍と高い。喫煙は母子双方に有害である。

　また，本人が喫煙しなくても，受動喫煙で出生体重が低下することが指摘さ
れている。家族などの禁煙も必要である。

（2）飲　酒

　アルコールは胎盤を通過して容易に直接胎児に影響を及ぼすと考えられてい
る。母親の飲酒は成長遅滞，先天奇形，脳の形成異常，睡眠障害，神経学的機
能障害，認知力低下，学習能力の低下，言語発達遅滞など多岐にわたり，子ど
もが思春期を迎えるまで長期間にわたり影響するといわれている。慢性アルコー
ル中毒の妊婦からは精神発達遅延，小頭症，特有な顔面形態異常を呈する胎
児性アルコール症候群の児が出生することがある。妊娠中の飲酒は控える。

（3）服　薬

　胎児の発育の臨界期といわれる胎芽期（妊娠8週未満）は，身体の器官分化
が起こる時期で，服薬が深刻な影響を与えることがある。日常的な鎮痛剤など
の服薬で，催奇形性が高くなることもある。催奇形性が高い薬剤としては，鎮
痛睡眠剤，抗がん剤，ホルモン剤，抗けいれん剤などがある。妊娠中は特に，
精神安定剤，降圧剤，ワクチンなどにも注意が必要である。

（4）感染症

　妊娠中に風疹，トキソプラズマ（終宿主はねこ），梅毒などに感染すると，流
産や死産を引き起こすことや，精神遅滞，視力障害，脳性まひなどの障害をも
った先天性異常児が生まれる可能性がある。またエイズやB型肝炎なども，妊
娠前から注意が必要である。特に妊娠前期においては，母子感染に注意する。

▲流　産
妊娠22週未満の出産。

▲早　産
妊娠22週0日〜36週6日
までの出産。

▲正期産
妊娠37週0日〜41週6日
までの出産。

▲過期産
妊娠42週0日以降の出産。

▲受動喫煙
環境煙草煙（煙草の点火
部から出る煙と喫煙者が吐
き出す煙）に曝露され，そ
れを吸入すること。

▲主流煙
喫煙者が直接吸い込む
煙。

▲副流煙
煙草の点火部から出る
煙。

▲ジカウイルス
2016年から南米で流行
している，蚊が媒介するジ
カウイルスがある。妊娠中
のジカウイルス感染が原因
とみられる，小頭症の児の
出産が問題になっている。

表5-1　一般調査による妊娠中の母親の喫煙状況

		1990（平成2）年	2000（平成12）年	2010（平成22）年
総数	吸　う	697人（5.6%）	1,005人（10.0%）	384人（5.0%）
	1〜2本／日	71	83	45
	3〜5本／日	252	317	108
	6〜10本／日	256	376	158
	11本／日以上	106	217	72
	不　詳	12	12	1
	吸わない	11,771人（94.3%）	8,999人（89.8%）	7,052人（92.2%）
	不　詳	16人（0.1%）	17人（0.2%）	216人（2.8%）

出典）厚生労働省：乳幼児身体発育調査報告書平成23年10月

2 妊娠期の代謝

2.1　妊娠による代謝の変化

（1）エネルギー代謝

　飲食物から種々の栄養素を摂取し，消化・吸収し適切に代謝することによって，生命を維持し，発育や日常生活を営んでいる。この生体内の代謝をエネルギー代謝という。妊娠すると胎児の発育，胎盤などの胎児付属物の増大，母体の脂肪蓄積，循環血液量の増加により，基礎代謝は妊娠週数とともに増加する。妊娠後期はさらに代謝が亢進する。1日の妊娠・授乳期のエネルギー付加量は，初期では＋50 kcal，中期＋250 kcal，後期＋450 kcal，授乳期＋350 kcalである（『日本人の食事摂取基準（2020年版）』，以下付加量・目安量同）。

（2）たんぱく質

　たんぱく質は身体の骨格，筋肉，皮膚などを構成するとともに，代謝調節機能を果たしている。酵素，ホルモン，免疫体の材料となり妊娠後期には胎児の発育に必要なたんぱく質の蓄積量を確保する。1日の付加量は，初期では0 g，中期＋5 g，後期＋25 g，授乳期＋20 gである。

（3）脂　質

　脂質は脳や神経細胞，細胞膜の構成に必要であり，胎児および乳児の発育に重要な栄養素である。また青皮の魚などに多く含まれるEPAやDHA，リノール酸，αリノレン酸，アラキドン酸は体内で合成できない（必須脂肪酸）ため，経口摂取が必要である。n-3系脂肪酸の目安量は，妊婦1.6 g/日・授乳婦1.8 g/日，n-6系脂肪酸の目安量は，妊婦9 g/日・授乳婦10 g/日である。

（4）ビタミン類

　1）ビタミンA　動物性由来のレチノールと植物性由来のカロテンの2種類がある。妊娠期にビタミンAは重要であるが，器官形成期の妊娠初期にレチノールを過剰に摂取すると，奇形児発症のリスクが高まる。体内でビタミンA作用のあるカロテンには，過剰症は認められていない。肝臓でビタミンAに転換されるプロビタミンAは，乳幼児期の転換効率があまりよくないとされる。1日の付加量は，初期・中期では0 μgRAE，後期＋80 μgRAE，授乳期＋450 μgRAEである。

　2）葉　酸　細胞の分化に重要である葉酸の摂取は，多くの疫学的研究により，神経管閉鎖障害の無脳症や脊椎の癒合が行われない二分脊椎などの発症リスクを低減することが明らかにされている。妊娠1か月以上前〜3か月までの間，葉酸はじめその他のビタミンなどを多く含む，栄養バランスのとれた食

▲必須脂肪酸
　DHA，EPA，リノール酸，リノレン酸，アラキドン酸。

▲μgRAE
　レチノール活性当量。

▲二分脊椎
　先天的に脊椎骨が形成不全な神経管閉鎖障害。生涯にわたり治療が必要。

表5−2　妊娠期女性のエネルギー摂取基準（推定エネルギー必要量：kcal／日）

	身体活動レベル*		
	Ⅰ	Ⅱ	Ⅲ
18〜29歳	1,700	2,000	2,300
30〜49歳	1,750	2,050	2,350
妊婦初期（16週未満）		＋　50	
妊婦中期（16〜28週未満）		＋250	
妊婦後期（28週以降）		＋450	
授乳婦		＋350	

出典）厚生労働省：「日本人の食事摂取基準（2020年版）」

＊身体活動レベル
Ⅰ（低い）：生活の大部分が座位で，静的な活動が中心の場合。
Ⅱ（ふつう）：座位中心の仕事だが，職場内での移動や立位での作業・接客等，通勤・買い物での歩行，家事，軽いスポーツ，のいずれかを含む場合。
Ⅲ（高い）：移動や立位の多い仕事への従事者，あるいは，スポーツ等余暇における活発な運動習慣を持っている場合。

事が必要である。緑黄色野菜，大豆製品，いちごなどの果実に多く含まれる葉酸は，調理による損失や体内での蓄積性が低いため，積極的に毎日摂取する必要がある。妊娠期の付加量は＋240μg／日，授乳期は＋100μg／日である。

3）無機質

①　鉄：妊娠期の鉄必要量は，基本的損失に加え循環血液量の増加，臍帯や胎盤中への貯蔵により増える。動物性食品に含まれるヘム鉄は吸収率がよいが，植物性食品に含まれる非ヘム鉄は吸収されにくく効率も劣るため，たんぱく質やビタミン，無機質を含む野菜，果実など食品の組み合わせにも配慮する。

②　カルシウム：母体と胎児双方に重要な栄養素であるカルシウムは，妊娠期には吸収率が上昇することから，妊娠高血圧症候群などにより胎盤機能低下がある場合を除き，付加する必要はない。しかし，現在日本人のカルシウム摂取量はほかの栄養素と比較して少なく，基準値を下回っている。特に20〜30代の女性は推奨量を大きく下回っているので，妊娠期にかかわらず意識的に日ごろからカルシウムの摂取につとめる必要がある。

③　食　塩：妊娠すると腎臓の機能が低下したり，循環血漿量が多くなることから，むくみやすくなる。塩分の過剰摂取はむくみの原因となるため，気をつける。高血圧の場合は，医師の指導を受ける。

▲ヘム鉄
　肉と魚介類の赤色に多い。吸収率10〜20％。吸収されやすい。

▲非ヘム鉄
　野菜，大豆，海藻類に多い。吸収率1〜6％。良質なたんぱく質やビタミンCを含む食品と組み合わせて摂取することで吸収率が上がる。

▲血　漿
　抗凝固剤入り採血管で採血し放置すると，血球成分が沈んでできる上澄みのこと。体内に余分な水分が溜まった状態が，むくみである。

妊娠期の栄養障害・疾病と胎児への影響　③

3.1　肥満とやせ

　妊娠期に体重が増加しすぎた場合，妊娠高血圧症候群，妊娠糖尿病，分娩時の出血過多のリスクが高く，帝王切開，術後合併症，巨大児分娩の頻度も多くなる。一方，若い女性はダイエット志向が強く低栄養状態に陥りやすい。妊娠前にやせていた場合，妊娠中の体重増加が少ない傾向にあり，低出生体重児のリスクが高まる。低体重，過体重に注意しながら適正体重の維持を心がける。

▲ヘマトクリット値
　赤血球の割合を示す数値。赤血球数，ヘモグロビン量，ヘマトクリット値の三つは血液中の赤血球の状態を調べる貧血検査の数値。

▲妊娠中の明らかな糖尿病
　妊娠前に見逃されていた糖尿病と，妊娠中の糖代謝の変化の影響を受けた糖代謝異常および妊娠中に発症した1型糖尿病が含まれる。

▲糖尿病合併妊娠
　非妊娠期から糖尿病を罹患している女性が妊娠した場合。

▲妊娠高血圧腎症
　高血圧と蛋白尿を認める，もしくは蛋白尿を認めなくても，肝機能・腎機能・神経・血液凝固障害や胎児の発育不良がある場合。

▲妊娠高血圧
　妊娠20週以降に高血圧のみ発症する場合。

▲加重型妊娠高血圧腎症
　妊娠前や20週目以前に高血圧があり，その後，妊娠後期に血圧が悪化もしくは蛋白尿がみられた場合。

▲高血圧合併妊娠
　妊娠前や20週目以前に高血圧があり，加重型妊娠高血圧腎症を発症していない場合。

3.2　妊娠貧血

　前述のように，妊娠期には母体の循環血液量は増え，粘度は低下するため，赤血球数，ヘモグロビン量，ヘマトクリット値が低下する。また，胎児，胎盤の発育のため，鉄の需要も増加する。赤血球の合成には主として鉄とたんぱく質が必要であるが，鉄が不十分であると鉄欠乏性貧血になる。妊娠時もっとも多くみられ，鉄欠乏性貧血は妊婦貧血の75〜80％を占める。

　鉄を多く含む食品，特にヘム鉄（主に動物性食品）を多く含む食品を摂取し，併せて鉄の吸収をよくするビタミンCや動物性たんぱく質も摂取するとよい。さらに，造血に欠かせないビタミンB_{12}と葉酸も含め，いろいろな食品をバランスよく食べることが大切である。

3.3　妊娠糖尿病

　妊娠糖尿病は，「妊娠中にはじめて発見または発症した糖尿病に至っていない糖代謝異常である」（日本糖尿病学会）と定義され，妊娠中の明らかな糖尿病，糖尿病合併妊娠は含めない。

　妊娠初期に高血糖が生じると奇形や流産を起こしやすく，後期においては巨大児の出産を招く。医師，栄養士・管理栄養士の指導のもとに「糖尿病食事療法のための食品交換表」などを用いて治療を行う。

3.4　妊娠高血圧症候群

　2005（平成17）年4月から「妊娠中毒症」は「妊娠高血圧症候群」と名称が改められた。「妊娠時に高血圧を発症した場合，妊娠高血圧症候群とする。妊娠高血圧症候群は妊娠高血圧腎症，妊娠高血圧，加重型妊娠高血圧腎症，高血圧合併妊娠に分類される」（日本産科婦人科学会）と定義されている。

　妊娠高血圧症候群の症状のうちで，高血圧による悪影響は顕著で，胎内死亡や早産になりやすく，低出生体重児の出生割合も高くなる。動物性脂肪や糖質の摂取を控え，たんぱく質，ビタミン，無機質を十分摂取する。食塩摂取の推奨値は1日6g未満とし，過剰摂取や極端な制限はしない。

4　授乳期の栄養

▲食塩摂取の推奨値
　WHOでは成人1日5gとしている。

　出産後は体力の回復のために十分な栄養と休養が必要である。

　母乳栄養の場合，妊娠による体重増加量と授乳期の付加量を参考に摂取エネルギーを調整する。授乳しない場合，体重の増加の残が多いときは参照体重を目標にバランスのよい食事を基本に質，量を考慮し体重減少を図るとよい。

4.1　乳汁分泌の仕組みと母乳の確立

（1）乳汁分泌の仕組み

　出産後急激なホルモン変化により乳汁分泌が開始される。分娩によって胎盤が母体外に排出されると，胎盤から分泌されていたエストロゲンとプロゲステロンは著しく減少する。その後プロラクチン（脳下垂体前葉ホルモン）やオキシトシン（脳下垂体後葉ホルモン）が分泌され，乳腺からの母乳分泌が開始する。乳腺を刺激する赤ちゃんの吸啜刺激により，プロラクチンが分泌され，乳房の筋肉が収縮し，ますます乳汁が分泌されるようになる。

（2）母乳の確立

　授乳の開始は出産の疲労が回復し，新生児の呼吸が平静になる出生後6〜24時間後が多かったが，最近では出生直後から母子同室と頻回授乳が望ましいとされ，WHOやUNICEFも分娩後30分以内の授乳を勧めている。吸啜刺激により母乳の分泌が促進されるので繰り返し吸啜させ，特に最初の1週間が大切である。乳児のほしがるときに哺乳する自立授乳法でよいが，1か月を過ぎると授乳間隔や授乳回数もほぼ一定になってくる。

　精神的なストレス，睡眠不足，過労などはオキシトシンの分泌を低下させるので十分な睡眠と母体の栄養，精神の安定を心がけゆったりとした気分で授乳する。

4.2　母乳のダイオキシン汚染

　環境汚染物質の一種であるダイオキシンは，作用が強いうえに分解しにくいため，食べ物や人体，母乳などの汚染が懸念されている。妊娠，授乳期の食事では，油脂，動物性食品をとりすぎない，肉の脂肪や内臓は控えめにするなど注意が必要である。

　母乳には多くの利点が備わっているので，WHOは母乳中にはダイオキシンやPCBが多く含まれているが，乳幼児の健康と発育に関する利点を示す明確な根拠があることから，母乳栄養を推奨している。生後6か月間は母乳を飲ませたほうがよいとしている。幸いなことに，母乳のダイオキシン汚染は，多いときの1/5になっているという報告もある。

4.3　食事計画

　授乳期は母乳分泌により消費エネルギーが増大し，減量につながる。授乳期は可能な限り母乳栄養を継続して，産後6か月を目安に標準体重に近づけるように，エネルギー過剰に注意して付加量を調節する必要がある。授乳婦のエネルギー付加量は350 kcal／日，たんぱく質付加量は20 g／日（推奨量）とされている。

▲参照体重
『日本人の食事摂取基準（2020年版）』において，平均的な体位の日本人を想定し，健全な発育および健康の保持・増進，生活習慣病の予防を考えるうえでの参照値として提示されている。参照体重と参照身長を合わせて参照体位とする。

▲プロラクチン
赤ちゃんの吸啜刺激により乳汁を分泌させる。

▲オキシトシン
乳腺を収縮させ乳汁を分泌させる。また子宮を収縮する。

▲環境汚染物質
大気中に浮遊する微小粒子状物質であるPM$_{2.5}$は注意を要する。非常に小さく肺の奥に入り込みやすいため，呼吸器・循環器系疾患等のリスク因子になりうる。

▲PCB
ポリ塩化ビフェニルの略。現在，PCB廃棄物として規制されている。

課題 1	胎児に影響する有害要因として妊婦の喫煙と飲酒がある。それぞれを調べてみよう。

1．妊婦の喫煙は胎児にどのような影響を及ぼすか。

2．妊婦の飲酒は胎児にどのような影響を及ぼすか。

課題 2	妊娠期の代謝について，胎児にはどのように使われるかそれぞれ調べてみよう。

1．エネルギー代謝

2．たんぱく質代謝

3．脂質代謝

| 課題3 | 妊娠時の食生活で，葉酸・鉄・カルシウムのとり方は大切である。それぞれを調べてみよう。 |

1．葉酸はどのように食生活に取り入れるとよいか。

2．鉄はどのように食生活に取り入れるとよいか。

3．カルシウムはどのように食生活に取り入れるとよいか。

第6章 乳児期の栄養・食生活の特徴

　乳児期は，人の一生のうちでもっとも発育・発達の盛んな時期である。体重は満3か月で出生時の約2倍，満1歳で出生時の約3倍になる。身長は満1歳で出生時の約1.5倍になる。1日に必要な栄養量は，体重1kgあたりで比較すると成人に比べて多く，発育に必要なエネルギーおよび栄養素を摂取しなければ身体の成長だけでなく，脳の発達や将来の健康にも影響を及ぼすことがある。

　乳児期には摂食機能を獲得し，栄養補給は乳汁期から離乳期に切り換わり，食習慣の基礎が培われていく。またこの時期は，乳汁・離乳期を通して養育者とアタッチメントを形成していく大切な時期でもあるので，ていねいなかかわりが必要である。乳汁期の栄養補給の方法には，母乳のみで発育する母乳栄養と，育児用ミルクを用いる人工乳栄養あるいは人工栄養と，母乳と育児用ミルクの両方を与える混合栄養とがある。乳児は，乳汁を吸啜反射により強く吸い込み，胃に送り込む。そして生後5～6か月くらいになり，食べ物を受け入れられるように発達してくると離乳食が開始される。

1 母乳栄養

1.1 母乳栄養とその役割

（1）消化・吸収・代謝に優れている

　母乳は乳児の必要とする栄養素すべてを適切に含んでおり，またそれらのほとんどが消化・吸収されて代謝負担がきわめて少ない。

（2）豊かな感染防御物質

　非常に優れている母乳の中でも，特に初乳には赤ちゃんを細菌やウイルスから守る抗体成分が含まれている。また，免疫グロブリン（Ig）のうちIgAが大量に含まれており，消化器官，呼吸器管の粘膜の免疫を高める。

（3）授乳行為のもつ意味

　出生後すぐ，または24時間以内に母親と赤ちゃんが肌と肌で触れ合うこと（カンガルー・マザー・ケア）によって，母乳での育児をよりスムーズに開始することができ，赤ちゃんは乳房のみつけ方や吸啜の方法を覚えるといわれる。また授乳中のにおいで母親を認識し，母親の表情や目の動きをみて，吸うのを止めてみたりまた吸い始めたり，肌の温もりを感じたりと，その感覚をとおし

▲アタッチメント
　ボウルビィ（John Bowlby）が唱えたもの。特定の人に抱く情緒的結びつきのこと。

▲初　乳
　母乳の組成は初乳→移行乳→成乳と変化する。産後1～5日に分泌されるものを初乳といい，抗体成分，ラクトフェリンが多く含まれている。

▲抗体成分
　初乳の抗体成分は，IgA抗体（分泌型免疫グロブリンA）である。消化器官などの粘膜の免疫を高めるため，病気になりにくい身体をつくる。

▲免疫グロブリン（Ig）
　第3章図3－7, p.31参照。

て母親と乳児の信頼関係が築かれていく親子関係の原点である。

▲カンガルー・マザー・
ケア
（KMC）
　生後間もない赤ちゃんの
肌と母親の肌を触れ合わせ
てケアする様子が，カンガ
ルーの親子のようにみえる
ところから名前がつけられ
た。

1.2　母乳育児の現状と変遷

　日本では，1917（大正6）年に初めて育児用ミルクが発売されたが，ほとんどの母親は母乳栄養で乳児を育てていた。育児用ミルクの改良と普及によって1960〜1970（昭和35〜45）年にかけて母乳栄養が急激に減少し，その代わりに人工栄養が増加した。その理由として母乳の代替品であるはずの調製粉乳の成分が，母乳栄養に近いものと評価され，病院や分娩施設で育児用ミルクが使われたり，働く女性が増えたことなどが考えられる。

　「平成27年度乳幼児栄養調査結果の概要」の「授乳期の栄養方法（1か月，3か月）の推移」（図6−1）で母乳栄養の割合をみてみると，特に2015（平成27）年度は母乳栄養の伸びが生後1か月，3か月ともに大きい。また，人工栄養のみという割合の低下もみられる。これは，病院・施設での母乳栄養の支援，早期母子接触の実施など，母乳育児に関しての意識の高まりと考えられる。

1.3　母乳育児の推進と支援体制

　母乳はもっとも自然な栄養法であると厚生省（現厚生労働省）は1975（昭和50）年に母乳推進運動を展開し，「母乳推進運動のための三つのスローガン」を発表した（表6−1）。

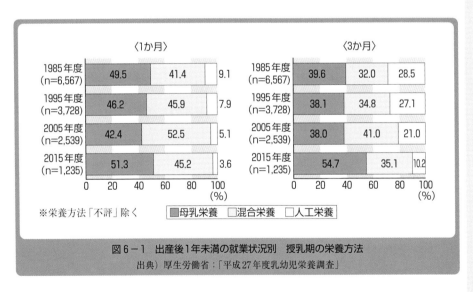

図6−1　出産後1年未満の就業状況別　授乳期の栄養方法
出典）厚生労働省；「平成27年度乳幼児栄養調査」

表6−1　三つのスローガン（母乳推進運動）

・出生後1.5か月までは母乳のみで育てよう。
・出生後3か月まではできるだけ母乳のみで頑張ろう。
・出生後4か月以降でも，安易にミルクに切り替えないで育てよう。

表6－2　母乳育児がうまくいくための10のステップ

「母乳育児成功のための10カ条」2018年改訂版

WHO/UNICEF : The Ten Steps to Successful Breastfeeding, 2018

施設として必須の要件
1 a．「母乳代用品のマーケティングに関する国際規準」と世界保健総会の関連決議を完全に順守する。
1 b．乳児栄養の方針を文書にしスタッフと親にもれなく伝える。
1 c．継続したモニタリングとデータ管理システムを確立する。
2．　スタッフが母乳育児を支援するための十分な知識，能力，スキルを持つようにする。

臨床における必須の実践
3．　母乳育児の重要性とその方法について，妊娠中の女性およびその家族と話し合う。
4．　出産直後からのさえぎられることのない肌と肌との触れ合い（早期母子接触）ができるように，出産後できる
　　だけ早く母乳育児を開始できるように母親を支援する。
5．　母親が母乳育児を開始し，継続できるように，また，よくある困難に対処できるように支援する。
6．　医学的に適応のある場合を除いて，母乳で育てられている新生児に母乳以外の飲食物を与えない。
7．　母親と赤ちゃんがそのまま一緒にいられるよう，24時間母子同室を実践する。
8．　赤ちゃんの欲しがるサインを認識しそれに応えるよう，母親を支援する。
9．　哺乳びん，人工乳首，おしゃぶりの使用とリスクについて，母親と十分話し合う。
10．　親と赤ちゃんが継続的な支援とケアをタイムリーに受けられるよう，退院時に調整する。

翻訳）NPO法人日本ラクテーション・コンサルタント協会（2018.9）

このスローガンでは母乳栄養の利点を訴えており，その結果，前述のように1980（昭和55）年以降現在まで母乳栄養は増えてきている。働く女性も増えているので冷凍母乳なども利用するよう推奨している。WHOでも母乳栄養を世界的に推奨しており，WHO/UNICEFの共同声明で1989（平成元）年「母乳育児成功のための10カ条」を発表し，2018（平成30）年に「母乳育児がうまくいくための10のステップ」に改訂した（表6－2）。

「平成17年度乳幼児栄養調査」で母乳育児に関する出産施設，自治体，産科施設の支援状況が報告されたのを受けて2007（平成19）年，厚生労働省雇用均等・児童家庭局母子保健課から「授乳・離乳の支援ガイド」が策定された。2019年には科学的知見の集積，育児環境や就業状況の変化，母子保健施策の充実等授乳および離乳を取り巻く社会環境等の変化がみられたことから12年ぶりに改訂された。授乳および離乳を通じた育児支援の視点を重視，多機関，多職種と連携して妊娠中から離乳の完了に至るまで，一貫した支援を推進するという考え方が記されている。また，母乳育児の利点として，① 乳児に最適な成分組成で少ない代謝負担，② 感染症の発症及び重症度の低下，③ 小児期の肥満やのちの2型糖尿病の発症リスクの低下などをあげている。

▲授乳・離乳の支援ガイド
　資料，p.207～参照。

▲多機関，多職種
　医療機関，助産所，保健センターなどの医師・助産師・保健師・管理栄養士等。

1.4　母乳栄養の与え方

（1）授乳の仕方

1）授乳姿勢　　出生後早期から，適切な授乳姿勢と乳房の含ませ方を行うことで，母親が自信をもって授乳できる。母親はゆったりとして授乳できるよ

うに枕やクッションを使い，足を乗せておけるように足台を使うと楽な姿勢が
とれる。前かがみにならないように腕や背中にクッションなどを使用し，でき
るだけ楽な姿勢をとれるようにして，快適な環境をつくることが大切である。
授乳時は，乳児は覚醒しており，乳児の頭と身体が一直線に支えられて乳房の
ほうを向いている，ねじれたり曲がったりしていないか，乳房の高さに引き寄
せられているように乳頭が赤ちゃんの口蓋に向かっているかを確認し，口いっ
ぱいに乳頭を含ませる。どのような抱き方でも，母親は快適で乳児の顔がみえ
て，みつめることができる姿勢が大切である。

　2）抱き方の種類とポイント　　授乳時の姿勢には，横抱き，交差横抱き，

〔横抱き〕
（クレードル）

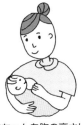

①赤ちゃんを胸の高さにく
　るように抱く。
②赤ちゃんと母親のおへそ
　が向き合うようにする。
③飲ませる側の乳房と同じ
　側の腕で赤ちゃんの頭と
　身体を包み込むようにし
　っかり抱く。

〔交差横抱き〕
（クロスクレードル）

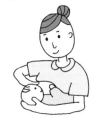

①飲ませる側の乳房と反対
　側の腕で赤ちゃんの頭と
　身体を背中側からしっか
　り抱く。
②飲ませる側の乳房と同じ
　側の手で乳房を支える。
＊赤ちゃんの頭の動きがコ
　ントロールしやすい抱き
　方。

〔たて抱き〕

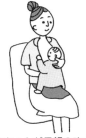

①赤ちゃんが母親のひざに
　座るような姿勢をとる。
②両者の身体を近づけて，
　赤ちゃんが前かがみにな
　らないような姿勢で，頭
　と肩をしっかり支える。
＊鼻呼吸が楽にできる抱き
　方。

〔脇抱き〕
（フットボール抱き）

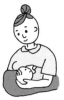

①赤ちゃんの鼻が乳頭の高
　さにくるようにする。
②赤ちゃんの下あごが乳房
　に近づくように抱く。
③赤ちゃんの足が母親の脇腹
　を通って背中側にくる。
＊小さな赤ちゃんやさまざ
　まな方向からの授乳に対
　応できる抱き方。

〔添い乳〕

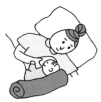

①赤ちゃんと添い寝をする。
②赤ちゃんの鼻が乳頭の高
　さにくるようにする。
＊楽に授乳でき，赤ちゃん
　の様子がよくみえる抱き
　方。

〔仰向け授乳〕

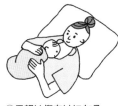

①母親は仰向けになる。
②赤ちゃんは横ばいになる。
③両方の手で赤ちゃんをし
　っかり支える。
＊舌が前に出やすいため，
　舌小帯短縮の場合，飲み
　やすい抱き方。
＊乳汁の流れがよいときに
　も，飲みやすい抱き方。

図6-2　授乳時の抱き方

▲舌小帯短縮
　舌の裏側の真ん中に位置
する，口の底に向かってい
るひだを舌小帯という。こ
のひだが生まれつき短いこ
とがある。

たて抱き，脇抱き，添い乳，仰向け授乳などがある（図6－2）。

　不適切な抱き方では，乳児の吸着が悪かったり，飲んでいるような音はするが飲めていない。母親は腱鞘炎や肩こりになることや，乳頭を傷つけることもあるので，適切な授乳姿勢がとれるように，以下の点に注意する。①肩に力が入り，乳児に向かって身体が前屈している。②乳児の身体が母親から離れている。③乳児が首をねじって乳頭を吸っている。④乳児のあごが乳房についていないなど。

　3）授乳のタイミング　　出生後数週間は，母乳の分泌量も少なく新生児の吸啜力も安定しないので授乳間隔にこだわらず，乳児の要求に応じて授乳する。初めて出産を迎えた場合，最初は授乳姿勢と新生児の抱き方がうまくいかないこともある。工夫しながら徐々に上手に授乳できるようになる。健康で正常に誕生した新生児は生後30～60分以内に直接授乳を開始すると，乳房のにおいと初乳のにおいが記憶され，母乳育児の成功につながるといわれる。

　乳児は，空腹のときには啼泣するが，その前にいろいろなサインを送る。乳房を吸うような動作をしたり，手や足を口元にもっていったり，やわらかい語りかけるような声を出し，最後にやさしく泣き始める。

　4）授乳時間　　唇に乳頭をあてると，それが刺激となって乳児は大きく口を開け吸いつこうとする。張っていた乳房は少しずつやわらかくなる。吸啜がよく分泌が十分であれば，最初の5分間で哺乳量の50～60％は摂取される。20分以内で飲み終わり，30分以上吸って乳頭を離さないようであれば母乳不足を考える。

　5）終わるときの反応　　満足するまで飲ませると自分から口をぽかんと開け離す。まどろんだ状態で，吸啜をときどきやめては，思い出したようにまた始める。乳児にとって母親の愛情をいっぱいもらう最高に幸せなときである。

（2）母乳の分泌が順調なときの乳児の発達

　飲んだ母乳が胃の中で半分まで消化されるのに47分かかるが，人工乳だと65分かかる（厚生労働省：平成24年3月乳幼児身体発育評価マニュアル）。母乳は消化がよいため，人工乳で育つ乳児より授乳間隔が短い。また欲しいだけ飲ませるとよいので1日12回くらいになることもある。母乳が足りているサインを以下に示す。

　・乳児が24時間に少なくとも8回は母乳を飲んでいる。
　・授乳中，吸啜のリズムは母乳が出てくると遅くなり，嚥下の音やごくごく飲み込む音が聞こえることもある。
　・乳児は生き生きとしていて筋緊張がよく，皮膚の状態も健康である。
　・授乳と授乳の間は満足している。
　・24時間に色の薄い尿で6～8枚（布）オムツを濡らす。
　・24時間に3～8回の便をする。

表6-3　冷凍母乳の取り扱い

① 指，手，腕をよく洗い，授乳するときのように乳頭を拭いて，手で搾乳するか，搾乳ポンプを用いる。
② 搾乳した母乳は，専用のフリーザーバックにすぐに移し，空気を抜いて封をして附属のテープで固定する。
③ 名前・搾乳時間を書いておくとよい。
④ 4～6℃で保存する場合は24時間以内に加温して使用する。
⑤ 家庭の冷蔵庫の冷凍室（およそ-20℃）は，NICU入院中の乳児で3か月，健康な乳児では6か月まで保存が可能といわれる。
⑥ 新鮮な母乳も冷凍母乳も運搬は保冷剤や氷の入ったクーラーボックスに入れて運搬する。一度溶けてしまった母乳を再冷凍してはいけない。
⑦ 解凍は，流水または微温湯で行い，体温以上（37℃）に温めないようにする。免疫グロブリンやリパーゼは40℃を超えると活性が低下する。電子レンジで加熱すると哺乳瓶内の母乳に温度差が出たり，母乳成分が壊れたりするので使用しない。

・1日平均18～30gの割合で体重が着実に増えている。

このような場合は順調に母乳が分泌されていることになる。

（3）冷凍母乳

　直接母乳を子どもに授乳できない場合，搾乳してすぐに冷凍したものを冷凍母乳といい，必要に応じて授乳することができる。冷凍母乳は，表6-3に示すように取り扱いに注意すれば，細菌汚染の心配はない。殺菌した冷凍保存用の容器（授乳パック）も市販されている。

　母乳を冷蔵，冷凍することによる免疫成分（IgA，ラクトフェリン，リゾチーム，ビフィズス因子など）への影響はほとんどないと考えられているが，細胞成分への影響は大きい（白血球の減少など）ことから，感染防御作用という面では，新鮮母乳に劣るが，含まれる成分が損なわれることは少ないため，栄養学的には母乳と同等である。

1.5　母乳栄養の留意点

　授乳の際は，乳頭だけでなく乳輪全体を口に入れるように吸わせるとよい。授乳姿勢がうまくとれない場合や乳頭が傷ついたりした場合，乳頭保護器・ブレストシールなど市販されている。専門機関に相談したり，使用を試みて母乳育児を諦めないようにする。

　母親が食べたものは母乳中に移行する。しかし児の湿疹や食物アレルギー疾患の予防に，授乳中に特定の食品やサプリメントを過剰に摂取したり，避けたりすることの効果は示されていない。食事は特定の食品を避けたりせずバランスよく食べることが大切である。不安な場合や薬物の服用は医師に相談する。喫煙，飲酒などは母乳に悪影響を及ぼすので原則禁止である。また母乳を介して乳児に感染する可能性のある病気（HIV，サイトメガロウイルスなど）もあるので，母親が細菌・ウイルスの保菌者の場合，母乳栄養は適さない。

▲NICU
neonatal intensive care unit：新生児集中治療室。治療のための24時間体制の治療室である。

▲搾乳
母乳を手で搾ること。

▲HIV
human immunodeficiency virus：ヒト免疫不全ウイルス。免疫において重要な細胞に感染する。感染した状態をエイズ（AIDS：acquired immuno-deficiency syndrome；後天性免疫不全症候群）という。

▲サイトメガロウイルス
ヘルペスウイルスの一種。幼少時に感染し，不顕性感染のままであることが一般的。母乳を介するか，小児の唾液や尿に大量に含まれるウイルスによって家族内で感染するのが主な感染経路である。

1.6　母乳栄養を継続していくための社会的支援

　母乳育児を継続するために，母乳不足感や体重増加不良などに対応する専門的支援，困ったときに相談できる子育て世代包括支援センターや仲間づくり等，社会全体で支援を行う体制になっているので，一人で抱え込まずに上手に利用する。

2 人工乳栄養，人工栄養

2.1　人工乳－その役割

　母乳不足や母親の就労などいろいろな理由で母乳栄養が行えない場合，母乳以外の代替品で乳児の栄養を行うことを人工乳栄養あるいは人工栄養という。古くは牛乳を中心とした家畜乳を利用していたが，牛乳を基本とした種々の乳製品がつくられるようになり，最近はそれを発展させた調製粉乳にほとんど依存している。乳児にとって母乳は最良の栄養源なので，人工栄養においても母乳の成分組成に近づくように改良が積み重ねられている。2018（平成30）年には，調製液状乳（乳児用液体ミルク）の製造・販売が日本でも認可された。

　またアレルギーに対応して成分が調整された特殊用途粉乳や，疾病のある乳児に適応した特殊配合の特殊ミルクも開発されている。特殊ミルクは医師の処方箋および申請が必要な治療用のミルクである。

　調製粉乳・調製液状乳には，乳児用調製乳，低出生体重児用粉乳，ペプチドミルクおよびフォローアップミルクがある。

　ミルクは乳児の健やかな成長を願って与えるものであり，人工乳を与えることを通して，母と子のアタッチメントの形成と親子関係づくりが進むよう，母親の心の状態などに配慮しながら支援していくことが大切である。

（1）調製粉乳・調製液状乳（乳児用液体ミルク）

　厚生労働省は，食品衛生法に基づき「乳及び乳製品の成分規格等に関する省令」（1951年）において，調製粉乳を「生乳，牛乳，特別牛乳若しくは生水牛乳又はこれらを原料として製造した食品を加工し，又は主要原料とし，これに乳幼児に必要な栄養素を加え粉末状にしたもの」と定義している（2020年改正）。同じく調製液状乳は「生乳，牛乳，特別牛乳若しくは生水牛乳又はこれらを原料として製造した食品を加工し，又は主要原料とし，これに乳幼児に必要な栄養素を加え液状にしたもの」と定義され，特別用途食品における乳児用液体ミルクの許可基準が2018（平成30）年設定・施行され，国内での製造・販売が可能になった。

　調製液状乳は，「お湯が不要」「温め不要で授乳できる」「授乳できる栄養組

		牛乳	母乳	調乳液
		(100 g)	(100 g)	(100 mL)
エネルギー (kcal)		67	65	69
たんぱく質 (g)		3.3	1.1	1.59
脂質 (g)		3.8	3.5	3.5
炭水化物 (g)		4.8	7.2	7.72
ナトリウム (mg)		41	15	19
カリウム (mg)		150	48	66
カルシウム (mg)		110	27	51
リン (mg)		93	14	28
鉄 (mg)		0.02	0.04	0.81
ビタミン	A (µg)	38	45	53
	K (µg)	2	1	3.4
	B$_1$ (mg)	0.04	0.01	0.04
	B$_2$ (mg)	0.15	0.03	0.08
	ナイアシン (mg)	0.1	0.2	0.82
	C (mg)	1	5	6.8

成は調乳後の粉ミルクと同じ」であり，メーカによっては，哺乳瓶，乳首が使い捨てになっており，災害時や備蓄として，また調乳が困難な外出時に大変役立つというメリットがあるものの，高価である。

1）乳児用調製乳（乳児用調製粉乳，乳児用調製液状乳） 「健康増進法施行令第3条第2号の規定に基づき内閣総理大臣が定める区分，項目及び額（消費者庁告示）」(2018) および「特別用途食品の表示許可等について（消費者庁次長通知）」(2018) の中で，乳児用液体ミルクを特別用途食品として表示することを許可する基準を定めた。新たに「乳児用調製乳」の分類を設け，「乳児用調製粉乳」「乳児用調製液状乳」の区分を設定した。

乳児用調製粉乳（乳児用粉ミルク）には，タウリン，ラクトフェリン，オリゴ糖，DHAなどの脂肪酸を添加し，牛乳成分の組成を母乳栄養に近づけるために栄養成分を置き換えたり強化したり，過剰なものを減らす等の改良が重ねられている。また，キューブ型のものや，缶ではなくスティックパックになったものもある。これは持ち運びに便利で，個包装なため清潔で正確な濃度のミルクをつくることができるため，災害時や備蓄にも便利である。

乳児用調製液状乳（乳児用液体ミルク）の栄養組成は，調乳後の粉ミルクと同じである。

2）低出生体重児用粉乳 基本的には低出生体重児も母乳栄養がもっとも望ましいが，母乳栄養が行えない場合は，乳児の状態に応じて，低出生体重児用粉乳が用いられる。低出生体重児用粉乳は育児用粉乳と比べてたんぱく質，糖質，無機質，ビタミンは多いが脂質が少なく調整されている。

3）ペプチドミルク 牛乳の中のアレルゲンとなりやすい乳清たんぱく質を分子量3,500以下まで酵素的に分解して，乳児の消化・吸収負担を軽減した調製粉乳である。両親や兄弟姉妹にアレルギー疾患の家族歴があるなど，アレルギー疾患のリスクがある場合，牛乳たんぱく質の摂取を控えたい乳児に適したミルクである。乳児にとって消化しやすくアレルゲン性も低減されているが，アレルギー予防やアレルギー疾患用の粉乳ではない。

4）フォローアップミルク 離乳期以降，栄養補給の目的で開発された離乳期幼児期用粉乳である。牛乳代替品として開発されたため乳児用粉乳より牛乳に近い組成であるが，牛乳に不足している鉄，ビタミンが強化されている。フォローアップミルクは，母乳または乳児用ミルクの代替品ではない。離乳食が順調に進まず，鉄不足のリスクが高い場合など，必要に応じて使用するのであれば，生後9か月以降とする。

（2）特殊用途粉乳

1）大豆調整乳 牛乳たんぱくアレルギーで大豆には反応しない乳児のために，大豆を主原料としてつくられたミルクである。大豆に不足しているメチオニン，ヨウ素を添加し，その他のビタミンと無機質が強化されている。現在

▲乳児用調製乳
乳児用調製粉乳，乳児用調製液状乳として許可された場合，以下の事項が必ず表示されている
①「乳児用調製粉乳」「乳児用調整液状」の文字。
②母乳の代替食品として使用できるものである旨（ただし乳児にとって母乳が最良である旨の記載を行う）。
③医師，管理栄養士等の相談指導を得て使用することが適当である旨。
④乳児用調製粉乳の場合は「標準的な調乳方法」，乳児用調製液状乳の場合は「標準的な使用方法」。
⑤乳児の個人差を考慮して使用する旨。

▲低出生体重児
第5章1.2, p.57参照。

市販されているものにボンラクトi®，ソーヤミール®がある。

2）乳たんぱく質加水分解粉末　牛乳とだいずの両方にアレルギーのある乳児に用いられる。アレルゲンとなる乳清たんぱく質を除去し，さらに乳たんぱく質（カゼイン）を酵素で消化して分子量の小さいポリペプチドとアミノ酸まで分解することによって，牛乳たんぱく質のアレルゲン性を低くしている。乳糖を含まないので乳糖不耐症，難治性下痢症の治療にも使用される。

3）アミノ酸混合乳　アレルギー症状の重い乳児に用いられ，牛乳たんぱく質を全く含まず，各種アミノ酸を混合して調整したものである。母乳のアミノ酸組成に基づいて，20種類のアミノ酸をバランスよく配合した粉末にビタミンと無機質を添加したものである。純粋なアミノ酸でできているのでアレルギー反応は出ないが，苦みがあるなど味は劣る。

4）無乳糖乳　乳糖を分解する酵素（ラクターゼ）が欠損していたり，乳糖（ラクトース）の消化・吸収が悪い乳児は，乳糖を摂取すると下痢を起こす。このため乳児用粉乳から乳糖を除去しブドウ糖に置き換えた治療用粉乳である。

（3）特殊ミルク

1）先天性代謝異常症用ミルク　先天性代謝異常は体内の物質代謝を触媒する酵素が先天的に欠損しているか，活性が低下しているために発症する。日本では1977（昭和52）年から新生児に対してマススクリーニング検査が実施され，現在甲状腺機能低下症（クレチン症），副腎過形成症，ガラクトース血症，フェニルケトン尿症，メープルシロップ尿症，ホモシスチン尿症など約20種類以上の疾患を対象として生後4〜6日に採血が行われ，早期発見・早期治療が行われている。生後早期に発見し，適切な治療を行うことで知能障害や発達障害を予防したり，重い症状が出ないように注意して日常生活を送ることができる。治療を目的として特殊ミルクが開発されているが，これらは医薬品，準医薬品等として扱われ，医師の処方箋および申請が必要である。厚生労働省助成事業である「特殊ミルク共同安全開発事業」から医療機関を通して公費負担で20歳まで無償で提供される。

2）その他　先天性疾患，心不全，腎疾患，肝疾患などで浮腫が強いときに用いられる低ナトリウム粉乳や，胆道閉塞症などで脂肪の吸収が悪いときに用いられるMCT乳（中鎖脂肪を脂肪源としたもの）などがある。

2.2　調　乳

調乳とは，牛乳または乳製品を栄養や消化，衛生面から乳児に適するよう，一定の処方に従って配合調整することをいう。調乳方法は乳児期全体を通じて同じ濃度の単一処方である。調乳濃度は母乳の成分に近づけるため各社により異なり，13〜14％に調整されている。

▲先天性代謝異常
　フェニルケトン尿症，フェニルアラニン水酸化酵素の欠損，ガラクトース血症，ガラクトースを分解する酵素の欠損などがある。

▲新生児マススクリーニング検査
　第11章2.2，p.162参照。

2.3　調製粉乳の与え方

（1）調乳用具

1）哺乳瓶　　無色透明で洗いやすく消毒に耐えるものがよい。ガラス製とプラスチック製があり，容量も種々である。小さい哺乳瓶（120mL）は果汁用または調乳量が少ないときに使う。ガラス製は耐熱性に優れており，汚れが落ちやすく傷がつきにくいが，割れやすくて重い。プラスチック製は軽くて落としても割れないが，熱伝導が悪いので乳の温度がわかりにくく，表面に傷がつきやすい。煮沸消毒をすると透明度が失われやすいため適さない。

2）乳　首　　乳首は形，弾力性が母親の本物の乳首に似ていて，煮沸に強い良質のゴム製がよい。じかづけ式とねじ込み式があるが，現在はねじ込み式が多く使われている。材質はシリコンゴム製とイソプレンゴム製，カットの大きさはS・M・Lのサイズがあり，吸い穴には丸穴，スリーカット，クロスカットがある。乳児の月齢や吸啜力に応じて乳首を選ぶことが大切である。

3）瓶バサミ（トング）・瓶ブラシ　　瓶バサミ（トング）は，哺乳瓶や乳首などの消毒時に清潔に取り出すために使用する。瓶バサミには，ステンレス製とプラスチック製がある。瓶ブラシは哺乳瓶の中を洗うもので，ハンドル部分をもってブラシを回転させて洗う。

（2）調乳用具の消毒

調乳用具の消毒には，煮沸消毒，薬品消毒，加熱消毒がある。消毒は，離乳食を食べ始めるころまでは必要である。

1）煮沸消毒　　煮沸消毒は，深めの鍋を用意し，鍋に瓶バサミ，キャップを入れ，用具がすっかり隠れる量の水を入れて火にかける。水が沸騰してから10分間煮沸する。乳首はゴム製なので3分間だけ煮沸する。

2）薬品消毒　　薬品消毒は，決められた薬液の量と時間を守って調乳器具を浸す。市販品としてミルトン®，ピューラックス®，ミルクポン®などがあり，液体タイプと錠剤タイプがある。取り出すときは，瓶バサミなどで取り出し，清潔な布の上に置いて乾燥させる。乾いたら蓋のある容器で保管する。

3）加熱消毒　　加熱消毒は，専用の容器に50mLほど水を入れ3〜5分程度電子レンジにかける。専用の容器ならそのまま保管できる。

（3）調乳法

1）無菌操作法（表6−4）　　消毒した哺乳瓶に1回分ずつ調乳する方法により細菌汚染を避けるよう，取り扱いには十分注意する。調乳後は直ちに飲ませることが大切である。

2）終末殺菌法（表6−5）　　病院や施設などで集団授乳する場合に行われる。1日分あるいは数回分まとめて調乳したものを瓶に定量どおり詰めて，最後に加熱消毒する方法である。冷蔵庫で保管し，必要に応じて適温に温めて与える。調製粉乳を瓶ごと煮沸消毒するので安全性は高く，病原菌は完全に殺菌

▲哺乳瓶

▲丸　穴　◎
傾けると一定量のミルクが流れる。

▲スリーカット　Ｙ
飲む体勢が変化してもミルクの出方にムラがなく，吸う力によってミルクの出る量を調整できる。

▲クロスカット　✕
乳児の口の動きに合わせて切り込みが開いてミルクが出るようになっている。吸う力によって量を調整できる。

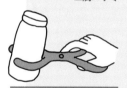

▲瓶バサミ

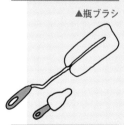

▲瓶ブラシ

表6－4　調乳－無菌操作法

① 手洗いを行う。
② 消毒した哺乳瓶，乳首，キャップ，粉乳計量用スプーン（ミルクについている），調製粉乳とお湯を用意する。
③ 一度沸騰した70℃以上の湯を規定量の1/2～2/3まで入れて，哺乳瓶を回すように静かに振って粉乳を溶かす。
④ できあがり量まで湯を加え，乳首をつけて再度哺乳瓶を回すように静かに振って完全に溶かす（哺乳瓶を水平に置いて目線を真横から目盛りに合わせ，泡の下で目盛りを量る）。
⑤ 37～40℃くらいまで冷まして与える。

表6－5　調乳－終末殺菌法

① 調乳用鍋に規定量の湯（70℃以上）を入れ，規定量の粉乳を加えて泡を立てないように撹拌して溶かす。
② 哺乳瓶に定量を分注し，乳首とキャップをつけ，哺乳瓶の口をゆるく閉める。
③ 蒸し器に並べ，湯を哺乳瓶の高さの約1/2くらいまで入れて100℃で5分間消毒する。
④ 消毒終了後は哺乳瓶のキャップをしっかり閉めて，流水で冷やして冷蔵庫で保管する。
⑤ 授乳ごとに1本ずつ取り出して体温より少し高め（37～40℃）程度に湯煎で温め与える。

されるので，7℃以下で保管すれば24時間は安全である。

（4）調製粉乳（ミルク）の与え方の実際

　母乳栄養と違い，ミルクを与える人は母親以外の保育者などでもいいことが利点であるが，ミルクを与えるときは乳児とのスキンシップを図る大切な時間である。静かな環境の中でリラックスをして乳児の目をみつめながら与えるこ

表6－6　調製粉乳（ミルク）の与え方

① 授乳の前にオムツをみて，排泄があれば交換する。
② 手洗いをする。
③ 授乳温度の確認をする（ひと肌程度）。
④ あごの下にガーゼをあてる。
⑤ 授乳者は授乳に適した，無理な力の入らないリラックスした姿勢をとる。子どもの頭部は授乳者のひじから上腕にくるようにし，乳児のお尻は授乳者の大腿部にのせお尻の重みがのるようにすると安定する。
⑥ 空気を飲み込まないように哺乳瓶を傾けて口もとにもっていくと吸いつく。
⑦ 乳首がつねに乳汁で満たされるように哺乳瓶を傾ける。
⑧ 飲みが悪いときは，キャップを少し緩めると哺乳瓶に空気が入り，飲みやすくなる場合がある。
⑨ 1回の哺乳時間は10～15分程度である。吸啜がいいのに時間がかかる場合は乳首の穴が小さすぎることがあり，またミルクの出がよすぎて哺乳時間が早すぎたり，むせたりする場合は乳首の穴を小さくする等の調整が必要で，哺乳状態を観察することが大切である。
⑩ 排気をする。哺乳後は乳児がやや前屈みになるようにたて抱きをし，背中を軽く擦って排気をさせる。ゲップをしたときにタラタラとミルクが出てくる場合（溢乳）があるので，口もとを拭く。
⑪ 哺乳時間や哺乳量，機嫌などの記録をする。飲み残したミルクは捨て，すぐに洗浄できないときは哺乳瓶と乳首を水につけておくとミルクの汚れが落ちやすい。

表6-7　哺乳量の目安

月　齢	調製粉乳の回数	1回に飲む量の目安	1日に飲む量の目安
0～0.5か月	7～8回	80 mL	560～640 mL
0.5～1か月	6～7回	120 mL	720～840 mL
1～2か月	6回	160 mL	960 mL
2～3か月	5回	200 mL	1,000 mL
3～4か月	5回	210 mL	1,050 mL
4～5か月	5回	200～220 mL	1,000～1,100 mL
5～6か月	4回 離乳食後1回	200～220 mL 140 mL	940～1,020 mL
6～9か月	3回 離乳食後2回	200～220 mL 140 mL	880～940 mL
9か月～1歳	2回 離乳食後3回	200 mL 80～120 mL	400 mL 240～360 mL
1歳～1歳6か月	2回	200 mL	400 mL

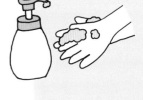
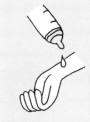
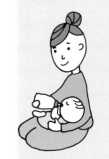
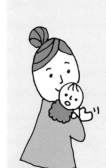

とが大切である。ミルクの与え方の手順を表6-6に示す。

（5）哺乳回数と哺乳量

　1日の哺乳回数と哺乳量の目安を表6-7に示す。

　生後5～6か月になると，離乳食を始める。200～220 mLのミルクを4回と，1日1回の離乳食後に140 mLのミルクを1回与えるため，合計5回になる。生後6～9か月では，200～220 mLのミルクを3回と，1日2回の離乳食後に140 mLのミルクをそれぞれ1回ずつ与えるため，合計5回になる。生後9か月～1歳では，200 mLのミルクを2回と，1日3回の離乳食後に80～120 mLのミルクをそれぞれ1回ずつ与えるため，合計5回である。

　子どもが成長するにつれて授乳の間隔や回数,量が安定（授乳のリズムの確立）してくるが，授乳量は子どもによって異なる。1日に飲む量の目安を中心に考える。1日の目安量に達していなくても子どもが元気で体重が増えていれば心配ないが，体重の増えすぎには気をつけなければいけない。

混合栄養　3

3.1　混合栄養－その役割

　母乳栄養と人工栄養の併用を混合栄養という。母乳不足や母親の勤務などにより人工乳を与える場合があり，母乳不足の場合は先に母乳を飲ませ，その後に人工乳を追加する。母乳と人工乳を交互に与えたり，母親不在時に人工乳にする場合は，母乳をあげることができない時間に搾乳し，乳が分泌されやすいようにしておくことが，母乳分泌を維持し継続していくために大切である。

3.2　母乳の味と人工乳

　母乳は母親の食べるものや体質によって毎回，味やにおい，濃さ，量が微妙に変わる。乳児は母乳で味の変化を経験しているため，離乳食へスムーズに移行しやすい。母乳はいろいろな味覚を刺激することができる。しかし，人工乳は濃度や味，成分も毎回同じであるため，離乳食に移行するまでの味慣らし程度に素材を生かした野菜スープを飲ませるのもよい。人工乳の成分はかなり進化し母乳成分に近づいてきているので，果汁などで補う必要はない。

 4 乳児の食育の考え方

　保育所保育指針（2018年4月1日施行）では，引き続き食育は保育の一環として位置づけられ，子どもの育ちを支える食育の重要性が示されている。厚生労働省「保育所における食育に関する指針」（2004）の「食育のねらい及び内容」（巻末資料参照）では，6か月未満児については，母乳・人工栄養にかかわらず保護者の意向を尊重し，乳児はゆったりとした環境の中で過ごし，保育者の愛情豊かなかかわりで，空腹の欲求を表出し，満たされることで人間関係，信頼関係を築き上げていくとされている。授乳中に吸うのをやめて，保育者の様子をみたりしている乳児の姿にやさしく声をかけたり，ほほえみで応えたりするかかわりが大切である。

▲五　感
　視覚（みた目），聴覚（音），触覚（感触や舌ざわり），味覚（味），嗅覚（香り）の五つ。

　また，6か月〜1歳3か月未満児では，いろいろな食べ物に対して五感を通して自分で食べようとする意欲を育てるねらいとなっている。発育・発達の個人差に配慮して，離乳食を進めていくことが大切であるとしている。

 5 離乳食

5.1　離乳食はなぜ必要か

（1）離乳の定義

　「授乳・離乳の支援ガイド」では「離乳とは，成長に伴い，母乳又は育児用ミルク等の乳汁だけでは不足してくるエネルギーや栄養素を補完するために，乳汁から幼児食に移行する過程をいい，その時に与えられる食事を離乳食という。

　この間に子どもの摂食機能は，乳汁を吸うことから，食物をかみつぶして飲み込むことへと発達する。摂取する食品の量や種類が徐々に増え，献立や調理の形態も変化していく。また摂食行動は次第に自立へと向かっていく」となっ

ている。このような食形態移行期を離乳期といい，この際与えられた食べ物を離乳食という。離乳食は哺乳反射によって乳汁を吸って栄養をとっていく行為から舌，あご，歯ぐきでつぶして飲み込む行為を獲得していく時期であり，歯の萌出も始まり，かむことを学習する大切な時期である。

（2）離乳の必要性と役割

　1）成長に伴う栄養補給　　生後5〜6か月ころになると乳児の身体は大きくなり，必要栄養量も増加するが，母乳分泌量は分娩後数か月を過ぎると逆に減少してくる。また，たとえ分泌が減らなくも，乳は育ってきた乳児には成分が薄すぎ，水分が多すぎる。また胎児期にいろいろな栄養分を余分に胎内に貯えて生まれてくるが，乳だけで育てられている数か月の間に使い果たしてしまう。その著しい例は鉄だが，ほかの無機質についても同じことがいえる。いつまでも乳で育てられているとこれらの栄養素の不足を招くので，生後5か月ころからは乳以外の食べ物で栄養を補う必要がある。

　2）消化機能の発達　　乳児の身体の中では，月齢を重ねていくにつれ，母乳以外の食べ物を取り入れてもよいようにいろいろな準備が進む。唾液をはじめとした消化液の分泌増加，歯の萌出，胃壁の肥厚やぜん動運動の強化などである。少量の食べ物を与えると，それが刺激となってこれらの準備はさらに進む。食べ物の種類や分量を増やすと，それにつれて消化・吸収力はますます強くなる。つまり，離乳食を与えることは吸収力の準備に役立ち，乳が全く出なくなったときの断乳を容易にする。

　3）乳児の心の発達　　愛情の込もった料理を養育者や保育者から与えられ満足に食べられた喜びは，心を豊かにする。その食べる行為からたくさんの感覚情報を脳に取り入れていく。人間らしく育っていくために必要な食育の基礎となるのが離乳するまでの過程である。

　4）食習慣の形成　　生後2か月くらいより，夜の哺乳間隔が長くなり，昼と夜の区別がついてくるといわれる。離乳食の最初は，授乳する前に与えるが徐々に1日2回から3回になり，乳汁から固形の食事となって，朝昼夕の食生活のリズムが形成されていく。

5.2　乳児期の味覚

　味覚には，甘味，塩味，酸味，苦味およびうま味の五味があり，乳児は特に甘味とうま味が大好きである。味を感じるのは舌・軟口蓋や咽頭・喉頭部にある味蕾で，乳児では1万個に及び，大人より多い。舌に一番多く，ほっぺたの内側・唇の粘膜にも存在するため，反射的な味覚反応ではあるが，大人より味に敏感だともいえる。苦味を感じる味蕾は舌の奥のほうにあり，有害物は本能的に拒否するようにできている。成長とともに，味蕾の数は減っていく。

▲味　蕾
第9章5.1，p.135参照。

5.3　離乳食と食嗜好の形成

（1）離乳食づくりの留意点

1）乳児は抵抗力が弱いので，調理をする際は衛生面に十分に配慮する
新鮮な材料を使い，すりつぶしたり，すりおろしたりする器具等の消毒にも気をつけ衛生的に取り扱うことが大切である。また加熱の必要なものは十分に熱を通し，調理されたものは，時間を置かないで与えるようにする。

2）摂食・消化管機能の発達に合わせた調理形態にする　　発達には個別性があり，一人ひとりの離乳食の進み方が違うことを認識する。月齢で判断するのは目安として，口の動かし方，飲み込み方を観察し，さらに消化管の吸収能力を観察しながら調理形態を変えていくことが大切である。

3）乳児は甘味とうま味が好きである　　味覚を育てるためには，素材のもち味を生かして調理する。素材の中に甘味，うま味が含まれていて，塩や砂糖を加えなくても風味のある材料もある。

4）栄養バランス　　離乳食初期は食物アレルギーになりにくく，消化管の負担になりにくい，こめやじゃがいもなどから始め，母乳や人工栄養で，バランスを補う。徐々に体質や，摂食機能，消化管の吸収能力をみながらたんぱく質性食品を組み合わせていく。1歳ごろのエネルギー量を『日本人の食事摂取基準』でみると，成人女性の半分弱の900〜950 kcal/日が目安になっている。

5）大人の食事から食材料を振り分ける，ベビーフードを上手に利用する
特別に離乳食をつくるのは負担が大きいこともあるため，大人の食事に味つけする前の素材を離乳食用に振り分けると，むだがなく，調理時間の節約にもなる。ベビーフードを上手に使い，離乳食と併用して栄養バランスや食品数，調理形態を増やしていく利用方法もある。

（2）食嗜好の形成

味覚は，よくかんで唾液と混ざり合い，舌を通っていくことで，ますます感じることができる。よくかんで食べることで，いろいろな風味を味わうことができ，食生活が豊かになっていく。また食べ物の好き嫌いは味覚だけではなく，

コラム

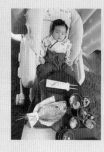

お食い初め
　日本の伝統的なお祝い事の中には，「お食い初め」という儀式がある。これは生後100日目〜120日目くらいに行われ，赤ちゃんが一生食べ物に困らないようにと願いが込められた内祝いである。地方によっては，親せき中を集めて会食が行われる場合と，家族や祖父母など内輪で行われる場合がある。大切なのは，「一生，食べ物に困らないように」「健康で長生きをしてほしい」という両親と祖父母，親せきの気持ちなのである。

五感すべてや不快な環境などの影響を受けるので，嫌いなものと決めつけず，料理の形態を変えたり，環境を変えたりして，心地よく，楽しく食べられるようにすることが大切である。

5.4　そしゃく・摂食機能の発達と離乳食の進め方

「授乳・離乳の支援ガイド」では，離乳食の進め方の目安が示されている

	離乳の開始 --- ▶ 離乳の完了			
	以下に示す事項は，あくまでも目安であり，子どもの食欲や成長・発達の状況に応じて調整する			
	離乳初期 生後5～6か月ごろ	離乳中期 生後7～8か月ごろ	離乳後期 生後9～11か月ごろ	離乳完了期 生後12～18か月ごろ
食べ方の目安	○子どもの様子をみながら，1日1回1さじずつ始める。 ○母乳や育児用ミルクは飲みたいだけ与える。	○1日2回食で，食事のリズムをつけていく。 ○いろいろな味や舌ざわりを楽しめるように食品の種類を増やしていく。	○食事のリズムを大切に，1日3回食に進めていく。 ○共食を通じて食の楽しい体験を積み重ねる。	○1日3回の食事リズムを大切に，生活リズムを整える。 ○手づかみ食べにより，自分で食べる楽しみを増やす。
調理形態	なめらかにすりつぶした状態	舌でつぶせるかたさ	歯ぐきでつぶせるかたさ	歯ぐきでかめるかたさ
食品の1回あたりの目安量				
Ⅰ 穀類	つぶしがゆから始める。 すりつぶした野菜等も試してみる。 慣れてきたら，つぶした豆腐・白身魚・卵黄等を試してみる。	全がゆ 50～80g	全がゆ 90g ～軟飯 80g	軟飯 90g ～ご飯 80g
Ⅱ 野菜・果物		20～30g	30～40g	40～50g
Ⅲ 魚 肉 豆腐 卵 乳製品 （いずれか）		10～15g 10～15g 30～40g 卵黄1～全卵1/3個 50～70g	15g 15g 45g 全卵1/2個 80g	15～20g 15～20g 50～55g 全卵1/2～2/3個 100g
歯の萌出の目安		乳歯が生え始める。		1歳前後で前歯が8本生えそろう。 離乳完了期の後半ごろに奥歯（第一乳臼歯）が生え始める。
摂食機能の目安	口を閉じて取り込みや飲み込みができるようになる。 ・上唇の形は変わらず下唇が内側に入る ・口角はあまり動かない ・口唇を閉じて飲み込む	舌と上あごでつぶしていくことができるようになる。 ・上下唇がしっかり閉じてうすくみえる ・左右の口角が同時に伸縮する	歯ぐきでつぶすことができるようになる。 ・上下唇がねじれながら協調する ・そしゃく側の口角が縮む （偏側に交互に伸縮）	歯を使うようになる。

※衛生面に十分配慮して食べやすく調理したものを与える

図6-3　離乳食の進め方の目安
出典）厚生労働省：「授乳・離乳の支援ガイド」(2019) を一部改変

（図6-3）。食物アレルギーの発症を心配して，離乳の開始や特定の食物の摂取開始を遅らせても，予防効果があるという科学的根拠はない。生後5〜6か月ごろから卵黄についても試してみる。

　成長の目安として成長曲線（発育パーセンタイル曲線）に体重や身長を記入して，カーブに沿っているかどうか確認する。発育パーセンタイル曲線は母子健康手帳に記載されているので活用するとよい。保育所などでは，乳児用の体重計がない場合は，体重計の上にカゴを乗せてそれに座らせて量るか，保育者が乳児を抱っこして量り，後から保育者の体重を引くなどの工夫をして，毎回同じ時間で同じ条件で量ると正確になる。

▲成長曲線
第2章3.1, p.10, 11参照。

（1）授乳期の摂食機能の発達

　乳児嚥下（えんげ）と呼ばれ，吸啜によって摂取された乳汁は鼻腔との交通を確保したまま喉頭蓋（こうとうがい）の周囲を流れて食道に流入する。呼吸をしながら哺乳できるのがこの時期の特徴である。

（2）離乳期の摂食機能の発達と離乳食の進め方

【離乳の開始】

　「授乳・離乳の支援ガイド」では「離乳の開始とは，なめらかにすりつぶした状態の食物を初めて与えた時をいう。開始時期の子どもの発達状況の目安としては，首のすわりがしっかりして寝返りができ，5秒以上座れる，スプーンなどを口に入れても舌で押し出すことが少なくなる（哺乳反射の減弱），食べ物に興味を示すなどがあげられる。その時期は生後5〜6か月頃が適当である」としている。

　離乳は赤ちゃんの健康状態がよいときに始めることが大切で，月齢は目安である。乳をあまり好まない赤ちゃん，発達が速やかで乳以外の食べ物に強い興味を示す赤ちゃんの食べたがっているサインや，逆に発達が緩やかで離乳食に全く興味を示さない赤ちゃんのサインを観察して離乳の開始時期を決める。

　また母乳分泌があまりよくない場合や，お母さんが忙しすぎて適当な離乳食を用意することが困難な場合，病気などで赤ちゃんの消化器が弱っている場合などは，安心して離乳が始められるよう，子育て世代包括支援センターや医療機関に相談する。無理に離乳を進めることのないようにすることが大切である。

1）離乳食初期（5〜6か月・ごっくん期）

　①　摂食機能：哺乳反射は4〜5か月から少しずつ消え始める。生後6〜7か月ごろには乳汁摂取時の動きもほとんど乳児の意思による動きによってなされるようになる。離乳初期は乳児の姿勢を少し後ろに傾けるようにする。食べ物が入ったスプーンの先を下唇にあてると口をパクパク動かしながら口に取り込む動きをする。このとき，舌は哺乳のときと同様に中央を陥没させながらあごの動きに連動して口を開くときに外へ出てくる。その後しだいに舌が外に出なくなり口をパクパク動かしながら，下唇を内側に入れて唇を閉じることを覚え，

▲離乳食初期

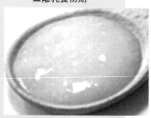

ヨーグルトぐらいのかたさ

▲哺乳反射
　原始反射の一つ。探索・捕捉・嚥下・吸啜反射が備わっているため，赤ちゃんは上手に母乳を飲むことができる。

しだいになめらかにすりつぶした状態のものを飲み込むようになる。この飲み込みの機能を練習しながら獲得していくのが離乳食初期の最大の発達である。

②　**離乳食の進め方**：「首がしっかりしている」,「支えると座れる」,「家族の食べ物をみると口を開けて欲しそうにする」等の様子がみられてきたら離乳食を受け入れる準備ができてきた目安である。形態はなめらかにすりつぶした状態（ポタージュ,ヨーグルト程度）で,最初は穀類を1種類選んで1さじ与える。2～3さじと進めていき,慣れた頃合いをみて野菜か果物のどちらかを1さじ増やす。これについても1～2さじと進め,慣れたら野菜か果物の食べていないほうを1さじ増やす。穀類5～6さじ,野菜・果物2さじくらい食べられるようになったら,次は豆腐や白身魚等のたんぱく質性食品を1さじ増やす。鶏卵は固ゆでした卵黄から少量,乳児アトピー性皮膚炎など,アレルギーがある場合には医師と相談して進める。

この時期は,飲み込むことを覚え,離乳食後は母乳やミルクで栄養を補っていくので,急がないで進めていく。また排便を確認して下痢や不消化便などのある場合は一つ前の段階に戻す。胃と腸の機能を観察しながら1さじずつ増やしていくので個人差がある。焦らず,楽しんで,離乳食を進めていく。毎食,粥などの穀類のほか,野菜類やたんぱく質性食品を摂取して,飲み込むことが上手になっていて機嫌がよければ1日2回食とする。離乳食の後には母乳またはミルクを140mLを目安に与える。

2）離乳食中期（7～8か月・もぐもぐ期）

①　**摂食機能－舌食べ**：飲み込むことが上手になると,口の前のほうを使って食べ物を取り込み,舌と上あごでつぶしてもぐもぐする動きを覚える。平らなスプーンを下唇にのせ,上唇が閉じるのを待つ。舌でつぶせるかたさのものを入れると,つぶした食べ物をひとまとめ（食塊）にする動きを覚え始めるので,とろみをつけることで飲み込みやすくするとよい。口を閉じたままでも種々の動きができる準備をし始めている。唇に力が入ってくるようになると,食べているときの口唇は左右水平に伸び縮みするようになる。この時期に発達する機能で特に大切なのは,口の中に取り込んだ食べ物を舌の上にのせ,上あごに押しつけて食べ物の塊をつぶす機能である。食べ物をつぶすとつぶされた食べ物は唾液と混ざりやすく飲み込みもスムーズにいくことも覚える。

▲離乳食中期

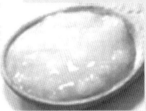
豆腐ぐらいのかたさ

表6-8　離乳食の進め方の一例

食品 ＼ 日目	1	2	3	4	5	6	7	8	9	10	11～13	14～16	20～21	25～27	28～30
つぶしがゆ	1	1	2	2	3	3	4	4	4	4	5	5	6	7	8さじ
じゃがいも							1	1	2	2	3	4	4	5	5さじ
人参・青菜												1	3	3	5さじ
豆腐・白身魚														1	1さじ

出典）一般社団法人中野区医師会・中野区フリー活動栄養士会：『離乳食ブック』,pp.7～8（2013）

　②　**離乳食の進め方**：1日2回の離乳食を喜んで食べ，1回に子ども茶碗1/2杯を食べられ，ドロドロ状の離乳食を口を動かして飲み込めていれば中期へ進める。毎食栄養バランスのとれた食事（穀類，野菜・果実，たんぱく質性食品を組み合わせた食事）をとることを習慣づける。形態は舌と上あごでつぶせるかたさ（豆腐程度）であるが，初期は滑らかな離乳食を飲み込むだけであったのに，急につぶす必要のあるものだけでは疲れてしまう。すりつぶしたものを混ぜるなどして疲れないように「もぐもぐごっくん」を覚える時期である。肉は鶏ささみからスタートする。茹でてなめらかにすりつぶしてとろみをつけ，1さじから進める。ささみに慣れたらレバー，牛赤身肉も使用する。鶏卵は卵黄から，魚は白身魚のほか，まぐろやかつお，さけなども利用可能となる。

　3）離乳食後期（9～11か月・かみかみ期）

　①　**摂食機能－歯ぐき食べ**：舌を使って食べ物を押しつぶしたり上手に飲み込めるようになると，次の機能はそしゃくである。舌と上あごでつぶせないものを奥の歯ぐきでつぶすことを覚える。丸み（くぼみ）のあるスプーンで下唇の上にのせ，上唇が閉じるのを待つ。やわらかなものを前歯でかじり取らせ，歯ぐきで押しつぶせるかたさ（指でつぶせるバナナくらいが目安）のものを与える。口唇の運動も上手になり，口をとがらせるなど自由に動かすことができるようになる。舌の運動も前後，左右，上下と自由になる。そしゃくができるようになるが，まだそれほどかたくない歯ぐきでつぶすことになり，かたい食べ物を与えるとそしゃくできないために丸飲みしてしまったり，一度にたくさん口に入れてしまうと舌が上手に動かせなくなり，機能発達を止めてしまうことになる。子どもの食べ方を注意深く観察し，窒息事故の原因とならないようにする。

　②　**離乳食の進め方**：バランスのよい（穀類，野菜・果実，たんぱく質性食品を組み合わせた）離乳食を，1回に子ども茶碗1杯程度食べられるようになったら1日3回食へ進める。乳児の授乳，食事時刻，生活状況を考え，無理がなければ後半までに朝・昼・夕食の時間帯に変えていく。家族といっしょに食べることにより，乳児は安心感をもち，親子の愛情が育っていき，食事をますます楽しいものと感じていく。

　かたさの目安は歯ぐきで楽につぶせるくらい（バナナ程度）であるが，一度にかたくしないでやわらかめの離乳食と組み合わせて進める。急にかたくすると歯ぐきでつぶせないので，丸飲みの習慣がついたり，また逆にやわらかすぎると舌でつぶせるので，歯ぐきを使わずに飲み込んでしまうので，この時期に合ったかたさと大きさにすることが重要である。

　栄養面では，3回食に進むころになると，1日に必要な栄養の半分を離乳食からとるようになる。しだいに乳汁の量が減り，離乳食だけでは栄養が足りなくなってくる。生後半年くらいまでは母乳だけで十分だった鉄分であるが，特

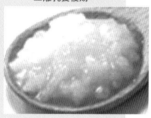

▲離乳食後期

バナナぐらいのかたさ

84

に不足しやすいため，多く含まれる食品（レバー，赤身の魚・肉）を使用して補給を心がける。ほとんどの食材料が利用可能になるが，十分に加熱してていねいに調理する。

　親指と人さし指でつまんで食べる手づかみ食べも始まり，食べ物の形，味や舌ざわりなど楽しむようになる。また，スプーンや食器にも興味をもち始めるので，コップをもって飲もうとしたり，スプーンをもって食べようとしたりする。自分で食べるための大切な行為なので，無理に止めずに楽しみながら，「おいしいね」，「上手だね」などと語りかけながら進めていく。

【離乳の完了】

　「授乳・離乳の支援ガイド」では「離乳の完了とは，形のある食物をかみつぶすことができるようになり，エネルギーや栄養素の大部分が母乳又は育児用ミルク以外の食物から摂取できるようになった状態」としている。通常，生後13か月を中心とした12〜15か月ごろである。遅くとも18か月ごろまでに完了する。また，食事は1日3回となり，その他に1日1〜2回補食（おやつ）を用意する。通常この間に母乳は止め，1日300〜400mLの牛乳またはフォローアップミルクをコップで与えるようにする。なお，そしゃく機能は，奥歯が生えるのと同時に乳歯が生えそろい，かみ合わせができるようになる3歳ごろまでに獲得される。

　4）離乳食完了期（12〜18か月・ぱくぱく期）

　①　摂食機能－手づかみ食べ：誕生日を迎えるころまでには，上下の前歯が生えて，歯を使って食べる練習が始まる。口へ詰め込みすぎたり，食べこぼしたりしながら一口量を覚える。離乳食後期にはうまくできなかった手づかみ食べが上手になるとともに食具を使って食べる一連の動きを覚える。

　手づかみ食べは，食べ物を目でみて確かめて手指で食べ物をつかんで，口まで運び，口に入れるという目と口と手の協調運動であり，摂食機能の発達のうえで重要な段階である。

　・食べ物の位置や大きさ，形などを目で確かめる。

　・手でつかむことによって，食べ物のかたさや温度などを確かめるとともに，どの程度の力で握れば適当かという感覚の体験を積み重ねる。

　・口まで運ぶ段階では，指しゃぶりやおもちゃをなめたりして，口と手を協調させてきた経験が生かされる。

　摂食機能の発達過程では，手づかみ食べが上達し，目と手と口の協調ができていることによって，食器や食具が上手に使えるようになっていく。

　また，この時期は「自分でやりたい」という欲求が出てくるので，「自分で食べる」機能の発達を促す観点からも手づかみ食べは重要である。支援する際のポイントを表6−9にまとめた。

▲乳　歯

乳歯の名前と生える時期の目安は以下のようである。

乳中切歯
6.5〜8.5か月
上あご　乳側切歯
右　左　7〜9か月
下あご　乳犬歯
16〜18か月
第一乳臼歯
12〜14か月
第二乳臼歯
20〜24か月

▲離乳食完了期

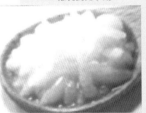

肉団子ぐらいのかたさ

表6−9　手づかみ食べの支援のポイント

〔手づかみ食べのできる食事に〕
・ごはんをおにぎりに，野菜類の切り方を大きめにするなどメニューに工夫をする。
・前歯を使って自分なりの一口量をかみ取る練習ができるメニューにする。
・食べ物は子ども用のお皿に，汁物は少量入れたものを用意する。
〔汚れてもいい環境を〕
・エプロンをつけ，テーブルの下に新聞紙やビニールシートを敷くなど，後片づけがしやすいように準備する。

②　離乳食の進め方：バランスのとれた3回の食事をしっかり食べられる。歯ぐきでかめるかたさで肉団子程度にする。食事は薄味を守り（大人の味つけの半分程度），家族の食事を上手に利用するとよい。手づかみしやすい料理は，一口量を覚えるとともに自分で食べる楽しい体験を増やしてくれる。スプーンやコップも使えるようになる。五感を生かす働きかけをすることで，例えば，甘い，すっぱい，赤いにんじんおいしそう，いいにおい，ぱくぱく，冷たいなどが体験として残り，脳への刺激にもなって精神の発達を促す。「いただきます」，「ごちそうさま」の働きかけで，食事のメリハリをつける。いっぱい食べて，満足した心地よさを味わえるような「ごちそうさま」は，喜びとなる。

（3）1歳半〜3歳

1歳半を過ぎるころには，かたい食べ物でも臼歯でかんですりつぶし，唾液と混ぜ合わせ，つぶれてドロドロになった塊を飲み込むというそしゃく機能の練習開始期間となる。上手にそしゃくできるようになるには，かなりの練習期間が必要で，乳歯が生えそろう3歳ごろまでは練習期と考える。しかし，ただかたいものを与えるように気をつけるのではなく，かたさや大きさが異なる食べ物や，同じ食べ物でも調理の工夫により，いろいろな感覚があることを歯根膜や口腔領域の筋肉などに教え込んで，それぞれの食べ物に合わせた上手な働きができるように練習を重ねる必要がある。離乳が完了すると，なんでも上手に食べられると考えがちだが，調理形態にも配慮が必要である。また，上手に食べる人といっしょに食べることで模倣しながら獲得していくことが多くある時期である。

5.5　ベビーフードの利用 （表6 – 10）

離乳食用の製品として，便利ですぐれたベビーフードが多種類市販されている。衛生的で消化しやすく，しかも香りや味も乳児に適するようにつくられている。簡単に与えることができ，つくる時間がないときや，体調の悪いとき，もう1品増やしたいときには便利である。粘度やかたさ，粒の大きさなどが月齢に合わせて調整されているため，離乳食を自分でつくる際の参考にもなる。また，足りない栄養素などをベビーフードで補ったりすることもできるなどの利点がある。

表6-10 ベビーフードの種類と利用上の留意点など

	形　状		使用法・利点・保存法など
ドライタイプ	熱風乾燥	離乳初期に用いる粥や野菜のマッシュなど。	適量の熱湯を加えてもどして使用する。乾燥した状態で保存でき，必要な分だけつくることができるため，便利である。
	フリーズドライ（凍結乾燥）	ペースト状に仕上がるものと粒状のもの。	
ウエットタイプ	瓶詰め	なめらかでやわらかく調理したもの。裏ごし状と粒状がある。	開けてそのまま与えられるので便利である。購入後は直射日光のあたらない涼しい場所に保管し，使用する時は品質保持期限を確認する。
	レトルトタイプ		

利用にあたって
① 子どもの月齢やかたさの合ったものを選ぶ。与える前に一口食べてみて，味やかたさを確認するとともに，温めて与える場合には熱すぎないように温度を確かめる。
② 用途に合わせて選択する。主食やおかずとしてそのまま与えられるもの，調理しにくい素材を下ごしらえしたもの，家庭で準備した食品を味つけするための調味ソースなど，多様な種類がある。外出や旅行時，時間のないときやメニューを1品増やしたいとき，メニューに変化をつけたいときなど，用途に応じて選択する。不足しがちな鉄分の補給源となる，レバーなどを取り入れた製品もある。
③ 料理名や原材料が偏らないようにする。離乳食が進み，2回食になったら，ごはんやめん類などの「主食」，野菜を使った「副菜」と果物，たんぱく質性食品の入った「主菜」がそろう食事内容にする。
④ 開封後の保存には注意して，衛生面から食べ残しやつくり置きは与えない。乾燥品は，開封後の吸湿性が高いため，使いきりタイプの小袋になっているものが多い。瓶詰めやレトルト製品は，開封後はすぐに与える。与える前に別の容器に移して冷凍または冷蔵で保存することもできる。表示（注意事項）をよく読んで適切な使用をする。

乳児期の栄養障害・ 食生活上の問題と対応 6

6.1　鉄欠乏性貧血と発育への影響

　体内鉄含有量は出生児で約100mgといわれるが，これは妊娠後期3か月に蓄積されるので早産児では少ない。出生児の保有鉄の約3/4は貯蔵鉄，組織鉄，輸送鉄であり，母乳あるいは人工栄養であっても生後6か月ごろ（未熟児では生後2～3か月ごろ）には貯蔵鉄が不足してくる。

　鉄が欠乏してくると匙状爪（スプーンネイル），舌炎，口角炎の症状がみられ，脳では神経伝達物質の減少や成長の遅延が起こる。小児では知能指数の低下に関連するともいわれる。

　離乳食後期では小魚，レバーなどの鉄を多く含む食品を加えていくようにする。フォローアップミルクは母乳，調製粉乳の代替品ではないが，調製粉乳より鉄が多く含まれているため，鉄の不足が考えられる場合には使用を検討する。

▲鉄
第1章 p.3・第4章コラム p.36・第8章 p.110，111参照。

6.2　食物アレルギー

　食物アレルギーは，消化・吸収機能が未熟である，または身体を守るべき仕組みに問題があるような場合に，食べ物に含まれるたんぱく質を異物として過剰に反応してしまうことである。リスク因子として，家族歴，遺伝的素因，皮膚バリアの機能低下，アトピー性皮膚炎（湿疹）の存在，出生季節（秋冬の出生）や日光照射が少ないなどがあげられる。

　離乳食開始前にすでに湿疹がある，もしくはリスク因子がある場合，自己判断により状態を悪化させることも考えられることから，① 専門医を受診し診断・治療を受ける，② 離乳食についてひとりで悩まず，回りの人や，母子保健法に基づき市町村が設置する子育て世代包括支援センター等に相談する，③ 栄養士・管理栄養士による食事・栄養指導を受ける。

　医師の指示なしに食物アレルギー疾患の予防・治療を目的にして，アレルギー除去食をとったり，離乳食を始める時期を遅らせたりすると，栄養障害を招き，成長・発達を損なうおそれもあるので，注意が必要である。

6.3　イオン飲料の扱い

　イオン飲料には，大人用と乳幼児用がある。大人用を飲んだとき，甘いと感じるが乳幼児用も飲みやすい糖質や果汁で甘い味をつけてあるものが多い。「病気で嘔吐や下痢がひどく水分補給しないと脱水症状を起こしてしまうとき」と「運動などで大量の汗をかいたとき」は使用するが，それ以外の水分補給は水やお茶を飲んだほうがよい。食塩摂取の増加には注意する。だらだら飲みや寝る前の水分補給に飲ませたりするのは，虫歯や肥満の原因になるので気をつけなければいけない。

7　乳児期からの口腔ケア

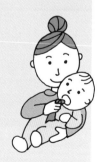

　歯が生え始めるのは，生後7～8か月ころで，そのころに急に歯ブラシで磨こうとしてもうまくいかないこともある。歯ブラシによる口腔ケアをする前の慣れ期間として歯が生える前から練習する必要がある。指しゃぶりやおもちゃをなめたりする行為がみられるようになったら口腔ケアの準備期間である。

　口腔ケアをする際はきれいに手を洗い，口の周りや口の中をよくさわるようにする。最初はガーゼや綿棒でふきとるようにする。歯ブラシを使うのは上下の前歯が生えそろう1歳ころから，歯を拭いて，歯ブラシに慣れさせるようにするとよい。

　1歳6か月を過ぎたころには奥歯が生え始める。奥歯を磨く必要があるので

歯ブラシによる清掃を始める。口の中をよくみないで歯磨きをしてしまい，歯肉を痛めたりして，歯磨きするのが嫌いにならないように，よく口の中をみて歯磨きする。歯磨きを習慣づけるのは，繰り返し行うことである。子ども自身に歯磨きをさせて大人が仕上げ磨きをする。子どもの歯磨きの習慣は，大人の協力が必要で，楽しそうに歯磨きをしている姿は子どもにも伝わる。楽しくみんなで歯磨きする環境をつくることが大切である。

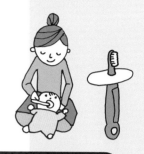

●▲　離乳期の保育の考え方　⑧

8.1　食べる意欲を尊重して

・食事は食べさせるものではなく，子ども自身が食べるものであることを認識して，子どもの食べるペースを大切にする。

・同じ月齢の乳児でも，同じ形態の離乳食を食べるとは限らない。乳児の口や舌の動きを観察して，離乳食の形態を判断する。

・自発的に食べる行動を起こさせるために，食事時間に空腹を感じることができるようにたっぷり遊んで規則的な食事リズムをつくる。

・離乳食の後にはミルクや母乳などで補うので，離乳食を全部食べないからと無理に与える必要はない。

・離乳食中に眠ってしまう場合は，時間を変えるなどの工夫をして，楽しく食べられる時間帯にする。

・おいしく，いっぱい食べたという満足感がもてるような，食べる喜びが損なわれないような声かけをする。

8.2　家庭との連携

・保護者の離乳食についての考え方を理解する（食品やアレルギーなど）。

・家庭での離乳食の様子を情報交換する（与え方，量，かたさ，形態，食品など）。

・食に関する相談や援助を実施する。

・連絡帳に食事内容や形態や食品，食べ具合，食べているときの様子，機嫌，排便の有無と程度（硬便，普通便，軟便，水様便，不消化便など）をきちんと記入する。

・身長・体重を発育パーセンタイル曲線に記入し，成長の状態を確認する。

●**参考資料**

・厚生労働省：「保育所保育指針解説」（2018）
　https://www.ans.co.jp/u/okinawa/cgi-bin/img_News/151-1.pdf（最終閲覧2021.2）

・厚生労働書：「授乳・離乳食の支援ガイド」（2019）
　https://www.mhlw.go.jp/content/11908000/000496257.pdf（最終閲覧2021.2）

・海老沢元宏・伊藤浩明・藤沢隆夫監修：『食物アレルギー診療ガイドライン2016
　2018改定版』，協和企画（2018）

・文部科学省：『日本食品標準成分表2020年版（八訂）』，医歯薬出版，（2020）

・日本先天代謝異常学会編：『新生児マススクリーニング対象疾患等診療ガイドライ
　ン2019』，診断と治療社（2019）

・海老沢元宏監修：『食物アレルギーのすべてがわかる本』，講談社（2016）

・海老沢元宏監修：『食物アレルギーのつきあい方と安心レシピ』，ナツメ社（2016）

・朝田芳信：『子どもの歯と口の病気』，学建書院（2013）

・岩井勇雄ほか：『子どもの保健』，同文書院（2011）

・上田玲子編著：『子供の食生活と保育　小児栄養　第2版』，樹村房（2003）

・中野区医師会・中野区フリー活動栄養士会：「離乳食ブック」（2013）

・日本味と匂学会：『味のなんでも小事典』，講談社（2008）

・水野克己・水野紀子：『母乳育児支援講座』，南山堂（2014）

・水野清子ほか編：『子どもの食と栄養　改訂第2版』，診断と治療社（2014）

・向井美恵：『お母さんの疑問にこたえる乳幼児の食べる機能の気付きと支援』，医
　歯薬出版（2013）

・吉田惠子・綾部園子編著：『調理の科学』，理工図書（2013）

課題1　母乳と，牛乳，乳児用調製粉乳の成分の違いを調べてみよう

母乳および商品名	成　分
母　乳	

課題2　自分の摂食・そしゃく行動を思い出しながら順を追って書いてみよう

課題3　大人が食べる食事から離乳食をつくってみよう

例　カレーライス　→味つけする前ににんじん，じゃがいも，たまねぎを使って野菜スープをつくる。

課題4　調乳をしてみよう

【準備するもの】
　・調製粉乳：育児用調製粉乳やフォローアップミルク，ペプチドミルクなど
　・哺乳瓶　　・乳首　　・キャップ　　・温度計
〔消毒するために必要な用具〕
　・薬液　　・ボール　　・深鍋　　・電子レンジ　　・瓶バサミ　　・瓶ブラシ
【調　乳】
① 手洗いする。
② 各種調製粉乳の説明書を読み，すり切りひと匙でお湯をどれくらい入れるか確認する。
③ 調製粉乳を正確に測り，哺乳瓶に入れる。
④ 哺乳瓶に一度沸騰して70℃以上に冷ました湯をできあがり量の1/2～2/3程度入れる。

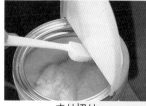

すり切り

⑤ やけどをしないように清潔なふきんや布などで哺乳瓶を包み哺乳瓶を軽く振って溶かす（泡を立てないように円を描くようにゆっくりと回すとよい）。
⑥ 分量どおりのお湯を入れる（目線を哺乳瓶のお湯を入れる予定の目盛りに合わせ，泡の下の分量までお湯を入れる）。
⑦ 乳首とキャップをして人肌（37～40℃）まで冷ます。

課題5　40℃に冷ましたミルクを腕にたらして体感してみよう

キャップを外してミルクの温度を測り，40℃に冷めたところで前腕の内側にたらしてみる。40℃程度の感覚を体感する。

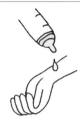

課題6　数種類の調製粉乳を規定どおりにつくり，味見をしてみよう

課題7　消毒をしてみよう

1．実際に消毒をしてみよう。

① 放置したままの哺乳瓶と乳首を洗う。
② 水を張ったボールに浸けておいた哺乳瓶と乳首を洗う。
③ 煮沸消毒してみよう。
④ 薬液消毒してみよう。1時間以上浸ける。
④ 加熱消毒（電子レンジ）してみよう。

2．煮沸・薬液・加熱消毒（電子レンジ）を行い，それぞれの短所と長所，注意事項をまとめてみよう。

煮沸消毒	
薬液消毒	
加熱消毒 （電子レンジ）	

幼児期の栄養・食生活の特徴

第7章

　幼児期とは1〜6歳である。乳児期に引き続き成長の著しい時期であり，神経・運動機能の発達には十分な栄養が不可欠である。また食嗜好，食習慣の基礎が確立する時期であり，食生活上の問題行動の対応などが，非常に重要となる。食育基本法の施行後，食育という考え方のもとで，人を育てるという食生活指導が求められ，幼児期は，食習慣の基礎づくりと位置づけられている。

成長と発達

1

1.1　身体機能

　幼児期は乳児期に比べると身体的発育速度はやや緩やかになる。体型をみると皮下脂肪の量が減少し，体重の増加に比べて身長の伸びが著しいため，細身になってくるのがこの時期である。

　乳児期に1年間で出生児の3倍になった体重は4歳では15kgと5倍になり，身長は5歳では約100cmと2倍になる。

　また，骨格をはじめ内臓器官，筋肉が著しく発達し，立位，歩行，走るなど運動機能が発達し，手足を使うことによって運動量や種類も増えてくる。戸外での遊びも加わり，運動による消費エネルギーは増加する。したがって，体重1kgあたりのエネルギーおよびたんぱく質必要量は成人に比べて多く，成長・発達に適した栄養を摂取する必要がある（表7-1）。

1.2　精神機能

　幼児期は言語，情緒，自我，社会性などの発達が著しい。神経系もまた盛ん

表7-1　幼児と成人の体重とエネルギーおよびたんぱく質必要量の比較

年齢（歳）	参照体重 (kg)		推定エネルギー必要量 (kcal/日)		(kcal/kg体重/日)		たんぱく質推奨量 (g/日)		(g/kg体重/日)	
	男 性	女 性	男 性	女 性	男 性	女 性	男 性	女 性	男 性	女 性
1〜2	11.5	11.0	950	900	82.6	81.8	20	20	1.7	1.8
3〜5	16.5	16.1	1,300	1,250	78.8	77.6	25	25	1.5	1.6
18〜29	64.5	50.3	2,650	2,000	41.1	39.8	65	50	1.0	1.0

注）推定エネルギー必要量は身体活動レベルⅡ。
出典）厚生労働省：「日本人の食事摂取基準（2020年版）」

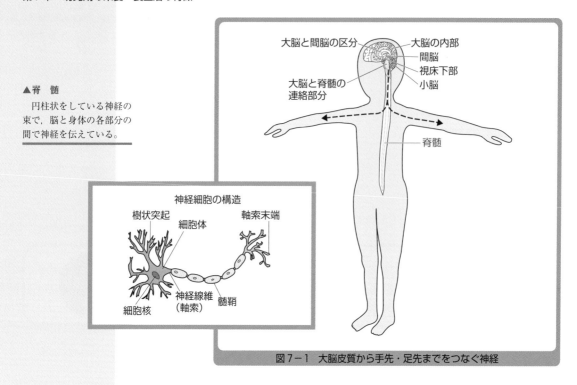

▲脊　髄
　円柱状をしている神経の束で，脳と身体の各部分の間で神経を伝えている。

　大脳と間脳の区分　　大脳の内部
　　　　　　　　　　　間脳
　　　　　　　　　　　視床下部
　大脳と脊髄の　　　　小脳
　連絡部分

　　　　　　　　　　　脊髄

神経細胞の構造
樹状突起　　　　　　軸索末端
　　　　細胞体
細胞核
神経線維　　髄鞘
（軸索）

図7－1　大脳皮質から手先・足先までをつなぐ神経

に発達する時期である。

　神経細胞と身体の末端を結ぶ神経線維は髄鞘で覆われることで，神経線維の機能を強化している（図7－1）。神経細胞の増加は胎児期3か月ごろ～生後6か月ごろまでに著しく発達し，その後は一部を除いて穏やかに成長する。しかし髄鞘は，生後2年間は形成を続けている。髄鞘の形成により運動機能の発達が進み，身体を動かすことでさらに脳との連絡回路は発達する。

▲髄　鞘
　神経線維の周りに何重にも渦巻き状態に巻いている神経周囲細胞から産生される膜。髄鞘に包まれている有髄神経は，包まれていない無髄神経よりも神経伝達速度が速くなる。

　髄鞘形成の時期に重症の栄養失調に陥ると，脳への障害が生じることが知られている。またこの時期は五感の中で味覚，嗅覚などの発達も著しい。脳の発達のためにも，栄養バランスのとれた食事を続けることが何より大切である。

▲五　感
　第6章第4節，p.78参照。

1.3　感覚機能

　幼児期は脳の発達に伴い知的能力が高まり情緒が発達してくる。感覚機能の発達は脳への刺激を活発にする。食べ物のいろいろな要素を五感でとらえ，情報として脳へ送る。

　これらの情報は，好き嫌いの区別や味の記憶へとつながり，食欲発生にかかわってくる。食欲の有無は食べる量を左右し，幼児期の成長，発達にも影響を及ぼすことにもなる。食べたいという欲求がわいてくるような環境を整えることが必要である。

▲味　蕾
　第6章5.2，p.79・第9章5.1，p.135参照。

▲五　味
　第6章5.2，p.79参照。

　五感のうち味覚と嗅覚は早い時期から反応感度がよい。味覚は舌面上に分布している，味覚受容器（味蕾）で感知する。乳児には出生直後より五味を弁別

できる能力が備わっている。新生児は成人より味覚が敏感であるが，反射的な味覚反応にすぎず，その後は随意的な味覚として発達していくといわれている。幼児期から学童期にかけて徐々に敏感になり，小学校3年生ごろまでは発達を続け，その後あまり変化がない

1.4　摂食機能

（1）そしゃくの大切さ

そしゃくして食事をとることは，生命と健康を維持するために大変重要な機能である。そしゃくは，口腔周辺の器官ばかりでなく，食べ物を認知する力，体幹を支える力，食べ物を口へ運ぶ腕の力，手指の巧緻動作など，さまざまな器官の協調である。そしゃくすることで，丈夫なあごと骨の育成につながる。

そしゃくの発達で，いろいろな食品やさまざまな料理を摂取できるようになる。同時に唾液の分泌量が増え，消化酵素も増加し，消化機能も発達していく。幼児期は，きちんとかむことやかむ力を育む大切な時期でもある。

生後6か月ごろから乳歯が生え始め，満1歳で10本前後，2〜3歳で上下20本が生えそろう。永久歯に生え変わりが始まるのは，個人差があり就学前後である。

▲乳　歯
第6章5.4，p.85参照。

歯並びの異常や，歯の萌出の遅れなどがある場合には，うまくかみしめることができないため，かたいものや繊維質のものを嫌がるようになる。口腔機能の発達も摂食機能の向上につながる。

（2）食べるという行為

そしゃく・消化機能の発達と同時に，手指の行動がみられるようになる，乳児期から幼児期にかけては，ひとりで食べる行為を覚える（表7-2）。手指を動かすことで脳は刺激されるため，毎食ひとり食べをすることは脳の発達を促すことにも効果的である。幼児期には，自分で食べようとする意思を尊重しながら，きちんとした食べ方を教えるのが大変重要なことである。

正しく習得させたい，はしのもち方を図7-2に示す。

表7-2　手指の行動発達（ひとり食べ）

月　齢	行動発達
2〜3か月	自分の手を注視する。
4〜6か月	手を伸ばしてものをつかむ。
6〜8か月	熊手型でものをつかむ。
10〜12か月	親指と人さし指でものをつまむ　→　自分でつまんで食べる。
12〜18か月	片手で道具（スプーン，フォーク，コップ，茶碗）を操作する。
18〜24か月	スプーン，フォークで上手に食べるようになる。 両手を使ってコップ飲みができる。
24〜36か月	握りばしができるようになる。

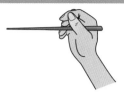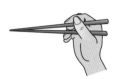

①まずは下のはしの練習。下のはしは動かない。はしの元のほうは親指のつけ根にしっかりはさむ。先のほうは薬指の爪のあたりでおさえる。

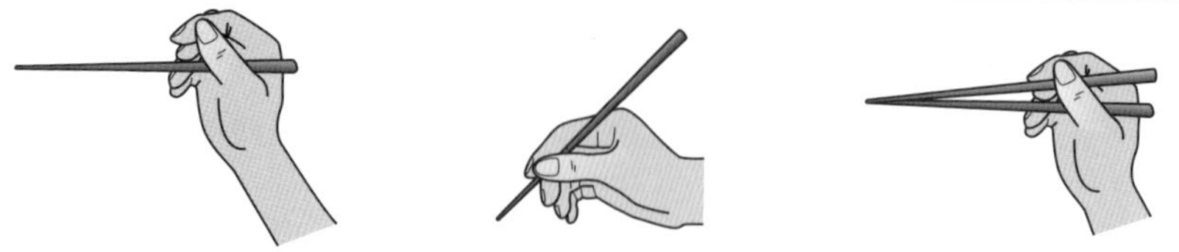

②次に上のはしの練習。えんぴつと同じように，はしの先のほうを親指・人さし指・中指ではさむ。はしの先のほうを動かしてみる。

③上のはしがきちんともてたら，その下にもう1本のはしを①の形で差し込む。

図7-2　はしのもち方

1.5　食卓で育てる社会性

　自我の芽生える1歳前後には，できなくてもひとり食べをしたがる。第一反抗期を迎える2～3歳ごろには，盛んに人のまねをするようになるが，うまくまねができずかんしゃくを起こす。このように社会性が芽生えてくる幼児期には，共食，すなわち社会食べができるようになる。

　共食によって子どもは人間関係の基礎をつくる。対人関係を求めるこの時期には，家族や友だちとともに食事をとることで，コミュニケーションを楽しむきっかけとなり，食事に関心をもち社会性の芽生えとなる大切な場となる。

2　食習慣の形成

2.1　生体リズムの大切さ－生体リズムと生活活動

▲生活活動
　朝起きてから眠るまでの1日の活動。

　人間には意識することなく，決まった周期で身体機能を働かせる生体リズムが備わっている。成長・発達には生体リズムと連動した生活活動（起床，食事，排泄，運動，睡眠など）が重要である。健全な生体リズムは昼に活動し，夜は休息をとるという適切な生体反応に適応することで形成される。食リズムも同様で朝・昼を主体とし，夜は軽めな食事が望ましい。

　消化・吸収は一定のリズムで行われる。決まった時間に3度の食事を繰り返すことで，生体はそれを学習して，消化酵素を分泌するような機能が形成される。これを「接触予知反応」という。

▲生活リズム
　起床，食事，排泄，運動，睡眠などの生活活動のリズム。

　身体を動かしよく食べ，よく寝るためには，規則正しい生活リズムが大切である。大人は子どもとともに過ごす時間をつくりながら，子どもの生体リズムが保てるような生活時間をつくる必要がある。

2.2　嗜　好

　五味の中で，子どもが一般的に好むものは甘味（主にエネルギー源）やうま味（主にたんぱく質源）である。感覚的満足感ということだけでなく，栄養成分の摂取という観点からもその役割は大きい。しかし感知できる濃度が高いため，摂取過多になりがちな甘味とうま味の摂取には十分な注意が必要である。

　子どもが一般的に嫌うのは，酸味と苦味である。反対に感知できる濃度が低いため少量でも強く感じてしまう。またうま味成分は摂取しているうちに慣れるので，大人になると味覚の好みが変わってくる。

　塩味の味覚は後天的な味覚体験により形成されるので，乳幼児期の塩味の濃い食事により一生を通して濃い塩味を好む味覚が形成される。生活習慣病の観点からも，薄味を好む味覚形成が望まれる。

2.3　マナーを身につける

　家族や友だちとの共食で欠かせない「いただきます」，「ごちそうさま」のあいさつやテーブルマナーなどの食事の際のマナーは，幼児期のうちにきちんと身につけておきたい（表7－3）。周りの人の影響を受けやすい時期なので，共食は絶好の機会である。

　人は食べなければ生きていけない。ほかの生物の命を"いただいている"という敬意や感謝の気持ちを忘れず，慈しむ心構えが大切である。

2.4　食習慣

　食べられる食品が増える3歳ごろからは，特にバランスのよい食事を心がけたい。日ごろからバランスのよい食事をとっていると，自然と習慣化される。

　脳の発達により栄養や食品に対する知識も増え，正しい食習慣を理解することができるようになる。

　栄養バランスのよい食事の例として，日本型食生活の特徴を表7－4に示す。

　近年では日本人の食事は欧米化の傾向が強く，動物性脂肪過多が問題になっている。日本型食生活に欧米型食生活のよいところを取り入れて，生活習慣病の予防にもつなげていきたい。

表7－3　幼児の食事のマナー

・食前の手洗い。	・残さず食べる（食べられる量を盛りつけたとき）。
・食前食後のあいさつ。	・こぼしたりまわりを汚さない。
・正しい姿勢で食べる。	・だらだら食べない。
・食器を正しい位置に並べる。	・仲良く食べる。
・はしを正しく使う。	・好きなものだけ食べない。
・よくかんで食べる。	・食後に口のまわりや手をふく。
・食べ物を口の中に入れて話をしない。	・食後に歯を磨く。

表7-4　日本型食生活の特徴

・ごはんを中心に，魚，肉，牛乳・乳製品，野菜，海藻，豆類，果物，茶など多様な副食などを組み合わせた食生活で，一食，一日単位ではなくとも，数日から一週間の中で組み立てることができる。
・日本の気候風土に適した多様性のある食として，日本の各地域で生産される豊かな食材も用い，健康的で栄養バランスにも優れている。
・「日本型食生活」の要素は，ごはんと汁にバラエティのあるおかずを組み合わせた「和食」の基本形と言うべきものである。ごはんには麦や雑穀を加えてもよいし，汁にも様々な具を使うことができる。おかずはハンバーグ，野菜，乳製品など様々なものを取り入れることができる。
・ごはんと組み合わせる主菜，副菜などは，家庭での調理のみを前提とせず，中食，冷凍食品，レトルト食品，合わせ調味料などの活用や外食との組み合わせもできる。

出典）農林水産省：「日本型食生活」のすすめ（2015）

3 食生活上の問題

3.1　食行動における問題－問題のとらえ方の重要性

▲偏　食
　好き嫌いが激しく，特定の食べ物だけを食べる。

　食行動で問題としてあげられるのは，食べるのに時間がかかる（32.8％），偏食をする（30.1％），むら食い（29.2％），遊び食い（24.8％），食事より甘い飲み物やお菓子を欲しがる（18.3％）などである（平成27年度乳幼児栄養調査）。

　子どもの発達に対する保護者の理解度により，問題ととらえるか，とらえる必要はないのかが変わってくる。食べ物や食器で遊ぶなどの行為は，子どもの食行動の発達過程にある現象で，いずれ卒業する。偏食にはことばの表現，自我の発達，味覚の細分化，心の状況変化などが関与すると考えられる。過剰な心配と指導は，子どもの食欲や意欲の減退を招き，問題行動の解決にはならない。この時期の偏食は固定化しない特徴がある。望ましい対応としては，空腹感をもって食事に向き合えるように，間食（おやつ）の与え方や適度な運動を心がけることが大切である。

　栄養教育の方法として「幼児の食行動上の問題と対応」を表7-5に示した。チェックポイントを参考に，問題行動か否かの判断がまず必要である。

3.2　虫歯は予防

▲歯　垢
　歯の表面に付着した黄白色の粘着性のもの。プラークともいう。

　虫歯は歯垢の中の，ストレプトコッカス・ミュータンス連鎖球菌（虫歯菌）が砂糖を基質（餌）として酸を生成し，その酸で表面のエナメル質が溶かされること（脱灰）で発症する。食べ物の残りかすなどが歯垢を形成する。歯垢の中にいる細菌類が多糖類や酸を生成するが，歯の表面のエナメル質は酸に弱い。エナメル質のpHが低下し溶け始める。これが頻繁に起こると虫歯を発症する。

表7－5　食行動上の問題と幼児の保護者への対応

問題行動	チェックポイント	相談のポイント
遊び食い	・摂食行動の未熟性としてみられる行動としてみているか。 ・自由な歩行がその要因になっていることを認識しているか。 ・食欲不振になっていないか。 ・食卓に食事以外で興味のある物を置いていないか。	・摂食行動の発達が目覚ましい時期。子どもの食べ方を受け止める大人側の捉え方，視点を変えることが大切。 ・その時期における食物摂取の仕方（手づかみ食べなど）の発達過程の一現象として受け止める。 ・空腹の体験をさせる（間食，食事間隔の適正化など）。
むら食い	・発育速度の緩慢化現象の認識度と食事，間食摂取量との関係。 ・空腹の体験状況。 ・情緒が分化したことによる食事時の感情の起伏の出現。	・乳児期に比べ，成長速度が減速したための適応現象として捉えることが適切。 ・食欲不振や偏食になっていないか。 ・空腹の体験。 ・食事に集中できる環境づくり。 ・食事時にかんしゃく，怒りが原因となっている場合には静観を。
偏食	・離乳期における食体験状況。 ・子どもに対する保護者の養育状況：母親の就労（家事時間，調理時間などの不足）や養護の不適切さなど。 ・家族の食習慣：日頃の食事内容，両親や兄姉の食嗜好の偏りなど。 ・子どもの性格：神経質，わがまま，反抗期，嫉妬心など。 ・食欲不振の有無。 ・虫歯の有無。	・偏食の捉え方：嫌う食品の種類，偏食の程度や期間，調理方法により解決するかなどを検討。 ・一過性のものであれば，しばらく供与を中止する，または代替食品を利用するなどで対応。家族の食事内容，食べ方，養育態度の改善。 ・調理法の工夫。 ・食事環境の配慮：外食など食事場所を変える，弁当による食事体験，友達との会食など。 ・嫌いな食材を用いた調理・栽培体験。 ・空腹の体験。
食事時間が長い	・食事内容が子どもの咀嚼力，食べる技術に適応しているか。 ・食事中にテレビ視聴など気の散る要素が加わっていないか。 ・食事中におしゃべりが旺盛で食事が止まっていないか。	・特に3～5歳代では低年齢幼児の面影を残す3歳と，就学前の5～6歳児との咀嚼力，箸の使い方に差がみられるのでその点に留意する。 ・食事に集中できる環境の整備。 ・食事中のコミュニケーションは食後の楽しみにし，食事時間はある程度しつけを重視する。
小食・食欲不振	・病気の有無。 ・心因性の要因の有無。 ・体格の把握と発育状況の関連付け。 ・日中の生活状態：主に遊び。 ・続柄。 ・養育態度。 ・生活の仕方（リズム，遊びなど）。 ・間食のとり方。	・発育過程でみられる時期的な食欲不振であれば，食事の適正量の捉え方を変える。 ・小食，食欲不振の訴えは第一子に多い。これは養育態度が関与していることを示唆している（主として無理強い，過干渉）。 ・生活時間の調整，戸外遊びの奨励。 ・献立，調理，盛りつけ量の配慮。 ・供与する間食回数や量の減少。

出典）水野清子：『栄養指導・栄養教育』，坂本元子編，第一出版，pp.161～162（2005）

歯垢をつくらないことが虫歯の予防になる。

　予防法は，①食後の歯磨きやうがいの習慣化，②間食（おやつ）は規則的に，③砂糖の多く含まれる菓子や飲み物の摂取に注意，④よくかんで食べる習慣化，⑤歯科検診を定期的に受けることである。

▲かんしゃく
　感情がコントロールできず，欲求不満の興奮状態。泣き叫ぶ，物を投げるなど，一過性のもの。

虫歯のできやすい年齢は2～3歳と乳歯が永久歯に生え変わるころである。幼児期の虫歯予防は特にあごや永久歯の正常な発育につながるので重要である。

3.3　そしゃくに問題のある子ども

（1）「かまない・かめない」子どもの増加

近年，保育所などにおいて，「食べたものを口にためて飲み込まない」，「かたいものがかめない」，「飲み込みが下手」，「よくかまないで丸飲みしてしまう」など，子どもの摂食機能の低下が問題になっている。

乳幼児期のそしゃく能力は摂食経験の積み重ねによって発達する。日々の学習で，成長とともに「よくかんで食べる」ことができるようになる。そのため離乳を適切に進めることは大切であり，その後の食べ方に大きな影響を与えることになる。

（2）「よくかむ」ことの大切さ

そしゃくとは，食べ物をよくかみ砕き，分泌させた唾液と混ぜ合わせ，飲み込みやすい大きさのもの（食塊）にして，食べ物の消化・吸収を高めることである。「よくかむ」ことは健康増進に直接・間接的にかかわっており，第3次食育推進基本計画においても，そしゃくに関する目標事項が掲げられている。

「よくかむ」ことの大切さを以下にあげる。

・唾液の分泌が高まるため，唾液の生理機能が期待できる……唾液には，① 食塊をなめらかにし飲み込みやすくする，② 消化を助ける，③ 消化管粘膜を保護する，④ 口腔内の洗浄作用や唾液に含まれる抗菌性物質により細菌感染を防ぐ，⑤ 歯の再石灰化を促し虫歯を予防するなどの作用がある。

・食べ物を「味わう」ことができる……食べ物はかむことで形を変え，口腔内を移動する過程で味覚，触覚，痛覚および嗅覚などの感覚受容器に触れ，味が評価される。

・満足感を得やすい……よくかんでゆっくり食べると満腹中枢を刺激し満足感を得やすい。その結果過食を避けることができ，肥満の予防や解消に有効である。

・口腔の筋肉や骨の発育・発達を助ける……あごの骨の成長を促し，歯並びのスペースが確保されやすくなる。

・脳の活動が盛んになり学習効果が向上する……よくかむと脳に流れる血液量および記憶関連物質の分泌量が増加するためと推察されている。脳の発育・発達期にある子どもには，かむ習慣を身につけさせたい。

（3）「よくかむ」習慣づくり

そしゃくの基礎は離乳期に学ぶ。離乳が完了してそしゃく機能が盛んに発達する1歳半～2歳ごろには，そしゃくの基礎を完成させるようにしたい。さら

▲離　乳
第6章 第5節，p.78～参照。

▲唾　液
耳下腺，舌下腺，顎下腺などで血漿成分をもとに生産され，口腔内に分泌される。電解質や消化酵素のアミラーゼ，ムチンのほかに分泌型IgA，リゾチーム，ラクトフェリン等の抗菌性物質を含む。

に乳歯が20本生えそろうことで本格的なそしゃくが可能となり，個人差はあるが満3歳ごろにほぼ完成する。そのため幼児期になると，離乳食のようなやわらかいものばかりでなく，発育・発達に合わせたかたさや大きさの異なる多種類の食べ物をよくかんで食べる経験を積む必要がある。

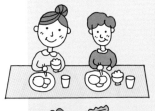

　近年は調理や加工食品の普及，食の洋風化などから食べ物がやわらかくなってきており，かむ回数の少ない食事が増加している。日常の食事には，いも，野菜（根菜を含む），果実，きのこ，豆や海藻などかみごたえのある食品をとり入れ，形や大きさ，かたさや弾力に変化をつけた調理法を工夫することが望まれる。また，食事中は，かむときに得られるさまざまな音や触感に興味がもてるような声かけをしていき，かむことによって味わえるおいしさや楽しさも伝えていきたい。

　そしゃく能力の発達は学童期以降の食べ方や食習慣にも大きな影響を与える

「かまない・かめない」子どもへの支援

コラム

　子どものそしゃくに問題があるときは，摂食機能に見合った調理形態に戻してそしゃくの基礎を学習しなおすことがすすめられている。

　保育所などにおける対応では，子どもの食べ方の実態把握から問題点を抽出し，保護者の協力を得て改善に取り組むことになる。

　対応例を以下にあげる。支援する保育者は子どもの気持ちに寄り添う働きかけを大切にし，食事が楽しいものとなるよう配慮することを忘れてはならない。

　① **かたいものがかめない**　食事の内容にやわらかいものが多く，かたいものを食べる経験が少ない場合に起こる。かむ力が弱くて飲み込める状態にできない食べ物は何か，どのようなものならかむのか，子どもの状況を確認しそしゃく能力に見合う調理形態の食べ物で，前歯でのかみ取りや奥歯に食べ物を移動させてかむ練習から始め，徐々に調理形態を変化させてかむ力をつけていく。

　② **飲み込みが下手**　食べ物をやわらかい状態に戻して口を閉じて飲み込む練習から始め，そしゃくの基礎を学習しなおす。口いっぱいに押し込んでむせるときは，適切な一口量を教える。

　③ **よくかまずに丸飲みする**　子どものそしゃく能力以上に食べ物がかたかったり細かくしすぎたりすると丸飲みの原因となる。またスプーンでたくさんの食べ物を口の奥に入れる，急がせて次々と食べ物を口に入れる，汁もので流し込むなどの不適切な食事介助は丸飲みを誘発させたり，助長することになるので気をつけたい。

　手にもって食べやすいもの（バナナなど）を，前歯でかみ取って食べる練習や子どもの摂食機能に合わせたかたさや大きさの食べ物をゆっくりかんで食べる習慣をつけさせる。

　食欲が旺盛で口一杯にほおばり，ほとんどかまずに流し込む子どもには，食べる一口の量を減らし，次の一口はなくなってから入れることを教えるとともに，食事を人と楽しみながらゆっくりと食べることができるような環境づくりにつとめる。

ことになるため，幼児期にはしっかりとかむ習慣を身につけさせることが大切である。

 4 幼児期の食事

4.1　朝　食

1日の始まりの大切な朝食は慌ただしい中で食べることも多いが，朝食をとると脳や消化器管は活発に活動し始め，生理機能が高まる。一方，欠食すると午前中の活動力，集中力が低下する。欠食させないことが大切である。留意点を以下にあげる。

- ・献立は準備が簡単で，前日に準備ができ，毎日つくり慣れているものがよい。
- ・脳のエネルギー源となる炭水化物（こめ）は血糖値を徐々に上げるため腹もちがよい。
- ・パンは食物繊維が多いものを選ぶことで，しっかりかんで食べる習慣が身につき，そしゃく力の発達に効果的。
- ・炭水化物を中心にビタミン，無機質，食物繊維をバランスよくとるように心がける。

4.2　昼　食

幼児期は活動量が多く，たくさんのエネルギーを消費している。昼食よりも夕食のほうに比重を多くとりがちであるが，昼食の割合を多くするのがよい。保育の場で，友だちと食べることの多い昼食は，子どもが大好きな食事である。栄養的にバランスのとれたおいしい昼食にしたい。

（1）給　食

- ・栄養士・管理栄養士などが献立を作成しているため，適正量でバランスのとれた栄養摂取ができる。
- ・家庭とは違った集団の中で食べることを生かした食事指導を受けることができる。
- ・核家族が進む昨今，多くの友だちと食べることで人間関係を育むことができる。よい情操教育の場となる。
- ・従来の食文化の伝承は家庭や地域が実践の場であったが，核家族化，地域間の交流が減少した現在，給食がその役割を担っている。
- ・連絡帳の往来や献立表の配布，試食会の開催などにより，家庭と保育の場の連絡を密にすることで，食事摂取状況を正しく共有する。

1）食物アレルギーへの対応　　医師の診断書に従った給食の提供が行われ

▲脳のエネルギー

　脳はどの臓器よりも多くのエネルギーを消費するにもかかわらず，ブドウ糖以外をエネルギー源にできない。しかし脳のブドウ糖蓄積容量は小さい。

　ブドウ糖と果糖を結合したものである砂糖は構造が簡単で消化・吸収が速く，すぐに脳にエネルギーを供給できることから「脳のごはん」ともいわれる。

▲食物アレルギー

　原因となる食品は，第4章表4-7，p.50参照。

　第10章2.4，p.153・第11章7.3，p.174〜参照。

る。家庭と保育の場での情報の共有が大切になるため，連絡帳，献立表の配布をおおいに活用し，誤食事故には特に配慮が必要である。

　　2）保育所給食の実際　　保育所給食は，昼食・間食が基本となるが，延長保育の場合には夕食がある場合もある。

　乳幼児は成長・発達が著しい。それぞれの子どもに見合った，適正な給食の提供が大前提である。

　適正な給食であることの前に，子どもたちが口にする食事が安心・安全であるように万全を期する必要がある。給食施設では検食を行い，各職員は食中毒の予防につとめ，万が一に備えて保存食を保存している。

　保育所給食の食事は，3歳未満児食（調乳，離乳食，1〜2歳児食）と3歳以上児食（3〜5歳児）の二つに区分される。区分ごとに給与栄養目標算出例や食品構成表を用いて栄養計画を立てる。乳児については『日本人の食事摂取基準（2020年版）』の月齢別（0〜5か月，6〜11か月）を踏まえて，保育の実態に合わせた乳汁および離乳栄養を柔軟に実施する。

　献立作成の際には，子どもが栽培・収穫した食材料を取り入れる。

（2）弁　当

　弁当は調理をしてから食べるまでの時間が長く，低温保存も難しいため調理をする際には十分な衛生上の注意が必要である。

　幼児の弁当によくみられる特徴を以下にあげる。

・ふりかけやのりで食べやすくしたごはんやおにぎり。
・彩りがよい（卵焼き，プチトマトなどの黄，赤の活用）。
・盛りつけがかわいらしい。
・野菜ではにんじん，ブロッコリーが多い。
・主菜にハンバーグ，コロッケなどの肉類や揚げ物が多い。中にはオムライス，チャーハン，焼きそばなどの単品もある。

　いずれも子どもたちが好きで食欲をそそることが期待できる内容である。しかし，子どもの好みを重視するあまり内容が偏る心配がある。子どもの好みも尊重しつつ栄養バランスのよい弁当を心がけたい。

　　1）理想的な栄養バランス　　食品の色（次頁コラム参照）から栄養バランスを考えるとき，白（穀類等）を中心に赤・黄・緑・黒のうち数種類を組み合わせるとおのずとバランスがとれてくる。また，表面積の割合が主食3：主菜1：副菜2となるように詰める方法もあり，栄養バランスが理想的になる。

　　2）各種栄養素を取り入れる　　成長期に必要な動物性たんぱく質やカルシウムや鉄を多く含むもの，脂質は大人にとって控えたいところだが，子どもにとっては効率のよいエネルギー源となる。不足しがちないも類や豆類は弁当の1品になりやすい。

　弁当づくりの留意点を以下にあげる。

▲検　食
給食を供する前に，栄養量，食事の質（食べやすいか，おいしいかも含む），衛生面に問題はないかをチェックすること。必ず検食してから供する。

▲食中毒の予防
食品のチェックや給食設備を十分に衛生管理し，食中毒を予防する。また，職員は検便や定期健診などを行い健康管理につとめる。第4章2.2，p.46，47参照。

▲保存食
食中毒が発生した場合に原因を明らかにする目的で，食品および調理済み食品は－20℃で2週間以上保存することが義務づけられている。

▲理想的な栄養バランス（弁当箱の表面積の割合）

| 主食3 | 主菜1 |
| | 副菜2 |

・理想的な栄養のバランスであるか。

・おいしく仕上がっているか。

・盛りつけは子どもの食欲をそそるものになっているか。

・食中毒の心配はないか（ごはんやおかずを冷ましてから詰めているか）。

・弁当箱や食具は子どもに適しているか。

・予算を超えていないか。

・朝の短い時間で手早くつくることができるか。

4.3　夕　食

　夕食は朝食や昼食とは異なり家族がそろい，1日の食事の中でもっともリラックスできる食事となる。家族が集まり，会話を交わしながらの食事は楽しい。栄養バランスのとれた食事を用意したい。ときには家族の大好きなおいしいものなど，楽しみとなる要素があるもの，ごちそうと呼べるものなど心の栄養になるものも必要である。

　何を食べるかだけではなく，誰と食べるかも大事にする。また睡眠の数時間前には食事を終える。夜食は朝食への影響もありよくない。さらに親と生活時間が合わず，いっしょに食事ができない子どももいる。食育の見地から子どもひとりで食事をさせないように，つねに大人が努力をすることが望ましい。

4.4　間食（おやつ）

（1）栄養的な役割

　幼児の胃は小さいため，3度の食事だけで必要なエネルギーや栄養素を満たすことが難しい。そのため間食（おやつ）（表7-6）で不足しがちな栄養素を補う必要がある。

　3度の食事＋間食を1セットと考えて大いに活用したい。1〜2歳児は午前・

コラム

5色の組み合わせで栄養バランスをとろう

　白……はくさいやだいこん等の「その他の野菜」。身体の粘膜を保護し，抵抗力・免疫力を高める。ごはんやパン等の主食のほか，卵白，牛乳，豆腐も白。

　赤……肉の赤身，まぐろなど良質なたんぱく質や脂質を含んだ，活力源になる食品。トマトやいちごも含まれ，赤くて生で食べられる食品にはエネルギーが多く含まれる。

　黄……納豆，みそなどの発酵食品。整腸作用があるので，消化を助け，促す。とうもろこしやみかん，レモン等の果物も黄。

　緑……ほうれんそうやこまつな等の緑黄色野菜。ビタミンやミネラルを多く含む。消化・吸収を促し，体調を整える。

　黒……海藻類やきのこ類。食物繊維が不要な物質を便に排出し，コレステロール値を低下させ，糖質の吸収を抑える。ごまも黒。

表7－6　いろいろな間食（おやつ）

目　的	内　容
栄養量を補いたいとき	炭水化物，ビタミン，食物繊維，たんぱく質，カルシウムを含む食品。いも類，乳類，バナナ
そしゃく力を補いたいとき	こんぶ，田作り，ハードビスケット，せんべい，野菜のスティック，炒り大豆ほか豆類，かりんとう，さきいか，おこし
自然の味を伝えたいとき	蒸したいも類（さつまいも，じゃがいも，さといも），果実類，ゆでたえだまめ，くず粉，とうもろこし，麦こがし（関東），はったい粉（関西）
伝統を伝えたいとき	福豆，ひなあられ，柏餅，ちまき，水無月，ところてん，わらび餅，おはぎ，さくら餅，おやき，草もち，月見団子
いっしょにつくりたいとき	ピザ，ホットケーキ，パン，もちつき，ジャム，ヨーグルト，たこやき，お好み焼き，団子類，ケーキ，クッキー，蒸しパン，プリン，手巻きずし
水分を補いたいとき	お茶，牛乳，乳類飲料，果汁，レモネード，ソーダ水，フルーツジュース，ゼリー
楽しみたいとき	好きなもの，手早くつくれるもの

午後に各1回，3～5歳児は午後1回の間食がよい。

　消化のよいものや，次の食事の妨げにならないもの，甘味，塩味，香辛料の強くないものが適している。幼児期は新陳代謝が活発なので水分不足を招かぬように水分を多く含むものもよい。

（2）精神的な役割

　子どもは間食が大好きである。よく身体を動かして遊んだ後に，間食をとることで休息し，気分転換するのもよい。食事とは違った楽しい時間となるように心がける。仲のよい友だちや，きょうだいといっしょに食べる間食は貴重なひとときである。心の発達のうえからもよい情操教育となり，食事内容のみならず，楽しい遊びの要素も必要である。

▲情操教育
豊かな想像力や知的な好奇心を育む。

（3）教育的な役割

　子どもが大好きな間食は，手洗いや「いただきます」，「ごちそうさま」といったあいさつなどのマナーを無理せずに身につけるよい機会になる。市販品にひと手間かけたり，簡単な料理をいっしょに手づくりすることで，食に関する興味や関心を高めることができる。かむという動作を加えることで脳や味覚の発達を助けることを頭に入れ，間食のメニューを選びたい。

幼児期の食育の実際　5

　成長・発育に必要な栄養量を与え，かつ食育の観点から，幼児期の子どもに適した献立を考える。さらに食品そのもののうま味を生かせる調理法がよい。
　食事の基本は心の安定と，子どもの食べる意欲を育てることが大切である。

食育の観点から留意すべき点を以下に示す。

・幼児自身の食べる技術に合わせ，除々にかたいものや繊維質のものも食べられるように，そしゃくの練習を繰り返し行う。

・かむことを習慣づける内容をつねに取り入れ，将来の食習慣の基礎をつくる。

・お腹がすくような，外遊びや栽培活動などさまざまな機会や環境への配慮をする。

・食欲がないとき，幼児の意思表現をときには重視し，無理強いせず食事時間を30分程度で切り上げる。

・食べ物がもつうま味を引き出す調理をし，薄味にする。

・ゆとりのあるときに，いっしょに買い物をして食品をみて選ばせ学ばせる。

・簡単な手づくり料理をいっしょにつくることで，食べることに興味や関心をもたせる。

・料理を食べる前の，最後の一品盛りつけ，配膳，後片づけなど，簡単な内容のお手伝をその子どもに合う範囲でさせる。

・感染に対して抵抗力が弱く，嘔吐や下痢などの消化器系症状が出やすいので，衛生面に配慮し，感染の危険を防ぐ。

・地域でとれる野菜，魚，果物などについて，興味をもつように上手に話をして，地域のよさを理解させる。

▲栽培活動
　野菜や花の種まき，苗植え，水やり，観察，収穫を経験し，生命の営みを学習する。

6　幼児期に伝えたいこと

6.1　食べ物の知識

　人間の身体は毎日の食べ物によってつくられ，食べ物は生きて生活していくために必要だということを認識させる。家族や友だちといっしょに食べる楽しさや大切さ，社会とのつながりなどを，給食やお弁当を食べるときに具体的に教える。

　健康を保つためにはいろいろな食品を，バランスよく食べることの大切さを絵本や教材などを使い理解させる。また，食品が腸を通り排泄されることも理解させたい。よくかんで食べる→腸内への負担が小さくなる→消化・吸収しやすくなる→スムーズな排便につながることをわかりやすく伝える。

　食べ物が食卓に並ぶまでに多くの人びとの手を経ていることを示し，感謝の気持ちをもたせる。

　食べ物を下水に流すとき，どれだけ水が汚染されるのかや，環境をきれいにすることの大切さを教え，身近なことから実行できるようにする。

6.2 食文化の伝承

お正月のおせち料理，桃の節句のひなあられなど祖先から受け継がれた食文化がある。町おこし，村おこしなどで，昔から受け継がれた食の文化を復活させようとする試みが各地で行われている。

日本では季節ごとに伝統を受け継ぐ多くの行事食があり，家族が集まり食事をしながら伝統の行事を楽しんだものである。しかし，食生活の多様化，核家族の増加，

表7−7　日本の主な年中行事と行事食

月	年中行事	行事食
1月	正月，七草，鏡開き，成人の日	おせち料理，雑煮，七草粥，お汁粉
2月	節分，立春，建国記念の日	だいず，恵方巻き，いわし
3月	桃の節句，春分の日	節句料理，ひなあられ，桜餅，ぼた餅
4月	花祭，お花見	甘茶，花見団子，草餅
5月	端午の節句，菖蒲湯，母の日	節句料理，柏餅，ちまき
6月	氷室の日，父の日	氷室饅頭，水羊羹
7月	七夕祭，夏祭，お盆，土用の丑の日	七夕料理，そうめん流し，うなぎ
8月	八朔の日，お盆（旧暦）	冬瓜料理，花餅，団子
9月	十五夜，秋分の日，敬老の日	月見団子，おはぎ
10月	ハロウィン，運動会，スポーツの日	かぼちゃ
11月	文化の日，七五三，勤労感謝の日	七五三祝膳，千歳飴
12月	冬至，クリスマス，大晦日	冬至かぼちゃ，クリスマス料理，年越しそば

食事に対する価値観の変容で，現状では日本の伝統的な年中行事を伝えている家庭は減少している。一方，地域によっては新しい年中行事も生まれている。

▲行事食
季節ごとの行事やお祝いの日に食べる特別な料理。

▲年中行事
毎年決まった時期に行われる行事。

子どものころの年中行事や行事食は楽しい思い出となり，大人になってからも続けたいという思いが残る。行事食は生活にリズムやアクセントをつけ，潤いをもたせ情緒的要素を十分にもち，将来の人間形成にも重要な役割を果たす。食べ物に対する感謝の気持ちやその土地ならではの食文化には意味があり，家族がそろって食卓を囲むよい機会となる。今の自分とのかかわりを知り，豊かな感性を育てる年中行事や行事食は次の世代へと受け継がせたい文化である。日本の主な年中行事と行事食を表7−7に示す。

●参考文献
・朝田芳信：『保育者が知っておきたい子どもの歯と口の病気−その対応と予防−』，学建書院（2014）
・上田玲子編著：『子どもの食生活　第2版』，ななみ書房（2013）
・小川雄二・須賀瑞枝：『幼児期の保育と食育−保育園・幼稚園でのすすめ方−』，芽ばえ社（2013）
・児玉弘子編著：『子どもの食と栄養　改訂第2版』，中山書店（2018）
・高野　陽・高橋種昭ほか：『子どもの食と栄養　第5版』，医歯薬出版（2013）
・田中栄一ほか：『お母さんの疑問にこたえる　すこやかな口　元気な子ども　小児歯科医からのメッセージ』，医歯薬出版（2007）
・堤ちはる・土井正子編著：『こどもの食と栄養』，萌文書林（2013）
・堤ちはる・土井正子編著：『子育て・子育ちを支援する　子どもの食と栄養　第7版』，萌文書林（2018）
・山崎祥子：『上手に食べる−食べさせる　摂食機能の発達と援助』，芽ばえ社（2005）
・農林水産省：第3次食育推進基本計画（概要）（2016）
https://www.maff.go.jp/j/syokuiku/3jikeikakugaiyou.pdf（最終閲覧2021.2）

課題1　幼児期は正しい食習慣を体験させることも大切である。食材料に興味・関心がもてるような与え方を年齢別に考えてみよう。

1. 1歳児のポイントをあげてみよう。

2. 2歳児のポイントをあげてみよう。

3. 3歳児のポイントをあげてみよう。

4. 4歳児のポイントをあげてみよう。

5．5歳児のポイントをあげてみよう。

課題2 食事のマナーを身につける方法を考えて，箇条書きにあげてみよう。

- ⬤
- ⬤
- ⬤
- ⬤
- ⬤

- ⬤
- ⬤
- ⬤
- ⬤
- ⬤

課題3 お弁当づくりのポイントを3点あげ，それぞれ調べてみよう。

1.

2.

3.

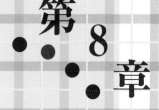

第8章 学童期・思春期の栄養・食生活の特徴

1 発育の特徴

▲思春期
　医学的には「第二次性徴の始まりから成長の終わりまで」とされている。日本の現状では，6歳ころから18歳ころまでがこの時期にあたる。

　学童期は6〜12歳までの年齢をさす。思春期に明らかな年齢区分はないが，本書では学童期を含む6〜18歳としている。思春期は，乳幼児期から思春期までの成長期の中で特徴がある。身長，体重，胸囲などとして測定される器官（呼吸器，消化器，筋肉，骨，血液など）の成長が著しいのが思春期であり，乳幼児期に次いで急上昇する。この期の身長および体重の増加はめざましい。成長速度の急上昇がみられる年齢は個人差が大きく，おおむね男子よりも女子のほうが早いといわれる。

　生殖器（子宮，卵巣，睾丸など）も，思春期に成長速度が増大し，第二次性徴が現れ，男性は精通，女性は月経が始まる。

2 栄養の特徴

2.1　エネルギー必要量

▲推定エネルギー必要量
　資料，p.193参照。

　1日あたりの推定エネルギー必要量が生涯で最大になるのは，男性で15〜17歳，女性で12〜14歳である。この期は基礎代謝量が生涯でもっとも高いため，身体活動に必要なエネルギーも多くなることと1日あたりの体重増加量も乳児期に次いで思春期では多く見込まれているためである。この期に必要エネルギーの摂取不足が続くと，成長が阻害される。思春期は成長急進期であるため，栄養不良の影響を受けやすい。

2.2　栄養素の推奨量

　栄養素の必要量についても，生涯を通して思春期がもっとも多い。この期で配慮が必要な栄養素はカルシウム，鉄，ビタミンB_1であり，これらは摂取不足を招きやすい栄養素でもある。

　成長期は体内カルシウムの多くが存在する骨量が増加し，身長も伸びる期で

表8-1　体内へのカルシウム蓄積量と推奨量（mg／日）

年　齢	男　性		女　性	
	蓄積量	推奨量	蓄積量	推奨量
1～2	99	450	96	400
3～5	114	600	99	550
6～7	99	600	86	550
8～9	103	650	135	750
10～11	134	700	171	750
12～14	242	1,000	178	800
15～17	151	800	89	650
18～29	38	800	33	650
30以上	0	700～750	0	600～650

出典）厚生労働省：「日本人の食事摂取基準（2020年版）」

ある。骨量がもっとも蓄積されるのは，12～14歳であり，思春期中頃に体内へのカルシウム蓄積速度は最大になる。また，体内へのカルシウム蓄積量も最大になることから，カルシウム推奨量は成人の約1.2倍となる（表8-1）。カルシウムは汗へも排泄されるため，夏期に運動し発汗量が多い場合は，損失分を考えてより十分な摂取を心がける。

　鉄が欠乏すると貧血，運動・認知機能の低下が起きるため，鉄の需要が高くなるこの期は，特に配慮が必要である。鉄の体内の分布場所は赤血球のヘモグロビンに6割でもっとも多く，肝臓や脾臓の貯蓄鉄として約2～3割，その他筋肉などの組織である。成長期には血液量が増加し，ヘモグロビンが多くつくられる。そのため，ヘモグロビンの鉄蓄積は，成長急進期の学童期後半から思春期にかけてが，生涯でもっとも多い。思春期の女子では，月経血による鉄損失が始まるので，その分を補うために必要な鉄量が加算されている。

　ビタミンB_1の推奨量もまた，思春期前後でもっとも多くなる。ビタミンB_1はエネルギー代謝に関与するため，推奨量はエネルギー摂取量あたりで決められている。思春期は，摂取エネルギーが多いので，ビタミンB_1の必要量も多くなる。

 # 心身の発育・健康と食のかかわり

3.1　鉄欠乏と学習能力

　鉄欠乏には，鉄欠乏性貧血（鉄分が不足して酸欠状態になり，息切れ，めまい等の貧血症状が現れる）と潜在性鉄欠乏（貧血症状はない。貯蓄鉄が減少）がある。鉄欠乏が頻発するのは，男女とも成長が急伸する乳児期と思春期で，さらに女

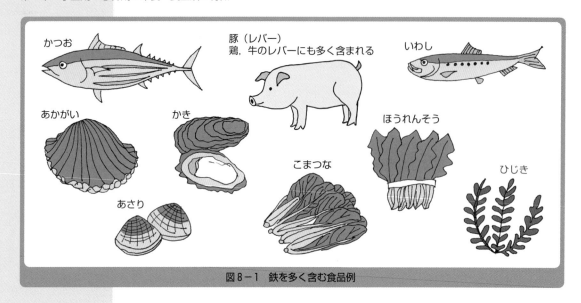

図8-1　鉄を多く含む食品例

▲ひじき

　干しひじきは鉄釜で調理するのがよい。煮沸する際に使う釜によって鉄分量が大きく異なることがわかったためである。鉄釜55mg/100g，ステンレス鍋6.2mg/100g。

性では妊娠期である。

　部活動での運動などによる「スポーツ貧血」と呼ばれる溶血性貧血もある。運動時の足底への強い衝撃が赤血球を壊し，鉄を失うためである。中学ならびに高校女子生徒の貧血有病率は，1990（平成2）年以降増加傾向にある。

　ヘモグロビンが減少すると，酸素が体内の各組織に行き渡らず，酸素不足になるため，それを補うために心拍数が上がる。鉄欠乏性貧血の症状は動悸，息切れ，だるさ，注意散漫，疲れやすい，穏やかさに欠ける，落ちつきがないなどである。鉄の欠乏は少しずつ進み，見過ごされてしまうことが多いため，体質だと誤解されて気づかれにくい。こうした症状は，学習を続けるうえで障害となり，学童期の子どもに学習能力や認識能力の低下を招く[1]。貧血に至らなくても，潜在性鉄欠乏で学習能力が低下するおそれもある。

　不足しがちな鉄は，食事から摂取することが望ましい。鉄分の多い食品を含んだ食事を心がけることはもちろん，量だけでなくバランスにも配慮し，1日3食で，バランスよくこまめにとるのがよい（図8-1）。たんぱく質やビタミンCは鉄の吸収を助けるため，これらとともに摂取する。逆に，コーヒーやお茶に含まれるタンニンは，鉄の吸収を妨げるので，食事とは時間をずらして飲むほうがよい。

3.2　ビタミンB₁欠乏と脳機能

▲ウェルニッケ・コルサコフ脳症

　健忘，記憶力低下などがみられ，精神的な面への影響が大きく，慢性化すると脳に不可逆的病変が生じる。

　脳や神経は糖質を主なエネルギー源とするため，糖質をエネルギーに変換するために必須なビタミンB₁が不足すると脚気やウェルニッケ・コルサコフ脳症といった症状が現れる。

　脚気は，疲れやすい，集中力が出ない，肩がこる程度からはじまり，落ちつ

表8−2　ビタミンB₁を多く含む食品

肉・魚類	穀　類	海藻類，きのこ	豆　類	種実類
豚肉，豚レバー，鶏レバー，うなぎ，生ハム	小麦はいが，玄米，はいが精米，雑穀	のり，まいたけ，しいたけ	だいず，えんどうまめ，そらまめ	らっかせい，ごま，そば粉，ひまわりの種

きがなくなる，他人との協調性がなくなるなど，精神的な面にも影響が現れる。症状が進行すると歩行に障害が出る。脚気はかつて原因不明で，明治，大正，昭和初期には多くの死者が出たが，ビタミンB₁の発見とともに1960（昭和35）年ころには，日本ではほとんどなくなったとされていた。ところが1972（昭和47）年ころになって，激しい運動をする高校生や肉体労働をする人にみられるようになった。その原因は，エネルギー摂取量が著しく多いにもかかわらず，ビタミンB₁の摂取量が少なすぎた点にあった。

食生活はごはんに偏り，肉，魚，野菜などの副食はあまりとっていないうえに，甘いお菓子，清涼飲料水の摂取が多く，果実もほとんど摂取されていなかった。さらに，朝食をとらない者が多く，とっていてもコーヒーのみ，あるいはコーヒーと菓子パンなどで，豊富な食べ物がありながら偏った食生活を続けていた結果としての栄養素欠乏症である。

ビタミンB₁欠乏を招きやすい食事は，パンと飲み物，即席めんだけ，ごはんにうどんなど主食のみで済ます場合である。摂取エネルギーが多くなるスポーツ時は，お腹を満たすことだけに気をとられないよう配慮する必要がある。

3.3　亜鉛欠乏と成長障害，味覚障害

亜鉛が不足すると味覚障害や肌荒れ，ニキビ，口内炎，脱毛といった皮膚炎の症状が出る。亜鉛は体内にある多くの酵素の成分として，生命・健康の維持に欠かせない微量栄養素である。

必要量が多い成長期には，欠乏症が起こりやすい。亜鉛欠乏による発育障害は開発途上国で多いが，先進国でもみられており，亜鉛をとることで身長の伸びが改善されている。亜鉛欠乏が軽くて，みかけ上は健康であっても，成長に影響していると考えられている。

味覚障害は亜鉛欠乏によることが多い。亜鉛は細胞の新陳代謝に必要不可欠な成分で，味を感じとる味蕾を形成する味細胞の新陳代謝にも重要な働きをしている。亜鉛の不足が長く続くと，味細胞の更新が遅れるためその働きが低下し，味覚感度が鈍くなる。さらに成長障害もみられ，味覚感度の低い子どもに亜鉛を与えると味覚感度が高くなることも認められており，食欲が改善することも身長の伸びに影響したと考えられる。早めに対処しないと，回復が困難になることが多い。

亜鉛はかき，かに，牛肉，レバー，豚肉，たらこなどの動物性食品，アーモ

▲清涼飲料水
乳酸菌飲料，乳および乳製品を除く，アルコールを含まない飲料のこと。一般的にはジュース類，炭酸飲料やイオン飲料をさす。

▲亜鉛欠乏
第1章2.4，p.4参照。

▲味　蕾
第6章5.2，p.79・第9章5.1，p.135参照。

ンド，カシューナッツに多い。ダイエットや手軽な食事（パンだけ，めんだけ，おにぎりだけなど）を続けることが欠乏の背景要因になっている。亜鉛の吸収を阻害する食品添加物もあり，亜鉛摂取量が多いにもかかわらず，欠乏症を起こす例があり，加工食品に偏っている食生活も望ましくない。

▲亜鉛の吸収を阻害する
　食品添加物
　リン酸塩（ポリリン酸，フィチン酸）は亜鉛を体外に排出する作用がある。

4 食生活上の問題点と対応

4.1　朝食欠食の現状

　朝食をとらないことが日常化している子どもたちがいる。小・中学生の朝食の欠食状況は，ここ10年間大きな変化はないが，経年変化で比べてみると，小・中学生ともに若干ではあるが常時食べている割合が減り，どちらかといえば食べている，もしくはあまり食べていない割合が増えている（図8－2）。朝食を食べない理由は「朝起きるのが遅いので，食べる時間がない」「食欲がない」が多く，子どもの生活が夜型になってきていることがわかる。通塾率も高く，学校が終わった後，塾に行って帰宅すると深夜であったり，夜遅くまでゲームや携帯，スマートフォンなどをしていたりして，脳が十分に休めていないことも原因といえる。一方で，「普段から朝は食事をしない」，「食事が用意されていない」も理由にあげられており，成長期の子どもの朝食に対する保護者の意識の低下がうかがえる。

　令和元年国民健康・栄養調査報告によると，朝食を食べない人の割合が一番多い世代は，20～30歳代であった。欠食を始めた時期は，中・高校生からが多い（図8－3）。背景には，朝食より睡眠時間や身支度が大事だと考え，食事は後回しになっている状況がある。朝食は1日の生活リズムをつくることにも

▲通塾率
　小学生の46.7％，中学生の61.3％が通塾している。小・中学生あわせると54.0％になる。
　（文部科学省：学校基本調査，国立教育政策研究所：全国学力・学習状況調査，2017年データ）

▲生活リズム
　第7章2.1，p.96参照。

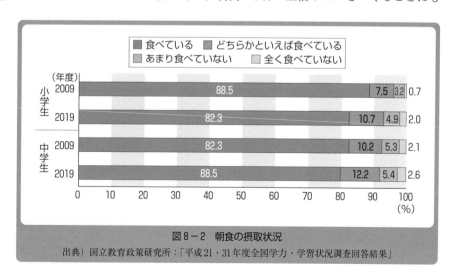

図8－2　朝食の摂取状況
出典）国立教育政策研究所：「平成21・31年度全国学力・学習状況調査回答結果」

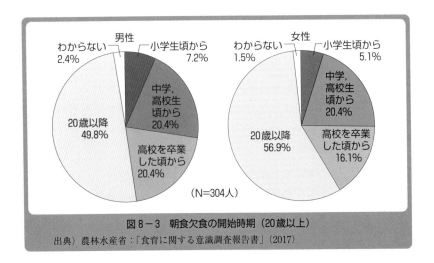

図8－3　朝食欠食の開始時期（20歳以上）

出典）農林水産省：「食育に関する意識調査報告書」（2017）

役立つ。朝食を食べないことが，成長期の子どもの心身の健康に与えている影響を理解し，1日の生活リズムをつくる活力源として朝食を大切にする習慣を身につけさせたい。そしてまた，自分が親になったときに，子どもの食生活習慣について考えることができるようにしたい。

4.2　朝食は成長を支える心身の活力源

（1）栄養素の摂食不足を招きやすい

　朝食を食べている人と，食べていない人の栄養素摂取量を比較してみると，欠食すると多くの栄養素で不足が目立つ（表8－3）。思春期に不足しがちな栄養素を摂取するためにも，朝食でもさまざまな食品を選んでとりたい。

（2）低血糖を招きやすい

　通常，人の血糖値は一定になるよう調節されているが，食間は低下する。低下度が大きいのが朝食前で，欠食するとさらに低下し，その状態で登校すると，脳へのエネルギー供給が不十分となる。血糖値が低いと攻撃的になったり，なんとなく怒りっぽくなったりなどの症状をもたらす。脳のエネルギー源となる糖（ブドウ糖）を多く含む主食のある朝食は，脳の活動源となる。

（3）不定愁訴を多くし，活力ある行動を起こしにくい

　身体・精神的な病気ではないが，心身に不調を感じており，健康とはいえない状態を不定愁訴という。主な症状は，疲労感，頭痛，頭重感，肩こり，めま

▲栄養素摂取量

日本人の食事摂取基準は資料，pp.191～201参照。

▲血糖値

　血液中のグルコース（ブドウ糖）濃度のこと。通常の状態では，血糖を下げるインスリンと血糖を上げるグルカゴンの作用によって一定となるように調節されている。

表8－3　朝食欠食と栄養素摂取状況

	エネルギー	カルシウム	鉄	ビタミンA	ビタミンB$_1$	ビタミンB$_2$	ビタミンC
	kcal/日	mg/日	mg/日	IU/日	mg/日	mg/日	mg/日
朝食摂取群	1,971	564	11.5	2,721	1.19	1.42	132
朝食欠食群	1,683	360	8.9	1,887	0.97	1.07	87

出典）厚生労働省：「平成12年国民健康・栄養調査結果」（全国）

い，注意散漫，怒りっぽいなどである。

　不定愁訴の要因として，睡眠時間の短さ，欠食が多い，朝食欠食であることがあげられる。近年では不定愁訴を訴える子どもが増えており，朝食欠食の回数と比例する傾向がみられる。小・中学生への調査では「疲れる」，「イライラする」を感じる割合が，朝食欠食者で高い[2]。一方で，摂取栄養素の不足も一因としてあげられ，特に，鉄とビタミンB_1の不足が影響する。さらに，低血糖による影響も無視できない。

（4）食事をとると体温を上昇させる

　体温は少しずつ変動しており，朝十分に上昇すると通学意欲が高くなり，イライラ感を感じにくい。また計算速度が早くなる，道路標識を確認できる率が高い，疲労感が少ないと報告され，午前中の体温と知的作業力が関係している。

（5）小・中学生の学習能力の低下を招くおそれがある

　朝食をとらない子どもは，教科を問わず正答率が低いという結果がみられる（表8-4）。こうした結果を招く原因は，朝食習慣のない家庭の保護者が子どもの学習に対する意識が低い可能性や，就寝時刻が遅く，睡眠時間が短いなどの生活習慣の影響もあるが，朝食欠食から栄養素の不足や低血糖，不定愁訴を起こしやすく，体温が上昇しにくいことが要因として大いに関与している。本来もっている知的作業能力を発揮するためにも，朝食は大切である。

（6）便秘につながりやすい

　小・中学生の調査では，朝食摂取は登校前の排便を促す結果が得られている。便を肛門のほうに強く押し進める運動は，朝食後に特に起こりやすい。朝食を食べないと，大腸が刺激されず，排便が促されにくくなる。

（7）生活のリズムを整えにくい

　1日の始まりである朝食を抜くと，上記のさまざまな要因で心身が整わない状態で学校に行くことになり，調子が整わないまま1日を終えることになる。それが次の日にも影響し，悪循環が起こる。朝食を食べることは生活習慣の改善につながるとして，自治体で児童・生徒に朝食を食べさせる食育行動指針などを立てているところもある。

表8-4　朝食の摂取と学力の関係　　平均正答率（%）

朝　食	国　語		算数・数学	
	小学生	中学生	小学生	中学生
食べている	65.6	74.8	68.1	62.5
どちらかといえば食べている	56.3	68.3	60.5	52.9
あまり食べていない	49.6	63.3	54.6	46.9
全く食べていない	45.3	60.6	51.6	44.9

出典）国立教育政策研究所：「平成31年度全国学力・学習状況調査解答結果」

生涯の健康と学童期・思春期の食との かかわり－生活習慣病の予防に向けて　⑤

　思春期の食生活は，成人・高齢期になってからの健康にも大きな影響を与える。寿命を延ばすだけでなく，健康的に過ごすためにも生活習慣病の予防を視野に入れることは重要である。

5.1　骨粗鬆症・骨折の予防は学童期・思春期の栄養から

（1）骨粗鬆症，骨折による健康障害

　骨粗鬆症とは，鬆（す）が入ったように骨の中がスカスカの状態になり，骨の強度が弱まり，骨折のリスクが高まりやすくなる骨格疾患である。高齢に伴い骨粗鬆症の発症頻度が高くなり，60代前半の女性では約25％に骨粗鬆症があるといわれている（図8－4）。骨折すると日常生活の動作がしづらく，姿勢が異常（亀背）となったり，寝たきりの原因の一つとしてもあげられる。高齢化が進む中，予防が大切になる。

（2）成長期は骨量をためる時期

　骨量は成長期に増え続け，20歳代に最大量に達する（図8－5）。そして中高年期を経て，低下する。女性では，閉経による女性ホルモンの分泌減少に伴い，急激に低下する。加齢に伴う骨量低下は避けられず，骨量がある限界まで低下すると骨折を起こすリスクが高まる。

▲閉　経
加齢によって，月経がなくなること。閉経が近づくと女性ホルモンの一つであるエストラジオールが急激に減少する。

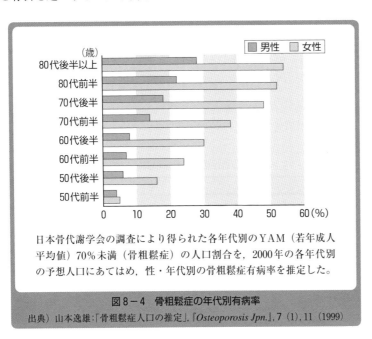

日本骨代謝学会の調査により得られた各年代別のYAM（若年成人平均値）70％未満（骨粗鬆症）の人口割合を，2000年の各年代別の予想人口にあてはめ，性・年代別の骨粗鬆症有病率を推定した。

図8－4　骨粗鬆症の年代別有病率
出典）山本逸雄：「骨粗鬆症人口の推定」，『Osteoporosis Jpn.』，7（1），11（1999）

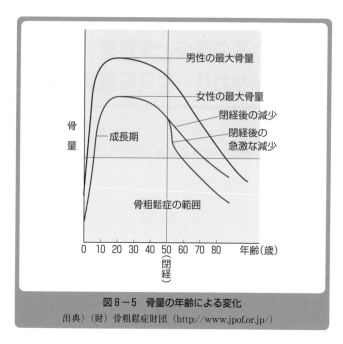

図8-5　骨量の年齢による変化
出典）（財）骨粗鬆症財団（http://www.jpof.or.jp/）

　骨粗鬆症の予防には，成長期に最大骨量を高くしておくことがもっとも重要である。最大骨量が高ければ，加齢によって骨量が低下したとしても骨折のリスクを抑えられる。特に，思春期の2年間に最大骨量の約1/4が蓄積されることから[3]，思春期の栄養を考えることは，生涯にわたる骨の健康を図るうえで重要である。次いで，骨粗鬆症予防には，中高年期に骨量減少をできるだけ最小限にすることである。

（3）骨粗鬆症の予防と成長期の食・生活習慣

　骨粗鬆症の発症要因には，自身でコントロールできない因子（遺伝，加齢，性，早期閉経等）もあるが，コントロール可能な因子もある。それは，食生活，身体活動，喫煙などの生活習慣であり，環境要因のかかわりは約4割とされる。

　骨量を高めるための栄養素はカルシウムとビタミンDであり，最大骨量を得るためにも，骨粗鬆症を予防するためにも重要である。骨は活発な代謝を行っ

▲発症要因
　第2章図2-6, p.16参照。

表8-5　カルシウムとビタミンDが多く含まれている食品

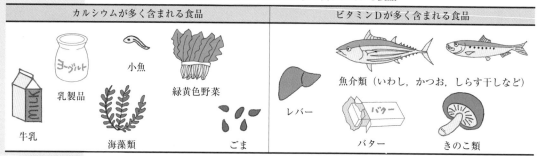

ており，古い骨が壊されて（骨吸収），新しい骨が再構築される（骨形成）ことを繰り返している。カルシウム摂取を心がけ，カルシウムの吸収を助けるビタミンDとともに摂取するようにしたい（表8－5）。

　また，運動は骨に効果的に働くと同時に，筋肉の維持にも働き，骨折予防になる。通学距離の長い学童は骨量が高い。普段から身体を動かすように心がけていることも，骨量増加に働く。

5.2　神経性やせ症／神経性無食欲症と心身の発育への影響

（1）神経性やせ症とダイエット

　神経性やせ症は，心の病の一つで，勉強や部活など日々の生活で味わった挫折，進路の迷いや人間関係，肥満への恐れなど，本人が抱えている大きなストレスや挫折感からの逃避が原因で発症するもので，成長期の体重が増加する時期であるにもかかわらず体重が減少することである。ダイエットが誘発因子になっていることも多く，食事を拒否する，無茶食いをして嘔吐したり，下剤を使用して食べ物を体外へ出そうとするなどの異常な食行動をとる。圧倒的に女子に多く，小学校高学年からみられるようになり，中学生で急増する。

　痩身傾向児の出現率の推移を，肥満傾向児の推移と併せて，図8－6に示す。

（2）ダイエットの落とし穴－心身の機能を損なう

　ダイエットは成長期の骨量減少を招く（図8－7）。これは食べる量を減らしたり，偏った食事をしたりしてカルシウム摂取量が少なくなるうえに，カルシウムを十分にとっていても，エネルギーを制限することで骨量増加が抑えられてしまうためである。ダイエットを行う回数が多いほど，低骨密度者が多い。最大骨量を得るうえで，成長期のダイエットは大きなリスクになる。

▲ダイエット
　健康や美容などを目的として食事の質や量を制限すること。日本では主にやせるための運動や食生活習慣の改善をさす。過度の痩身志向のため行われる無理な食事制限は問題視されることも多い。

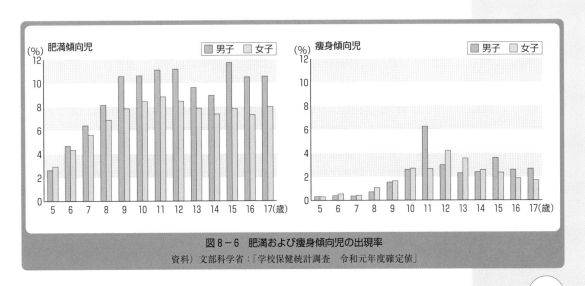

図8－6　肥満および痩身傾向児の出現率
資料）文部科学省：「学校保健統計調査　令和元年度確定値」

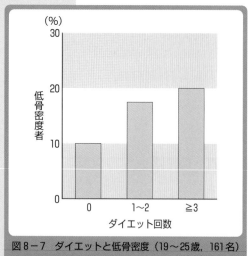

図8－7　ダイエットと低骨密度（19～25歳，161名）
出典）広田孝子・広田憲二：「小児・成長期の栄養・運動
　と骨粗鬆症」，『臨床栄養』，81（7），768～774（1992）

表8－6　学校健康診断における思春期やせ症の
　　　　　スクリーニング

1. 学校健康診断の身体計測値で「やせ」の徴候がある
　　標準体重の－15％以下の児童・生徒を選び出す。
2. 成長曲線を作成する
　　成長曲線において体重が1チャンネル以上，下方に
　　逸脱している（約5kg）ものを呼び出す。
3. 脈拍数をはかる
　　徐脈を伴う（脈拍数60/分未満）ものは医療機関に
　　紹介。

出典）厚生労働科学研究（子ども家庭総合研究事業）思春期やせ
　　症と思春期の不健康やせの実態把握および対策に関する研
　　究班：『思春期やせ症』，文光堂（2008）

　神経性やせ症は，低身長，初潮の遅れや無月経，骨粗鬆症などの原因になる。神経性やせ症は，第一に予防することであり，ダイエットや体型に関する教育を行うことがすすめられる。第二には早期発見で早期治療をすることである。学校健康診断による神経性やせ症の早期発見法（表8－6）を参考に，家庭や学校現場で体重減少が軽度な初期段階で発見することが重要である。

5.3　子どもの肥満と心身の発育への影響

（1）増える子どもの肥満

　肥満は身体に脂肪組織が過剰に蓄積した状態である。単純性肥満（過食や運動不足で摂取エネルギーが過剰の状態となり，体脂肪が増加した状態）と症候性肥満（内分泌疾患などで肥満状態となったもの）がある。子どもも大人も単純性肥満が多く，消費エネルギーを上回る食べ物を摂取した結果として起きる。

　子どもの肥満の判定は，身長・体重曲線を利用する。ある時期から体重の成長曲線が上向きになり，急激に増加し始めると肥満を疑う。肥満児は増え続けており，小学校低学年から高学年になるほど多くなり，肥満度も高くなる。痩身傾向の子どもは女子に多いが，肥満傾向児は男子に多くみられる。

（2）子どもの肥満はなぜ問題

　1）成人の肥満に移行する割合が高い　学童期の肥満は，その後の思春期を経て成人期も肥満が続くことが多い。食や日常生活の行動は，一旦習慣化すると変えていくのは難しいので，習慣化する前に改善していく必要がある。

　2）合併症を伴う　肥満児が小学校高学年で糖尿病や高血圧，脂質異常症などの生活習慣病をすでに発症している例もあり，その子の生涯にわたる健康

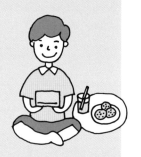

▲身長・体重曲線
第2章図2－3，p.12参照。

が懸念される。発症していなくても，内臓脂肪の増加は動脈硬化のリスクを増す。子どものころから肥満であれば，大人になってから肥満になった人に比べ，動脈硬化性疾患にかかる割合が約4倍とされる。

3）精神的な面にも影響する　　肥満であることへの劣等感から，行動が消極的になりがちである。これが学校生活に影響したり，友人から孤立したりする問題を生じやすくする。戸外での運動を嫌うことも重なって，さらに肥満が助長される。

（3）子どもの肥満の原因と対処

子どもの肥満の原因として，エネルギーの過剰摂取がある。生活の夜型化による夜食・外食の機会，欠食や早食いの習慣，高脂肪食の洋風メニューに偏重した食事などによりエネルギーを多くとりがちになる。

また，摂取エネルギーに比べて消費エネルギーが少ないことも原因としてあげられる。生活の中心がテレビゲームや塾通いになってしまい，日常生活での身体活動が少ないため，消費エネルギーも少ない。

さらには，幼いころから大人に合わせた夜型の生活が続き，睡眠時間も短く，通塾等による影響も受ける生活は，よい生活習慣とはいえない。

子どもが自分で生活習慣を改善していくことは難しく，周りの大人や家族みんなで考え，適切な食事と身体活動を習慣化できるようにしたい。

また，人気のお菓子商品は，アニメなどとタイアップして，キャラクターがデザインされたものなどが売られている。情報が氾濫する中で，自分の目でみて確認するということができる情報リテラシーを意識しながら食べ物を選ぶような子どもを育てたい。

▲動脈硬化
動脈がかたくなり，血液がうまく送り出せず，心臓に負担をかける。また，臓器や組織が正しく機能しなくなったり，壊死（えし）したり，血管が破れやすくなる。

▲情報リテラシー
情報を活用する能力のこと。マスメディアやインターネットから得られる情報の中から取捨選択し，倫理観をもって発信することも含まれる。

●引用文献

1)　松永光平：「鉄欠乏性貧血と学習・運動能力」『小児科診察』, 10, 1445〜1448（1999）

2)　日本スポーツ振興センター：「児童生徒の食生活等実態調査結果」（平成12年度）, p.392（2010）

3)　Whiting, S.J., Vatanparast, H., Baxter-Jones, A., *et al.*：Factors that affect bone mineral accrual in the adolescent growth spurt. *J.Nutr*, 134, S696〜700（2004）

●参考文献

・北島晴夫：「鉄欠乏性貧血とスポーツ活動」『小児科診察』, 10, 5〜1469（1999）

・内閣府：「第3次食育推進基本計画」（2016）

・厚生労働省：「日本人の食事摂取基準（2020年版）」（2019）

・厚生労働省：みんなのメンタルヘルス「摂食障害」
http://www.mhlw.go.jp/kokoro/speciality/detail_eat.html（最終閲覧2021.2）

・厚生労働省：「食を通じた子どもの健全育成（−いわゆる「食育」の視点から−）のあり方に関する検討会報告書　平成16年2月」

・日本小児保健協会：「平成12年度幼児健康度調査報告　平成13年3月」

・松田秀人ほか：「小児肥満解消セミナーにおける肥満度の改善と咀嚼回数の関係」『日本咀嚼学会誌』, 10（1）, 35〜40（2000）

・森川浩子：『「可能性」を失わせる思春期貧血』, 少年写真新聞社高校保健ニュース第357号付録, pp.4〜5（2010）

・文部科学省：「子どもの学校外での学習活動に関する実態調査報告　平成20年8月」

・文部科学省：「食生活におけるカルシウムの重要性」−食生活学習教材（小学校高学年指導用）（2009）
http://www.mext.go.jp/a_menu/shotou/eiyou/syokuseikatsu/kyouzai06/012.pdf（最終閲覧2021.2）

課題1 食に対する保護者の意識を向上させる手立てについて考えてみよう

【事例紹介】

食に対する子どもたちの意識を向上させるためには，保護者の食に対する意識も同時に向上させなければならない。

京都市にある同志社小学校では，食に対する児童と保護者の意識を向上させるためさまざまな取り組みをしているので紹介したい（取り組みは，掲載時の情報である）。

〔給食だより〕 毎日の献立だけでなく，季節の行事と食とのかかわりの紹介，記念日と食文化などについても書いている。また，日本の地方の食物や郷土料理や世界の料理などを紹介し，食文化やその地域にまつわる歌なども紹介している。例えば，鶏飯（奄美・沖縄地方の郷土料理）が提供される月の給食だよりでは，「「とりめし」と違って，スープを入れて，お茶づけのようにして食べます」などの食べ方の紹介もされている。

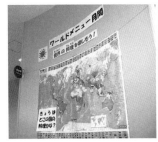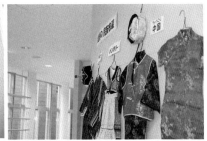

世界の料理や文化の紹介
ワールドメニュー月間として世界の料理を紹介し，あわせてその地域の文化も紹介する。

〔給食試食会〕 保護者向けへの給食試食会（実費徴収）を行い，子どもたちが普段食べている給食を保護者にも味わってもらう取り組みをしている。近年，このような取り組みをしている学校は増えているが，保護者への食情報の提供機会にもなり，とても有効である。

〔アレルギー情報の提供〕 近年増加傾向がみられるアレルギーをもつ児童のため，そして心配する保護者のためにもアレルギー情報の提供は欠かせない。保健だよりなどでも取り上げ，学校全体の取り組みとして情報提供を行っている。また，給食の内容について養護教諭が全面的にかかわっている。

〔食物に親しむための工夫〕 子どもたちが農作物に触れる機会が非常に少ない昨今，自分たちで作物を育てて，収穫して食べるという機会は非常に貴重なものとなっている。同志社小学校では，学校の近くの畑を借り，ある学年の子どもたちが中心となって作物を育てている。保護者も参加できる機会をもち，食に対する関心をもってもらうようにしている。同様の取り組みがされている小学校も多い。

　また，さんまを一尾丸ごと給食に出すという取り組みをしている。魚の骨を取ることが苦手な子どもたちが多い中，魚の上手な食べ方などを教え，給食で1尾の魚を上手に食べられた子どもたちは自信をもって保護者との話題にする。

〔学校内での掲示や展示〕　小学校に訪れる保護者が多いことから，学校内には食を意識した掲示や展示がある。給食に結びつけながら，食文化の紹介や給食で取り組んだ内容などを紹介している。海外の食について紹介した際には，その国の民族衣装を紹介するなど，多方面から同時に地域の食文化や生活文化の紹介がされている。給食だよりを読んだ保護者や子どもたちが，学校内での展示などをみてさらに関心を深めることができるように工夫されている。また，学内放送でも，給食の紹介をしたり，給食について調べたことを発表したりするなど給食委員の子どもたちが行っている。子どもたちが自ら調べたり，保護者へ聞いたり，感想を話したりすることで，保護者の食や給食への関心は高くなる。

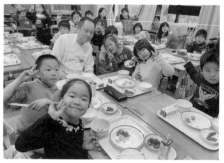

調理員さんと交流

〔子どもたちが給食を楽しみにするための取り組み例〕
保護者の関心を高めることのきっかけに，子どもたちが「給食の時間が楽しい！」と保護者に伝えるような機会を増やすことも有効である。同志社小学校では，給食の調理員さんを教室に招いて，一緒に給食を食べたり，子どもたちが調理員さんに直接お礼や感想を言ったりする機会を設けている。

　子どもたちが楽しみにしている行事の一つが「ハッピーベジタブル」や「ハッピーキャロット」の日である。各クラス一つだけ星型の野菜（例えば，にんじんやだいこん）が入っており，その野菜が自分の給食に入っていたら，とてもハッピーな気持ちになる行事として設けられている。調理員さんの協力は必要だが，子どもたちがにんじんやだいこんを楽しみにする取り組みとなっている。

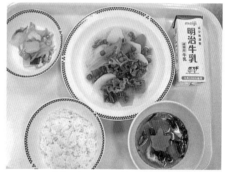

ハッピーキャロットの取り組み例
秋だったので　もみじ型のにんじん。

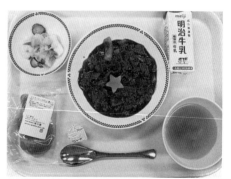

ハッピーキャロットの取り組み例
ハッシュドビーフに星形にんじん。

食育の基本

第 9 章

食育における養護と教育 ①

1.1　今なぜ食育が重要なのか

　食育という考え方は，明治時代においてすでに存在していた。医師である石塚左玄は，1898（明治31）年に発行された『食物養生法』の中で「体育知育才育は即ち食育なり」と食育を提唱し，「食育食養」を国民に普及することにつとめた。また，ジャーナリスト・村井弦斎は，1903（明治36）年に報知新聞に連載された『百道楽シリーズ：食道楽（秋の巻）』において，「体育の根源も食物にあるし，知育の根源も食物にある，して見ると体育よりも知育よりも食育が大切ではないか」と，食育論を説いている。このように，両氏は，すべての教育の基盤として「食育」の重要性を主張していた。しかし，この時期には，「食育」の考え方が広まるまでには至らなかった。

　その後，高度経済成長を経て，日本の食文化は多様化し，さまざまな食生活を楽しむことができるようになった。その反面，偏った栄養摂取，肥満の増大傾向，過度のダイエット志向など，望ましい食習慣とはかけ離れた，健康を取り巻く問題が増加している。さらに，食の安全性への不安，食料自給率の低迷，失われつつある食文化，食べ残しや廃棄などによる資源のむだづかいといった問題が生じてきている。

　こうした背景の中，日本は「食育」を重要課題としてとらえ，国民的な運動として推進していくため，2005（平成17）年6月に「食育基本法」が制定された（表9−1）。さらに，総合的かつ計画的な食育の推進を図るため，施策推進のための基本方針を定めた「食育推進基本計画」が5年ごとに策定されている。

　その計画の中では，家族が食卓を囲んでともに食事をとりながらコミュニケーションを図る共食は，食育の原点であり，子どもへの食育を推進していく大切な時間と場であると考えられることから，家族との共食を推進している。そこで，多様な暮らしに対応した食育の推進として，学校，保育所等，さらには地域社会とも連携して，共食の機会を提供する食育の推進があげられている。

▲食料自給率
　国内の食料消費が，国内生産でどの程度まかなえているかを示す指標。
　2019年度の食料自給率は，カロリーベースで38％，生産額ベースで66％。

表9－1　食育基本法　前文（一部抜粋）

> 　二十一世紀における我が国の発展のためには，子どもたちが健全な心と身体を培い，未来や国際社会に向かって羽ばたくことができるようにするとともに，すべての国民が心身の健康を確保し，生涯にわたって生き生きと暮らすことができるようにすることが大切である。
>
> 　子どもたちが豊かな人間性をはぐくみ，生きる力を身に付けていくためには，何よりも「食」が重要である。今，改めて，食育を，生きる上での基本であって，知育，徳育及び体育の基礎となるべきものと位置付けるとともに，様々な経験を通じて「食」に関する知識と「食」を選択する力を習得し，健全な食生活を実践することができる人間を育てる食育を推進することが求められている。もとより，食育はあらゆる世代の国民に必要なものであるが，子どもたちに対する食育は，心身の成長及び人格の形成に大きな影響を及ぼし，生涯にわたって健全な心と身体を培い豊かな人間性をはぐくんでいく基礎となるものである。(中略)
>
> 　国民一人一人が「食」について改めて意識を高め，自然の恩恵や「食」に関わる人々の様々な活動への感謝の念や理解を深めつつ，「食」に関して信頼できる情報に基づく適切な判断を行う能力を身に付けることによって，心身の健康を増進する健全な食生活を実践するために，今こそ，家庭，学校，保育所，地域等を中心に，国民運動として，食育の推進に取り組んでいくことが，我々に課せられている課題である。さらに，食育の推進に関する我が国の取組が，海外との交流等を通じて食育に関して国際的に貢献することにつながることも期待される。
>
> 　ここに，食育について，基本理念を明らかにしてその方向性を示し，国，地方公共団体及び国民の食育の推進に関する取組を総合的かつ計画的に推進するため，この法律を制定する。

1.2　食をめぐる現状と課題

▲朝食欠食
　第8章第4節，p.114～参照。

▲外　食
　中　食
　第10章1.3，p.146参照。

▲避けたい七つの「こ食」
①個食：食べているものがそれぞれ違う。
②孤食：ひとりで食べる。
③子食：子どもだけで食べる。
④小食：食事量を制限。
⑤固食：同じものばかり食べる。
⑥濃食：濃い味つけのものばかり食べる。
⑦粉食：パン，めん類など粉からつくられたものばかり食べる。

　子どもの食生活を取り巻く状況にはさまざまな問題が生じている。朝食欠食の子ども（小学生）の割合は，2019（平成31）年度は6.9％であり，近年増加している。朝食を欠食する中学生の割合も同様に増加している。成長期にある子どもにとって食事はきわめて重要なものであり，子どものころから望ましい食習慣を身につけさせることの重要性が改めて認識される。

　また，女性の社会進出等の社会情勢の変化の中で，「外食」あるいは調理済み食品やそう菜，弁当等を買ってきて家庭で食べる「中食」など，調理や食事を家の外に依存する食の外部化が進展し，簡便化志向が高まった。これに伴い，家族が別々にそれぞれ好きなものを食べる「個食」や，家庭内で子どもがひとりで食べる「孤食」などの「こ食」が増加し，家族で囲む食卓（共食）の機会が減ることによるコミュニケーションの不足など，従来の家庭の食卓が担ってきた機能が失われつつある（図9－1）。食を通したコミュニケーションは，食の楽しさを実感させ，人びとに精神的な豊かさをもたらすと考えられることから，楽しく食卓を囲む機会をもつように心がけることは重要である。

　その他にも，子どもの食をめぐっては，栄養素摂取の偏り，小児期における肥満の増加，生活習慣病の若年化，思春期におけるやせの増加など，さまざまな問題が生じている。このような社会であるからこそ，食の重要性が見直され，子どもたちがさまざまな経験を通じて「食」に関する知識と「食」を選択する力を身につけ，食生活の基礎をしっかりと身につけることが大きく求められている。

(年度)	□毎日	□週4日以上	□週2〜3日	□週1日だけ	■ほとんどない	■不詳
1996	30.8	19.9	30.4	10.8	7.3	0.9
2001	31.6	17.1	31.2	10.9	7.3	1.9
2004	25.9	19.1	36.3	10.6	7.0	1.2
2009	26.2	18.6	36.2	10.1	7.0	1.9
2014	26.4	19.2	35.5	11.7	6.5	1.0

図9−1 家族そろって一緒に食事をする日数（夕食）

出典）厚生労働省：「全国家庭児童調査（平成8・13・16・21・26年度の調査結果より作成）」
注）18歳未満の児童がいる世帯対象

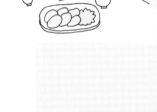

1.3 食育における養護と教育の一体性

　保育所保育指針（厚生労働省，2017）では，保育所の特性として，「保育に関する専門性を有する職員が，家庭との緊密な連携の下に，子どもの状況や発達過程を踏まえ，保育所における環境を通して，養護及び教育を一体的に行うこと」と明記されている。保育における「養護」とは，子どもの生命の保持および情緒の安定を図るために行う援助やかかわりである。また，「教育」とは，子どもが健やかに成長し，その活動がより豊かに展開されるための発達の援助であり，「健康」，「人間関係」，「環境」，「言葉」，「表現」の5領域から構成される。食育においても，保育の一環として，養護的側面と教育的側面が切り離せるものではないことを踏まえ，子どもたちが食生活の基礎をしっかりと身につけることができるよう，土台づくりに取り組んでいくことが求められる。

　食育に関連する事項は，保育所保育指針の「第3章　健康及び安全」に深くかかわる。食育は，命と健康を守る養護と教育であると考え，食の自己管理能力の育成を目ざして，創意工夫の下に，計画的に食育に取り組むことが必要である。

▲食の自己管理能力
　栄養や食事のとり方などについて，正しい基礎知識に基づいてみずから判断し，食をコントロールできる能力。

食育の内容と計画・評価 ②

2.1 保育所における食育

　保育所保育指針は，各保育所の保育の質を高める観点から，約10年に一度改定されており，2018（平成30）年4月1日施行の改定では，引き続き，食育は保育の一環として位置づけられ（表9−2），子どもの育ちを支える食育の重要性が示されるとともに，第3次食育基本計画を踏まえた食育推進に関する記

表9-2　保育所保育指針（2017）
「第3章　健康及び安全　2.食育の推進」

（1）保育所の特性を生かした食育
- ア　保育所における食育は，健康な生活の基本としての「食を営む力」の育成に向け，その基礎を培うことを目標とすること。
- イ　子どもが生活と遊びの中で，意欲をもって食に関わる体験を積み重ね，食べることを楽しみ，食事を楽しみ合う子どもに成長していくことを期待するものであること。
- ウ　乳幼児期にふさわしい食生活が展開され，適切な援助が行われるよう，食事の提供を含む食育計画を全体的な計画に基づいて作成し，その評価及び改善に努めること。栄養士が配置されている場合は，専門性を生かした対応を図ること。

（2）食育の環境の整備等
- ア　子どもが自らの感覚や体験を通して，自然の恵みとしての食材や食の循環・環境への意識，調理する人への感謝の気持ちが育つように，子どもと調理員等との関わりや，調理室など食に関わる保育環境に配慮すること。
- イ　保護者や地域の多様な関係者との連携及び協働の下で，食に関する取組が進められること。また，市町村の支援の下に，地域の関係機関等との日常的な連携を図り，必要な協力が得られるよう努めること。
- ウ　体調不良，食物アレルギー，障害のある子どもなど，一人一人の子どもの心身の状態等に応じ，嘱託医，かかりつけ医等の指示や協力の下に適切に対応すること。栄養士が配置されている場合は，専門性を生かした対応を図ること。

載の充実等が図られた。保育所における「食育」は，「健康な生活の基本としての『食を営む力』の育成に向け，その基礎を培う」ことを目標とし，さらに，子どもが毎日の生活と遊びの中で，食にかかわる体験を積み重ね，食べることを楽しみ，食事を楽しみ合う子どもに成長していくこと等に留意して実施しなければならない。健康的な生活のリズムや生活習慣を身につけていくことは，子どもの自立の基礎となる。子どもたちが，明るく和やかな雰囲気の中で，食事を楽しみ，食への関心や意欲を高めていくことができるように食育を実践することが大切である。さらに，楽しい食事が子どもの身体の栄養，そして心の栄養となるよう，食事の環境に配慮することが望まれる。

2.2　保育所における食育の目標

　保育所においては，所長，保育士，栄養士・管理栄養士等の協力の下，各地域や施設の特性に応じた食育計画を策定する必要がある。「楽しく食べる子どもに～保育所における食育に関する指針～」（厚生労働省雇用均等・児童家庭局，2004）における食育の目標は，保育所保育指針で述べられている保育の目標を，食育の観点から，具体的な子どもの姿として表したものであり，小学校就学前までに，「食を営む力」の"基礎"としての育成が期待される。

　知識や技能の習得ばかりを目ざすのではなく，保育の一環として食育を位置づけ，子どもたちが楽しみながらできる食育の実践を展開し，小学校へつなげるように工夫することが大切である。したがって，保育の場面での食育は，現

在をもっともよく生き，生涯にわたって健康で質の高い生活を送る基本としての「食を営む力」の育成に向け，その基礎を培うことを目標とする。このため，食育は，楽しく食べる子どもに成長していくことを期待しつつ，以下の子ども像の実現を目標とすることが望まれる。

- 「お腹がすくリズムのもてる子ども」……お腹がすいたという感覚がもてる生活を送れることが必要である。そのためには，1日の生活リズムの基本的な流れを確立し，空腹感や食欲を子ども自身が感じ，それを満たす心地よさのリズムを子どもに獲得させる。

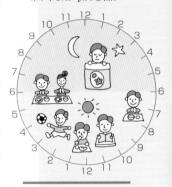

▲生活リズム
第7章2.1，p.96参照。

- 「食べたいもの，好きなものが増える子ども」……子どもが意欲的に新しい食べ物に興味や関心をもち，食べてみようと試みるためには，さまざまな体験を通して，いろいろな食べ物に親しみ，食べ物への興味や関心を育てる。

- 「いっしょに食べたい人がいる子ども」……子どもは人とのかかわりの中で人に対する愛情や信頼感が育つ。食事の場面においてもひとりで食べるのではなく，だれかといっしょに食べる楽しみを経験させ，人といっしょに食べたいと思う子どもに育てることができるよう環境を整える。

- 「食事づくり，準備にかかわる子ども」……子ども自身が，食事をつくること，食事の場を準備することに携わることは，子どもが食べる行為を楽しく待ち望むような，わくわくする体験となる。そのような体験を積み重ねることができるように，魅力的な環境を整える。

- 「食べ物を話題にする子ども」……食べ物を話題にするためには，食べ物を介して人と話すことができるような環境が多くあることが望ましい。そのためには，食材の栽培など命を育む営みの体験，子ども自身が食事づくりや準備にかかわる体験が重要であり，自分でつくったものを味わい，生きる喜びを感じることにつなげていく。

以上，上記の子ども像は，個々にあるのではなく，それぞれが互いに影響し合いながら，統合されてひとりの子どもとして成長していくことを目標としている。

2.3　保育所における食育の内容

「楽しく食べる子どもに～保育所における食育に関する指針～」では，食育の内容は，食育の目標をより具体化した「ねらい」，および，このねらいを達成するために援助すべき事項である「内容」から構成されている。各年齢の「食育のねらい及び内容」の詳細は巻末資料（pp.204～206）を参照されたい。

「ねらい」は，乳幼児期に培うべき「食を営む力」の基礎となる事項であり，子どもが身につけることが望まれる心情，意欲，態度などを示している。ねらいを方向目標としてとらえ，体験を積み重ねることにより，しだいにねらいが

▲方向目標
子どもの育ちの方向性を示す教育目標。一般目標ともいう。

③態度面：健康，安全など食生活に必要な基本的な習慣や態度を身につける。

②意欲面：自分の体に必要な食品の種類や働きに気づき，栄養バランスを考慮した食事をとろうとする。

①心情面：できるだけ多くの種類の食べものや料理を味わう。

図9-2　食育のねらい（3歳以上児「食と健康」の項目を抜粋）
出典）財団法人 こども未来財団：「保育所における食育の計画づくりガイド〜子どもが「食を営む力」の基礎を培うために〜」(2007)

達成されることが期待される。したがって，まず，①心情面のねらいを考え，これを土台として，②意欲的なねらいが達成に向かい，さらに行動を伴うことにより，③態度が養われるのである（図9-2）。

「内容」は，食と子どもの発達の観点から，心身の健康に関する項目「食と健康」，人とのかかわりに関する項目「食と人間関係」，食の文化に関する項目「食と文化」，いのちとのかかわりに関する項目「いのちの育ちと食」，料理とのかかわりに関する「料理と食」の5項目からとらえられている。なお，3歳未満児については，発達の特性からみて各項目を明確に区分することに困難な面が多いため，5項目に配慮しながら一括して示されている。食育は，具体的な子どもの活動を通して展開されるものであるため，一つの項目だけに限られるものではなく，各項目間で相互に関連をもちながら総合的に展開していく。また，こうした食育の内容は，子どもが主体となり，子どもがみずからの意欲をもって食にかかわる体験を得られるようにすることが重要である。食育の目標と内容との関係を図9-3に示した。

2.4　保育所における食育の計画・評価

2007（平成19）年に「保育所における食育の計画づくりガイド」（こども未来財団）が作成され，保育所の職員が食育の計画づくりを進めるうえでの具体的な要点がとりまとめられた。このガイドを参考に，子どもが主体的に食育の取り組みに参加できるように計画していく（図9-4）。

保育の一環としての食育は，計画，実践，評価という取り組みを密接に関連づけながら，保育所の全職員で展開していくものである。子どものそのときの興味・関心に柔軟に対応した食育の計画を作成し，その評価および改善につとめることが重要である。評価のポイントを表9-3に示す。

マネジメントサイクル（PDCAサイクル）は，計画を立て（Plan），実行し（Do），

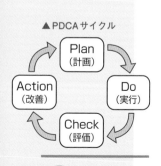
▲PDCAサイクル

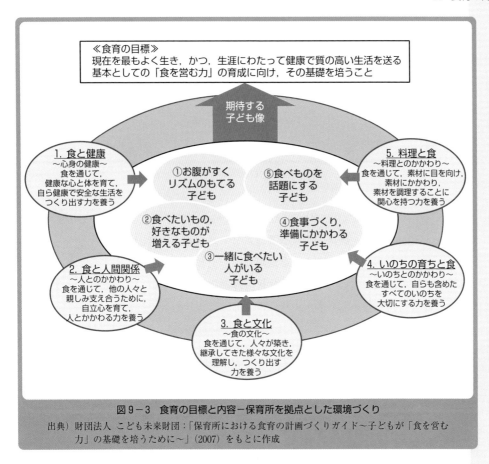

図9－3　食育の目標と内容－保育所を拠点とした環境づくり

出典）財団法人　こども未来財団：「保育所における食育の計画づくりガイド～子どもが「食を営む力」の基礎を培うために～」（2007）をもとに作成

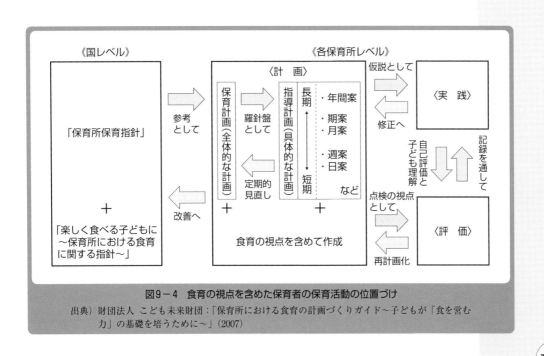

図9－4　食育の視点を含めた保育者の保育活動の位置づけ

出典）財団法人　こども未来財団：「保育所における食育の計画づくりガイド～子どもが「食を営む力」の基礎を培うために～」（2007）

▲量的評価

　子どもの栄養素等摂取量，身長，体重など目にみえる変化を量的に評価すること。

▲質的評価

　数値では表しにくい心情や意欲など，子ども一人ひとりの育ち，食を営む力の基礎について，質的側面に注目して評価すること。

表9-3　食育の評価のポイント

(1)　評価の方法は，量的評価と質的評価がある。
(2)　評価の対象は，子どもの育ちをとらえる評価と，保育者の保育をとらえる評価の両面がある。
(3)　日常的な評価の視点は，「指導計画」に位置づく食育の計画の「ねらい」を用いる。
(4)　長期的な子どもの評価は，「保育計画」に位置づく食育の計画，及び国の指針に示された各年齢別の心情・意欲・態度の3側面の「ねらい」を活用する。
(5)　計画の評価・改善にあたっては，記録を通した実践の丁寧な把握が必要となる。

出典）こども未来財団：「保育所における食育の計画づくりガイド～子どもが「食を営む力」の基礎を培うために～」(2007)

　その評価（Check）に基づいて改善（Action）を行う，という一連の流れを繰り返しながら，継続的な改善を進めていく仕組み（考え方）である。このマネジメントサイクルの考え方を適用して，子どもの活動を把握するとともに，取り組み状況，問題点の整理・分析，課題などを明らかにし，継続的な改善を図ることは，食育を推進するうえで有効な手段である。

③　食育のための環境

　「食事は楽しい」と感じる感性を育むことを目標に，子どもがみずからの感覚や体験を通して，心と身体の健康，人とのかかわりや食を営む力の基礎を培うことができるよう，さらに，食に対する感謝の気持ちが育つような環境づくりが望まれる。

3.1　食べ物に感謝する心を育む環境づくり

　食材を準備し，調理したものが食卓に並ぶまで，そして調理くずや食べ残した食品の行方など，さまざまな場面での体験活動を通して，食の循環を認識することが大切である。このような体験を通して，自然の恵みとしての食べ物を"いただいている"という感謝の気持ち，命を大切にする気持ちなどを育むことが大切である。そのためには，農林漁業体験，自分たちで育てた野菜を収穫して食べる，子ども自身が食事づくりに参加する，食事の場を準備するなど，食と命のかかわりなどを実感したり，体験したりできる環境を整えることが必要である。

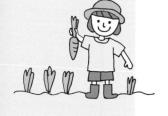

3.2　食事をする環境を整える

　子どもが，「食べるのが楽しい」と感じるような気持ちを育むためには，食事をする環境を整えることが必要である。情緒の安定のためにも，落ち着いて

食事ができるように，ゆとりある食事の時間を確保し，食事をする部屋が温かな親しみとくつろぎの場となるように，採光やテーブル，いす，食器，食具，食事をする部屋の環境に配慮する。

　また，季節に応じて，そよ風に吹かれる気持ちのよい春と秋には，自然の空気に触れながら外で食事をする，日本の伝統文化に触れる「行事食」を楽しむなど，子どもの生活に変化と潤いをもたせる環境をつくるように配慮する。

▲行事食
第7章6.2，p.107参照。

3.3　人とかかわる力が育まれるように環境を整える

　だれかといっしょに食べたり，食事の話題を共有したりすることが，人とのかかわりを広げ，愛情や信頼感を育む。また，親しい人を増やすことが，食生活の充実につながっていく。

　食を通じたコミュニケーションは，食の楽しさを実感させると同時に，人間関係の学習の場となり，さらに集団の絆を強くする場となる。そのためには，子ども同士，保育士や栄養士・管理栄養士，調理員とともに，さらに，保護者や地域の人びととといっしょに食事をつくったり，食べたりする中で，子どもの人とかかわる力が育まれるように環境を整えることが重要である。

地域の関係機関・職員間の連携 ④

4.1　保育所職員の研修と連携

　食育の取り組みは，保育士，栄養士・管理栄養士，調理員などの職員が，各々の専門性を生かし，全職員が協力・連携して実施することが不可欠である。さらに，評価・改善を充実させるためには，職員の日々の自己学習や研鑽も不可欠である。

　また，食育の方針や取り組みについて，保護者や地域住民，関係機関に伝え，食育の計画に意見を取り入れることが，保育所での食育の評価・改善に役立ち，さらに保育所が地域に向けた食育の発信拠点としての役割を果たすことにもつながる。

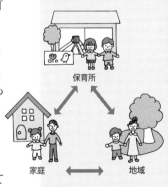

保育所

家庭　　　地域

4.2　家庭との連携

　保育所と家庭は，子どもの「食を営む力」の育成を目ざして連携・協力して食育を進めていく。保育所での子どもの食事の様子や，保育所における食育の取り組みについて家庭に伝えることは，家庭での食育の関心を高めていくことにつながる。また，家庭からの食に関する相談に応じて，必要な情報の提供や助言等，積極的に支援を行うことも重要である。

4.3　地域の関係機関との連携

　保育所で食育を進めるにあたっては，ほかの保育所などの保育関係施設，小学校などの教育機関，保健所や保健センターなどの医療・保健関係機関，食料生産・流通関係機関などと密接な連携を図りながら，食育の目標を共有し，地域における食育のニーズに基づいた食育活動を進めていくことが重要である。そのためには，関係諸機関との情報交換等の場を設けるなど，地域の食育に関する情報の把握につとめ，円滑な食育の推進が強く望まれる。

 5　食生活の指導

　「楽しく食べる子どもに〜食からはじまる健やかガイド〜」では，発育・発達過程に応じて育てたい「食べる力」を表9−4のようにまとめている。この内容を踏まえ，子どもが食に関する正しい知識と望ましい食習慣を身につけることができるよう，各ライフステージに応じた食生活の指導をすることが望まれる。

表9−4　発育・発達過程に応じて育てたい「食べる力」

●授乳期・離乳期−安心と安らぎの中で食べる意欲の基礎づくり− 　○安心と安らぎの中で母乳（ミルク）を飲む心地よさを味わう。 　○いろいろな食べ物を見て，触って，味わって，自分で進んで食べようとする。 ●幼児期−食べる意欲を大切に，食の体験を広げよう− 　○おなかがすくリズムがもてる。 　○食べたいもの，好きなものが増える。 　○家族や仲間と一緒に食べる楽しさを味わう。 　○栽培，収穫，調理を通して，食べ物に触れはじめる。 　○食べ物や身体のことを話題にする。 ●学童期−食の体験を深め，食の世界を広げよう− 　○1日3回の食事や間食のリズムがもてる。 　○食事のバランスや適量がわかる。 　○家族や仲間と一緒に食事づくりや準備を楽しむ。 　○自然と食べ物との関わり，地域と食べ物との関わりに関心をもつ。 　○自分の食生活を振り返り，評価し，改善できる。 ●思春期−自分らしい食生活を実現し，健やかな食文化の担い手になろう− 　○食べたい食事のイメージを描き，それを実現できる。 　○一緒に食べる人を気遣い，楽しく食べることができる。 　○食料の生産・流通から食卓までのプロセスがわかる。 　○自分の身体の成長や体調の変化を知り，自分の身体を大切にできる。 　○食に関わる活動を計画したり，積極的に参加したりすることができる。

出典）厚生労働省雇用均等・児童家庭局：「楽しく食べる子どもに〜食からはじまる健やかガイド〜」(2004)

5.1　胎児期から始まる食育

　味覚の受容器である味蕾は，未熟な形態ながら，胎生7週ごろに口腔粘膜に発生し，胎生12週目には，味蕾先端部に小さな穴（味孔）が現れ，成人の味蕾と同様な形態となる。胎児は，規則的に羊水を嚥下するが，羊水は，母体の体液から生成されるため，食事に由来する母親の血液性状の変動は羊水にも反映される。したがって胎児はこれを味の変化としてとらえていると考えられる。モネルケミカルセンシズセンター（Monell Chemical Senses Center，フィラデルフィア，2001）の研究によれば，妊娠中ににんじんジュースを飲んでいた母親の子どもは，ジュースを飲まなかった母親の子どもよりも，離乳食においてにんじんジュース入りのシリアルを抵抗なく食べていたという報告がある（図9－5）。つまり，羊水を通じてにんじんの味が胎児に伝えられたと考えられている。

　この例から考えると，嗜好形成の最初の一歩は胎児期に始まっているのである。母親は，栄養面はもちろんのこと，味覚の幅を広げる点からも，胎児期（妊娠期）から食生活に対して配慮することが重要である。

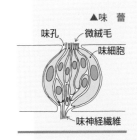

▲味　蕾

5.2　授乳期・離乳期

　授乳期・離乳期は，安心と安らぎの中で母乳（ミルク）を飲み，離乳食を食べる経験を通して，食欲や食べる意欲という一生を通じての食べることの基礎をつくる時期である。授乳期には，赤ちゃんの目をみつめ，優しい声をかけなが

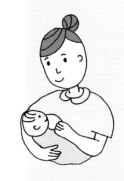

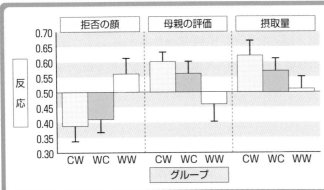

	妊娠後期	授乳最初の2か月
CW	にんじんジュース	水
WC	水	にんじんジュース
WW	水	水

・母親は，妊娠後期，および授乳の最初の2か月間に，にんじんジュースまたは水のいずれかを300mL飲んだ（3週連続，1週当たり4日間）。1つのグループの母親は，妊娠期間中ににんじんジュース，授乳期間中に水を飲んだ（CW）。別のグループの母親は妊娠期間中に水，授乳期間中ににんじんジュースを飲んだ（WC）。これに対して，対照群は，両方の期間に水を飲んだ（WW）。この間，他ににんじんを食べることやにんじんジュースを飲むことを差し控えた。
・小児は，離乳食において，3グループほぼ同じ時刻ににんじんジュース入りシリアルを与えられた。
・小児の反応は，0.50以上のスコアはプレーンなシリアルを与えた時と比べた拒否の顔の表情の増加や，母親の評価の増加を示す。あるいはにんじんジュース入りのシリアルを与えた際に，プレーンなシリアルに比べて摂取量を増加させた場合である。

図9－5　離乳食におけるにんじんジュース入りシリアルの摂取に関する研究

出典）Mennella, J.A., Jagnow, C.P., and Beauchamp, G.K.：「Prenatal and Postnatal Flavor Learning by Human Infants」，『*Pediatrics*』，**107**（6），E88（2001）

ら授乳することを心がける。子どもは，母親にやさしく抱かれ，温もりを通してゆったりと母乳を飲むことで，心の安定がもたらされ，食欲が育まれていく。

　母乳の味は，母親の摂取した食べ物によって風味が変化することが，種々報告されている（図9−5）。したがって，風味＋快感情で満足感を経験すると，その風味は乳児によい印象を与え，記憶に残るものと思われる。反対に，風味＋授乳中に無表情をいっしょに受け取った場合には，特定の風味に対する嫌悪（不快感）を自動的に学習してしまう可能性がある。授乳の時期を通して，母親が摂取した食べ物の風味が，乳児の嗜好性の基礎を形成し，成長期の食体験によって強化されていくと考えられる。こうした点からも，乳児期は，やさしく温かい雰囲気で授乳を行うことに心を配ることが重要である。

　離乳期には，離乳食を通して少しずつ食べ物に親しみながら，そしゃくと嚥下を体験し，さらにおいしく食べた満足感が得られ，食べる意欲が育まれていく。離乳食後期では，自分でつかんで食べたいという意欲が芽生え，手づかみで食べ始め，完了期には上手につかめるようになる。手づかみ食べは，行動の発達である。離乳期からいろいろな食品に親しみ，みて，さわって，自分で食べようとする意欲を大切に育むことが大切である。さらに，できるだけ多くの食品を使用し，調理法を工夫しながら幅広い嗜好を養い，五感を使っておいしさの発見を繰り返す経験が重要である。

　食事は本来食欲を満足させる，心地よいものである。ところが，母親が離乳食の進め方に神経質になりすぎて，イライラしたり不機嫌になったりすると，子どもにも伝わり，食事の時間は楽しいものではなくなる。母親がゆとりをもって子どもに接することができれば，「食事は楽しい時間」と受け止め，自然にみずから食に興味や関心をもてるようになる。したがって，「食を通じた子どもの健全育成」の目標である「楽しく食べる子ども」の基礎は，授乳期，離乳期にある。

5.3　幼児期

　幼児期は，身体の発育や精神的な発達がともに旺盛な時期である。また，幼児期は好奇心も強くなってくるので，食への興味や関心がもてるように，食の体験を広げていくことが大切である。「おなかがすいた」感覚をもつためには，身体を動かして十分に遊び，食事を規則的にとることのできる生活環境が必要となる。この時期に「おなかがすいた」感覚を繰り返し体験することで，規則正しい生活リズムが習慣化していくのである。

　幼児期に入ると，食べ物の好き嫌いの意思表示が強くなる。調理を手伝ったり，栽培や収穫に携わったりするなど，さまざまな食べ物にかかわる体験を通して，食べ物に興味を示し，食べたいものが増えていくようになる。また，行事食や郷土食を取り入れることは，食文化の理解を深め，楽しい思い出となり，

▲手づかみ食べ
　第6章第4節，p.85参照。

▲五　感
　第6章第4節，p.78参照。

▲行事食
　第7章6.2，p.107参照。

家族や仲間との絆を強くすることにもつながる。このように，家族や仲間といっしょに食べる楽しさを味わうことは，身近な人との基本的信頼感を確認していくことになる。

　さらに，遊びや絵本，お手伝いなどを通して食べ物や身体のことを話題にする体験を増やすことで，子ども自身が情報の発信者となり，食事の際の会話がはずみ，その会話が食事をいっそう楽しく，おいしくするのである。家族や仲間と楽しく食事をするためには，正しい食事の作法も重要になる。食事のマナーを通して，社会性を育むことができるよう，さらに，食前食後のあいさつを通して，自然の恵みに対する感謝の心を育むことができるよう働きかけることが大切である。

　4～6歳の幼児を対象とした，食生活状況と子どもの性格とのかかわりを調査した研究結果では，家族全員で会話のある食事をしている子どもは，そうでない子ども（食事の際に会話がない，または家族がバラバラに食べる）に比べて，顕示性がなく，自制力があり，温和で理性的な傾向であることが明らかにされている（図9－6）。したがって，幼児の健全な性格形成の基盤は，家族との会話のある食事であることを念頭に置いておかなければならない。

　さらに，「おやつの与え方」については，いつも決まった時間に同じぐらいの量のおやつを与えられている子どもは，そうでない子ども（欲しがるだけ与えられる，またはいつも何か口にしている）に比べて，自制力があり，自立的な

▲食事のマナー
第7章表7－3，p.97参照。

▲顕示性
　顕示性が強い場合，他人より自分の利益を優先し，欲求不満への耐性の弱さからわがままや自己主張が強くなり，思いやりに欠ける行動がみられやすくなる。

▲自制力
　感情を知的にコントロールすることができる力。反対に自制力が未熟であればあるほど，衝動的な行動が顕著で怒りっぽく，社会的不適応が生じやすくなる。

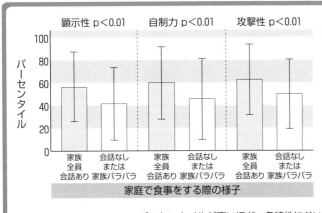
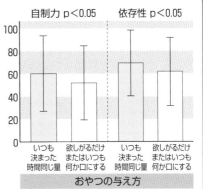

パーセンタイルが高いほど，各特性において問題がない。

	パーセンタイル低い	⇔	パーセンタイル高い
顕示性	顕示性が強い	⇔	顕示性なし
自制力	自制力なし	⇔	自制力ある
攻撃性	攻撃・衝動的	⇔	温和・理性的
依存性	依存的	⇔	自立的

図9－6　「家庭で食事をする際の様子」，「おやつの与え方」と，幼児の性格とのかかわり

出典）浜口郁枝・大喜多祥子・福本タミ子：「母親の食生活意識が幼児の性格形成に及ぼす影響」，大谷女子短期大学紀要，48，1～14（2004）より改変

傾向があった（図9-6）。つまり，食育の一環として，母親からおやつを決まった時間に決められた量だけ与えられる習慣を身につけた幼児は，我慢ができるようになり，自立心が育っていることが確認できる。

　このように，幼児の食生活は，親の食意識など周りの食環境から大きな影響を受けている。さらに食生活におけるしつけは，その後の食習慣や性格形成の基盤となることから，母親をはじめ子どもにかかわる大人の重要な役割であることを心に留めておく必要がある。

5.4　学童期・思春期

　食生活を取り巻く社会環境が大きく変化し，食生活の多様化が進む中で，子どもの食生活の乱れが指摘されている。子どもが将来にわたって健康に生活していけるよう，栄養や食事のとり方などについて正しい知識に基づいてみずから判断し，食をコントロールしていく「食の自己管理能力」や「望ましい食習慣」を身につけさせることが必要となっている。このため，食に関する指導（学校における食育）の推進に中核的な役割を担う栄養教諭制度が2005（平成17）年度より施行された。

　さらに，2009（平成21）年4月から施行された学校給食法では，法律の目的に「学校における食育の推進」が明確に位置づけられ，「生きた教材」としての学校給食の活用が期待されている。これらの動きは，成長期にある子どもにとっての食育は，きわめて重要であることを意味している。

（1）問題点と対策

　学童期では，塾通いなどで帰宅が遅くなり，家族と夕食をともにする機会が減り，さらに就寝時間が遅くなることから，起床時間が遅くなり，朝食の欠食に結びついている。また，ゲーム等，室内で遊ぶことが多くなることによる運動不足や，ファストフードをはじめとする食事の欧米化に伴い，生活習慣病が低年齢化している。この時期は，体験学習や食にかかわる活動を通して，食への興味や関心が深まり，自分が理解したことを積極的に試してみようとする力が育っていく。したがって，家族や仲間とともに，食にかかわる学習や活動を通して，食材から調理，食卓までのプロセスなど食に関する正しい理解を深め，食や健康を大切にする心と，望ましい食習慣を身につけ，食を楽しむ心を育てていくことが大切である。

　思春期では，過度のダイエット志向といった将来の健康に影響を及ぼすような健康課題もみられる。健全な食生活を送ることの重要性を伝え，自分の食生活を振り返って評価し，改善できる力や，自分の身体の成長や体調の変化を知り，自分の身体を大切にできる力を育むことが大切である。

（2）「食事バランスガイド」の活用

　農林水産省のホームページでは，各世代の特徴に合わせて，それぞれのライ

フステージに合わせた「食事バランスガイド」(2005) を用いた食育教材等が掲載されている。このような教材を活用することによって，保護者もいっしょに自分の食生活を振り返る機会となり，親子で楽しく食育を行うことができる。なお，小学生に活用する場合は，学校等で，栄養素の働き，「三色食品群」，「6つの基礎食品群」などに関して学習していることが多いため，それらの関連について理解し整合性を考えながら，子どもが混乱しないように配慮することが大切である。

▲食事バランスガイド
　第4章2.3, p.47, 48参照。

▲三色食品群
　6つの基礎食品群
第4章2.1, p.39参照。

（3）「食事バランスガイド」を活用した食事診断

① 1日に必要なエネルギー量を確認する（第4章図4－6, p.48参照）。

② 各料理・食品の「とりたい量　○つ（SV）」を決める（第4章図4－6, p.48参照）。

③ 普段食べている量を思い出しながら，各料理区分別にいくつ（SV）とっているかを確認し（コマに色を塗る），過不足を把握する（図9－7）。

④ 問題を発見し，課題を確認する。

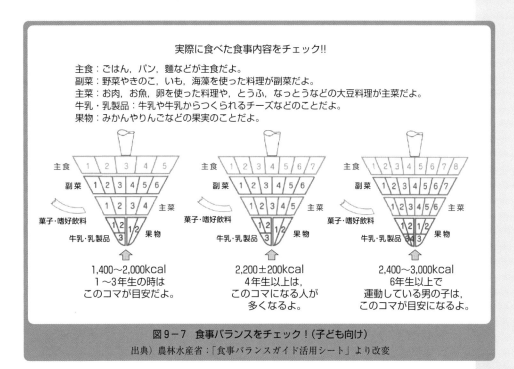

図9－7　食事バランスをチェック！（子ども向け）
出典）農林水産省：「食事バランスガイド活用シート」より改変

6　食を通した保護者支援

6.1　保育所における二つの保護者支援

　保育所における保護者に対する支援には，大きく次の二つがある。一つは，入所している子どもの保護者に対する支援であり，保育所は本来業務としてその中心的な機能を果たす。乳幼児期の子どもの「食」に関する知識，経験，技術を「子育て支援」の一環として提供し，保護者と子どもの育ちを共有し，健やかな食文化の担い手を育んでいくことが求められている。

　もう一つは，保育所を利用していない子育て家庭も含めた地域における子育て支援である。本来業務に支障がない限り，地域のほかの関係機関と連携しながら，保育所の機能や特性を生かした支援を行うことが期待されている。

6.2　保育所における保護者に対する支援

　食に関する子育ての不安や心配をかかえる保護者は決して少なくない。保育所では，すべての子どもの健やかな育ちを実現することができるよう，保護者の気持ちを受け止め，相互の信頼関係を基本に，保護者の自己決定を尊重するなど，保護者の気持ちに寄り添うことが求められている。

　乳児に対する保育士と保護者の連絡帳を用いた研究では，「食事の連絡帳」を用いて乳児の食事内容に焦点を当て，保育士が保護者と連携して子どもを支援する様子を検討したところ，次第に子どもを支援するための媒介物としての役割も果たすようになり，保護者は子どもの食事量や食べることができる食材の増加から子どもの成長を実感し，子育ての不安を軽減することができている。したがって，「食事の連絡帳」が子育て支援や保護者支援としての効果をもたらすことが示唆されている。このように，保護者と交流を図りながら，「食」

コラム

コマのパーツの意味

　料理区分と数え方については，農林水産省ホームページの「食事バランスガイド」を用いた食育教材を参照すると便利である。「水・お茶」は食事の中で欠かせないものであることからコマの軸とし，「運動」については，「コマが回転する」ことは「運動する」ことによって始めて安定すること，また，菓子・嗜好飲料は，過度の摂取にならないよう注意し，コマを回すための「ヒモ」として「楽しく適度に」と表現されている。なお，メロンパン，ドーナツなど菓子パンは，砂糖，脂質を多く用いており，栄養素構成の問題だけでなく，それだけで食べることも多く，ほかの料理とつながりにくいことなどから，主食ではなく，菓子として扱う。▲

への関心と理解を深めることが期待される。

　現代社会では，健康や食生活に関心があり，知識も豊富な家庭と，無関心な家庭の差が大きいのが現状である。食生活に対する無関心は，保護者自身の食に関する基礎的な知識の不足や，調理などの技術の低下によることも指摘されている。保育所は，保育士，栄養士・管理栄養士，調理員が，各々の専門性を生かして，子どもの「食の育ち」を見守り，乳幼児期から「食の自立」を目ざして歩むことができるよう，支援していくことが望まれる。

●参考文献

・石塚左玄：『食物養生法』（1898），国立国会図書館デジタルコレクション
　https://dl.ndl.go.jp/info:ndljp/pid/836941（最終閲覧2021.2）
・今田純雄編：『食行動の心理学』，培風館（2001）
・厚生労働省雇用均等・児童家庭局：「楽しく食べる子どもに～食からはじまる健やかガイド～」（2004）
・厚生労働省雇用均等・児童家庭局：「楽しく食べる子どもに～保育所における食育に関する指針～」（2004）
・厚生労働省：「保育所保育指針」（2018）
・厚生労働省：「保育所保育指針解説」（2018）
・厚生労働省：「保育所における食事の提供ガイドライン」（2012）
・財団法人こども未来財団：「保育所における食育の計画づくりガイド～子どもが「食を営む力」の基礎を培うために～」（2007）
・ジャック・ピュイゼ（三國清三監修，鳥取絹子訳）：『子どもの味覚を育てる　ピュイゼ・メソッドのすべて』，紀伊國屋書店，pp.35～152（2004）
・武見ゆかり，吉池信男編：『「食事バランスガイド」を活用した栄養教育・食育実践マニュアル』，第一出版（2007）
・堤ちはる：「「授乳・離乳の支援ガイド」について　策定の背景と今後の活用」，『栄養学雑誌』，65（4），179～191（2007）
・鳥居邦夫：「味覚の形成とその栄養生理学的役割－味覚と嗜好性との関係－」，『口腔・咽頭科』，7（3），245～254（1995）
・内閣府：「第3次食育推進基本計画」（2016）
・農林水産省：「食事バランスガイド」について（2005）
・村井弦斎：『食道楽　秋の巻』（1913），国立国会図書館デジタルコレクション
　https://dl.ndl.go.jp/info:ndljp/pid/886115（最終閲覧2021.2）
・山本　隆：『脳と味覚－おいしく味わう脳のしくみ』，共立出版（2001）
・和田淑子・大越ひろ編著：『四訂　健康・調理の科学－おいしさから健康へ－』，建帛社，pp.73～76（2020）
・Mennella, J.A., Jagnow, C.P., and Beauchamp, G.K.：「Prenatal and Postnatal Flavor Learning by Human Infants」，『*Pediatrics*』，107（6），E88（2001）

課題1　五感を育む味覚教育について学ぼう

【ねらい】

　人間は，食べ物を「食べる」という行動の中で五感を使い，食べ物を分析し，総合しておいしさを判断している。味覚教育はこうした一連の過程を体系化し，意識して五感を使って食べ物を味わうという，感覚を研ぎ澄ませるトレーニングであり，食に対する意識を向上させる効果がある。子どものころから五感を使って食べ物を味わい，そのおいしさについて考える味覚教育の機会を設けることが必要である。

【五感を育む味覚教育プログラム】

　フランスの小学生を対象とした味覚教育（全12回コース）を参考とし，日本の食文化の特徴を生かした「だし」を取り入れた全6回の味覚教育プログラムを下記に示した。6回のプログラムすべてを実施することが望ましいが，回数が限られている場合は，実施可能な内容を選び，対象者の年齢に合わせて組み合わせて活用するとよい。

第1回	五感の話	食べる前に受ける刺激	みて（視覚）	形，状態，見かけ（丸い，液体 など）
			聞いて（聴覚）	液体を注ぐ音，煮込みの音 など
			かいで（嗅覚）	香辛料，果物 など
		食べている間に受ける刺激	さわって（触覚・食感）	手で，口の中での感じ方（ザラザラ・熱い冷たい）
			味わって（味覚）	酸味・塩味・甘味・苦味の感じ方
		全体の判断		風味，印象
第2回	味覚	実習（甘味・酸味・苦味・塩味を味わう）	甘味	ホイップクリームをつくる
			酸味	レモネードをつくる
			苦味	コーヒーゼリーをつくる
			塩味	パンをつくる（フライパンでナンを焼く）
第3回	和食文化を学ぶ	実習（うま味を味わう）	ごはん（お鍋で炊飯）	
			みそ汁（豆腐とわかめ）	
			高野豆腐の煮物	
			生さけのソテー	
			きゅうりのごま酢和え	
		配膳とコーディネート	配膳の練習	
		食事のマナー	はしのもち方，取り方，置き方	
		だし汁の試飲		
第4回	五感を使った実習と試食	実習	にんじん	
			りんご	
			マヨネーズ	
			ゆで卵	
		観察	ねぎ，しょうが	
			スパイス	
			油	
			見かけと実際のおいしさ	
第5回	次回のまとめの計画	前回までのまとめ	五感のまとめ	
		パーティーの役割分担	料理の説明と役割分担	
第6回	パーティー	先生・保護者を招待	メニュー（例）	
		全体のコーディネート		

説明の後，材料を配り試食。ワークシートにどのように感じたか，ことばに表して記入する。
①みて②聞いて③かいで④さわって⑤味わって⑥まとめ
材料：精製塩・粗塩，塩昆布，砂糖数種，フルーツゼリー，香辛料，炭酸水，カカオ含有量の異なるチョコレート，りんご，米酢・穀物酢 など
記入は，おいしいは×　具体的に表現する。
例：バランスの取れた味，強い甘味を感じる，やわらかい食感がする，甘味と酸味が合わさった味 など

生クリームの泡立ての体験，そのままの味と，砂糖を入れた味

そのままの味と，角砂糖を入れた味「酸味を包み隠す甘味の役割」，各自角砂糖が何個必要であったか比較する

そのままの味と，ホイップクリームをのせた味「苦味が甘味で緩和される」注）子どもは，カフェインレスコーヒーを使用する

塩の入っていないパンの味と，入っているパンの味「塩が入ると，味の物足りなさが消える」

ごはんをよくかんで甘味の確認

だし汁をとり，うま味の確認

うま味（だし汁），甘味（砂糖），塩味（塩・しょうゆ）のバランス

粗塩・こしょう少々で味つけ，塩が魚の生臭さを取る

酸味（酢）と甘味（砂糖）のバランス，ごまを炒った風味

各自でランチョンマット・和紙等を持参し，和食をコーディネートする。

こんぶだし，かつおだし，こんぶとかつおの混合だし，だしの素でつくっただし汁の味の比較

生のにんじん，ゆでたにんじん，ゆで汁の匂いの違い，かんだときの音の違い，甘味の違い

生とジャムにしたときの匂い，色，口に入れた食感

卵と油と酢でつくっていく過程の状態の変化の観察，生のにんじん，ゆでたにんじんにつけて食べてみる

生・半熟・固ゆで，食べたときの食感

そのまま，切ったときの匂いの強さの違い

シナモン，こしょう，バニラ（さやつきと瓶入りエッセンス），タイム，ミント，香りの比較

ごま油，なたね油，オリーブ油，香り・味の比較

人工的な色や香りにつけたお菓子，香り・味の比較

時間どおりに食卓につくことの重要性。第3回の実習では，料理の温度がおいしさに重要な働きをすることを示し，一緒に食べる人に，食事を待たせてはいけないことを復習する。五感について復習する

今までのつくった経験を生かして（子どもたちの希望を聞いて）メニューを考える

メニュー・つくり方についてのカードを作成

「ドリンク」ウエルカムティー：レモネード（応用・果物を入れてフルーツパンチにする）
「ごはん」おにぎり
「主菜」生さけのソテー，マヨネーズとゆで卵とピクルスでつくったタルタルソースをかける
「副菜」温野菜（にんじん・ブロッコリー など）
「デザート」トライフル（グラスにコーヒーゼリーを入れ，切ったカステラ，ホイップクリーム，いちごを飾りパフェにする）

演習課題

1．第1回ワークシート

味わった感想を書く。おいしいだけではなく，ことばで表現する。

食べ物の名前	
視覚（みて）	
聴覚（聞いて）	
嗅覚（かいで）	
触覚（さわって，口の中の食感も）	
味覚（味わって）うま味	
甘味	
酸味	
塩味	
苦味	
まとめ（総合評価）	

※対象者の年齢が低い場合は，保育者が聞き取って記録するとよい。

2．第2回実習内容

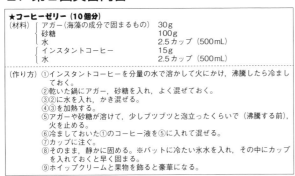

★コーヒーゼリー（10個分）

（材料）
アガー（海藻の成分で固まるもの） 30g
砂糖 100g
水 2.5カップ（500mL）
インスタントコーヒー 15g
水 2.5カップ（500mL）

（作り方）
①インスタントコーヒーを分量の水で溶かして火にかけ，沸騰したら冷ましておく。
②乾いた鍋にアガー，砂糖を入れ，よく混ぜておく。
③②に水を入れ，かき混ぜる。
④③を加熱する。
⑤アガーや砂糖が溶けて，少しブツブツと泡立ったくらいで（沸騰する前），火を止める。
⑥冷ましておいた①のコーヒー液を⑤に入れて混ぜる。
⑦カップに注ぐ。
⑧そのまま，静かに固める。※バットに冷たい氷水を入れ，その中にカップを入れておくと早く固まる。
⑨ホイップクリームと果物を飾ると豪華になる。

★ホイップクリーム（コーヒーゼリー飾り用，約10人分）

（材料）
生クリーム 200mL（1パック）
砂糖 30g（大さじ3杯）

（作り方）
①生クリームをボウルに入れる。
②泡立て器で少し泡立てたら，砂糖を入れて，さらにフンワリと泡立てる。
※砂糖なしの味をみるために，砂糖を入れる前に，少し取り分けておく。

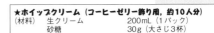

⑬ホイップクリームができあがったら，ゼリーが固まるまで，冷蔵庫に入れておく。

⑬子どもには，カフェインレスコーヒーを使用するとよい。

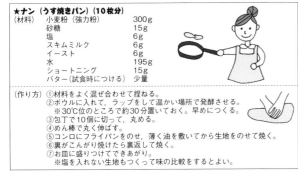

★ナン（うす焼きパン）（10枚分）

（材料）
小麦粉（強力粉） 300g
砂糖 15g
塩 6g
スキムミルク 6g
イースト 6g
水 195g
ショートニング 15g
バター（試食時につける） 少量

（作り方）
①材料をよく混ぜ合わせて捏ねる。
②ボウルに入れて，ラップをして温かい場所で発酵させる。
※30℃位のところで約30分置いておく。早めにつくる。
③包丁で10個に切って，丸める。
④めん棒で丸く伸ばす。
⑤コンロにフライパンをのせ，薄く油を敷いてから生地をのせて焼く。
⑥裏がこんがり焼けたら裏返して焼く。
⑦お皿に盛りつけてできあがり。
※塩を入れない生地もつくって味の比較をするとよい。

★レモネード（グラス10杯分）

（材料）
レモン 5個
水（浄水または，湯冷まし） 適量
角砂糖 適量

（作り方）
①レモンを水道水でよく洗う。
②レモンを包丁で半分に切る。
③絞り器で，レモン汁を絞る。
④人数分のグラスに，レモン汁を分けて入れる。
⑤スプーンで種をとる。
⑥水を注ぐ。
⑦各自の好みで角砂糖を入れて，溶かして飲む。
※角砂糖を何個入れたか比較する。

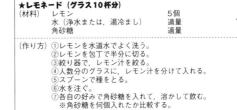

⑬レモンは始めにしっかりと洗う。水は入れ過ぎると薄くなるので，味見をしながら，少しずつ入れる。

3．第3回は，調理実習書を調べてメニューを考えてみよう。

4．第6回は，第2，3回の応用でできる内容を考え，先生（職員）や保護者の方を招いたパーティーを計画する。自分たちで計画した内容を実施することで自信につながる。

143

第10章 子どもの食事と栄養

1 家庭における食事と栄養

　食べることは生きるための基本的な営みであり，成長期の子どもにとっては，生命の維持や健やかな心と身体の発育に欠かせない。毎日の家庭や園での食事の積み重ねが大切である。ここでは，乳児・幼児・学童期に分けて考える。

1.1　乳児期

　乳児は生まれた直後から空腹感を"泣く"ことで表出し，乳をおなかいっぱい飲んで空腹感を満たす。これが食欲を育む原点となる。母乳や育児用ミルクで育てられるが，栄養方法にかかわらず，母親と子どものスキンシップのうえで重要な役割を果たし，やさしい声かけとぬくもりを通してゆったり飲むことで，子どもの心の安定がもたらされ，食欲が育まれていく。

　2015（平成27）年度の乳幼児栄養調査において，授乳期の栄養方法は，生後1か月，生後3か月ともに，2005（平成17）年度調査に比べて母乳栄養の割合が増加している（第6章図6-1，p.67参照）。その中で，約8割の母親が授乳について困ったことがあると感じており，特に「母乳が足りているかわからない」という栄養の過不足が心配事項になっている。子どもには個人差があるので，身長および体重が継続的に増加し，機嫌がよく，食欲もあり元気であれば過度に心配する必要はない。インターネットなどで他人に心配事を相談するよりも，子どもの様子をよくみることが親子の意思の疎通につながっていく。

　生後5か月ごろより離乳食を開始するが，家庭では「つくるのが負担，大変」と困難に感じる部分がある。家族の食事から調味する前のものを取り分けたり，薄味のものを適宜取り入れて，食品の種類や調理方法が多様になるようにするとよい。また，ベビーフード等の加工食品を使用して，保護者の負担を軽減させることも一つの方法である。

　離乳食後期にはじまる手づかみ食べでは，いろいろな食べ物をみる，触る，味わう体験を通して，自分で進んで食べようとする力を育む。食事用エプロンをつけたり，テーブルの下に新聞紙やビニールシートを敷くなど，後片づけをしやすくしておくとよい。食べ物で遊び始めたり，食事時間が長くなるような

ら，30分を目安に切り上げる。

1.2　幼児期

　2～6歳児の保護者が，現在子どもの食事で困っていることは，2～3歳未満では「遊び食べをする」（41.8%）がもっとも多く，3～4歳未満・4～5歳未満・5歳以上では「食べるのに時間がかかる」（それぞれ32.4・37.3・34.6%）がもっとも多かった。「特にない」の回答がもっとも多い5歳以上でも22.5%で，約8割の保護者は食事について困りごとを抱えていた（図10−1）。

　幼児期は，睡眠，食事，遊びといった活動にメリハリが出てくるので，一生を通じての食事リズムの基礎をつくる重要な時期になる。

　「おなかがすいた」感覚をもつには，十分に遊び，食事を規則的にとることが必要である。この時期にこの感覚を繰り返し体験することで，生活リズムがつくられていく。家族や仲間といっしょに食べる楽しさを味わうことは，身近な人との安心感や信頼感を築いていくことになり，子どもが体験を広げていく基盤になる。また，食べ慣れないものや嫌いなものも出てくるが，簡単な調理を手伝ったり，栽培や収穫にかかわるなど，自らが食べ物に接する体験を通して，食べたいもの，好きなものは増えていく。また，家庭での食体験を通して食習慣が形成される時期である。家庭の食事にも，食事バランスガイドなどを

▲食事バランスガイド
第4章2.3，p.47参照。

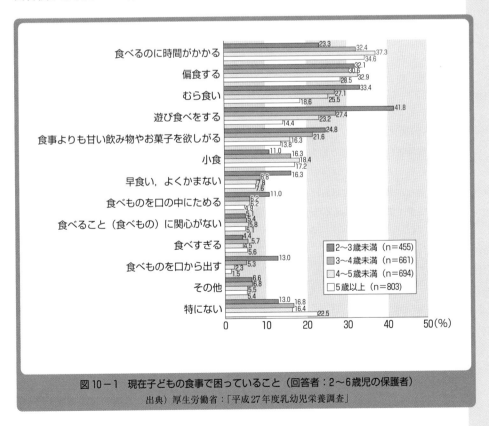

図10−1　現在子どもの食事で困っていること（回答者：2～6歳児の保護者）
出典）厚生労働省：「平成27年度乳幼児栄養調査」

参考に，主食，主菜，副菜のそろった食事を取り入れていくことが望ましい。

　保育所へ通う幼児は，通常，昼食と間食（おやつ）を給食として提供されるが，それ以外の幼児は，それぞれの環境に合わせた食事をとる。幼稚園児は，給食または持参弁当を昼食としている。最近は，キャラクター弁当などをつくる保護者もいるが，食べる人に合わせた量，食べやすい形，好きな味つけ，嫌いなものを食べられるようにする工夫などが必要である。

1.3　学童期

　現在の児童の食生活の問題には，朝食欠食，両親の共働きや塾通いによる孤食，食事リズムの乱れ，運動不足による肥満・痩身傾向などがあげられる。

　塾通いやテレビ，ゲームなどで子どもたちの就寝時間は遅くなり，睡眠時間が短くなっている。そのため，朝は食欲がない，食べる時間がないなどの理由で朝食を欠食する子どもがいる。欠食すると脳のエネルギーが不足して集中力や記憶力の低下などにつながる。朝日を浴び，朝食をとることから1日を開始し，食事をとることによりリズムをつけながら，運動，排泄，睡眠等を一連の流れとして生活することが望ましい。

　中食といわれる調理食品への支出は，1989（平成元）年から2018（平成30）年までの30年間で1.7倍に増加している（図10-2）。一方，内食の割合は減少し，外食に大きな変化はない。こういった食生活の変化から子どもたちの家庭内で食事づくりの様子をみたり，手伝いとして調理に携わる経験が少なくなっている。また，従来は手伝いや共食を通して伝えられていた郷土料理や伝統料理，地域や家庭で受け継がれてきた料理や味，はしづかいなどの食べ方や作法

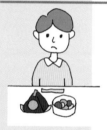

▲孤　食
　第9章1.2，p.126参照。

▲朝食を欠食する
　第8章第4節，p.114〜参照。

▲中　食
　総菜や弁当を買ってきて家で食べること

コラム

災害時の食への備え

　風水害・地震災害などの災害の発生が多くなった昨今，妊産婦，乳幼児，児童，食物アレルギーに配慮が必要な人は，そのような災害時には必要な支援を十分に受けることが難しい。家庭でも日ごろから，最低でも3日分，できれば1週間分程度の食料品の備蓄に取り組むことが望まれる。普段食べ慣れているものを多めに用意して，順次使って買い足す「ローリングストック」をすればむだにならない。一時的に母乳が出なくなる場合もあるので，粉ミルクと哺乳瓶は用意しておきたい。

　【授乳のために備えたいもの】　水，液体ミルク，粉ミルク（スティック，キューブタイプ），哺乳瓶，紙コップ（哺乳瓶の代用にもなる）

　【離乳食のために備えたいもの】　ベビーフード（レトルトパウチ，瓶詰），使い捨てスプーン，ポリ袋，ラップ（皿に敷いて使う），ウェットティッシュ

　【離乳食に使いやすい食品例】　トマトジュース（無塩），コーンクリーム缶，ツナ水煮缶，そうめん，パックごはん，レトルトがゆ，フリーズドライスープ，食べ慣れているおやつ等

　【アレルギーへ配慮した備え】　日常食べている保存のきくものをローリングストックする。

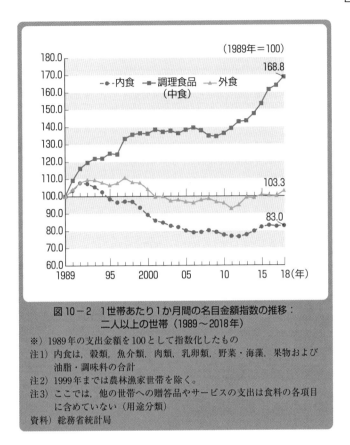

図10－2　1世帯あたり1か月間の名目金額指数の推移：
二人以上の世帯（1989〜2018年）

※）1989年の支出金額を100として指数化したもの
注1）内食は，穀類，魚介類，肉類，乳卵類，野菜・海藻，果物および
　　油脂・調味料の合計
注2）1999年までは農林漁家世帯を除く。
注3）ここでは，他の世帯への贈答品やサービスの支出は食料の各項目
　　に含めていない（用途分類）
資料）総務省統計局

▲内　食
家庭で調理したものを家庭内で食べること。

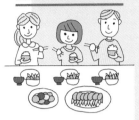

▲外　食
レストランなど，家庭外で食事すること。

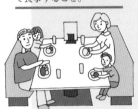

▲補　食
塾に行く前やスポーツ練習前に消化に時間がかからないような炭水化物中心の食事をとっておき，夕食はその分を減らした食事とする。

などが，忙しい生活を送る保護者から子どもへ伝えにくくなっている。学校給食や地域と連携して多面的に伝承活動に取り組むことが必要であろう。

また，塾通いやスポーツ志向の高まりなどの多様な生活に対応する食事内容の工夫が必要となる。補食を食事の一部として取り入れ，食事量の過不足を調整するのが望ましい。

児童福祉施設における食事と栄養　②

2.1　児童福祉施設とは

　保育士が専門的知識や技術をもって保育に携わる場として児童福祉施設がある。児童福祉施設は児童福祉法第7条に規定された社会福祉施設の一つであり，児童およびその保護者に適切な環境を提供し，養育，保護，訓練および育成等を中心として児童の福祉を図る施設の総称である。利用の形態は入所型と通所型があり，施設の目的に応じて，保健食（普通食）か治療食を給食として提供する。表10－1に児童福祉施設の目的と食事の配慮について示す。

▲保健食
健康を維持するために必要な栄養素をすべて含むように献立をととのえた食事。

▲治療食
医師の診断を受けて，病気の治療を目的とした食事。

表10－1　児童福祉施設の目的と食事の配慮

施設の種類 （児童福祉法）	目　的	食事の配慮
助産施設 （第36条）	保健上必要があるにもかかわらず，経済的理由により，入院助産を受けることができない妊産婦を入所させて，助産を受けさせる（3食保健食）。	・妊産婦への対応 ・家庭的な雰囲気
乳児院 （第37条）	乳児を入院させてこれを養育し，あわせて退院した者について相談その他の援助を行う（3食保健食）。	・家庭的な雰囲気 ・乳児への配慮
母子生活支援施設 （第38条）	配偶者のいない女性やこれに準ずる事情にある女性を養育している児童とともに入所させ，自立の促進のためにその生活を支援し，退所後も相談その他の援助を行う（保健食）。	・家庭的な雰囲気 ・児童への配慮 ・食の自立支援
保育所（第39条）	保育を必要とする乳児・幼児を日々保護者の下から通わせて保育を行う（1食保健食）。	・児童の健康増進 ・正しい食生活の確立 ・保護者への栄養教育
幼保連携型 認定こども園 （第39条の2）	義務教育及びその後の教育の基礎を培うものとしての満3歳以上の幼児に対する教育，および保育を必要とする子どもに対する保育を一体的に行い，健やかな成長が図られるよう適当な環境を与えて，その心身の発達を助長する（1食保健食）。	
児童養護施設 （第41条）	保護者のない児童，虐待されている児童その他環境上養護を要する児童を入所させて，これを養護し，あわせて退所した者に対する相談その他の自立のための援助を行う（3食保健食）。	・楽しい食事 ・食習慣の習得 ・偏食の指導
障害児入所施設 （第42条）	［福祉型］入所させて保護，日常生活の指導，独立自活に必要な知識技能の付与を行う（3食保健食）。	・個人に合わせた形態 ・食器の工夫
	［医療型］入所させて保護，日常生活の指導，独立自活に必要な知識技能の付与および治療を行う（3食保健食）。	・個人に合わせた形態 ・食べやすい姿勢 ・嚥下の確認
児童発達支援 センター （第43条）	［福祉型］通所により日常生活における基本的動作の指導，独立自活に必要な知識技能の付与または集団生活への適応のための訓練および治療を行う（1食保健食）。	・拒食・偏食への対応 ・そしゃく・嚥下の確認 ・食の自立支援
	［医療型］通所により日常生活における基本的動作の指導，独立自活に必要な知識技能の付与または集団生活への適応のための訓練を行う（1食保健食）。	・拒食・偏食への対応 ・適正な栄養の摂取
児童心理治療施設 （第43条の2）	軽度の情緒障害を有する児童を，短期間，入所させ又は保護者の下から通わせて，その情緒障害を治し，あわせて退所した者については相談その他の援助を行う（1食または3食保健食）。	・食習慣習得の支援 ・食の自立支援 ・共食時の配慮
児童自立支援施設 （第44条）	不良行為をなし，またはなすおそれのある児童および家庭環境その他の環境上の理由により生活指導等を要する児童を入所させ，または保護者の下から通わせて，個々の児童の状況に応じて必要な指導を行い，自立を支援し，あわせて退所した者について相談その他の援助を行う（3食保健食）。	・家庭的な雰囲気 ・食習慣習得の支援 ・食の自立支援

2.2　食事の提供および栄養管理の考え方と留意点

　児童福祉施設での食事の提供および栄養管理は，子どもの健やかな成長，発達を目ざし，食事や食生活を支援していくものである。発育状況，健康・栄養状態と合わせ，養育環境等も含めた実態を把握し，食事の提供と食育を一体的な取り組みとして行っていく。食事の提供は，『日本人の食事摂取基準（2020年版）』を活用しながら，食事の内容や衛生管理について配慮して行う。

　児童福祉施設においては多職種が連携しながら全職員が一体となり，「心と

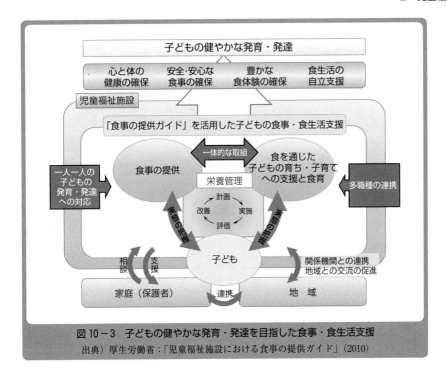

図 10 − 3　子どもの健やかな発育・発達を目指した食事・食生活支援
出典）厚生労働省：「児童福祉施設における食事の提供ガイド」(2010)

体の健康の確保」，「安全・安心な食事の確保」，「豊かな食体験の確保」，「食生活の自立支援」を目ざして子どもの食事・食生活の支援を進めていく（図10 − 3)。

2.3　食事の役割

（1）栄養給与

　子どもは，施設で食べる食事によって栄養を補給することができる。提供する食事が子ども一人ひとりの発育段階，健康・栄養状態に適したものであることによって，必要なエネルギーおよび栄養素の補給につながる。

（2）栄養教育

　発育期にある子どもにとって，1回1回の食事が学習の場である。食べ物をみて，匂いを感じ，手で触り，口の中で感じ，味わうといった体験を通じて食べる行為そのものを獲得していく。経験の幅を広げることは受容できる食べ物を増やすことにもつながる。

（3）食習慣の形成

　食事中の姿勢や食具の扱い方などの継続的な体験が発達を促し，望ましい食習慣の形成の基礎をつくる。

（4）食　育

　食事を通じて味覚体験の幅を広げること，季節（旬）を感じること，行事食を通じて日本の文化に触れること，食べ物の恵みに感謝することなどを通して，

▲行事食
第7章6.2，p.107参照。

食べることへの意欲や関心を高め，将来につながる望ましい食態度を形成する。

子どもの食に関する嗜好や体験が広がりかつ深まるように，多様な食品や料理の組み合わせにも配慮する。季節感や伝統的な食文化などを考慮して，品質がよく，幅広い食材を取り入れる工夫をする。食べることが楽しい，食べたいという意欲を培うことができるように食事内容や食事・食具の種類，食事環境などに配慮して，望ましい食習慣の定着を図る。

（5）食を通じた子育て支援

食事時間，偏食，むら食いなど子どもの食事で困っている保護者は多い。子どもの食事について理解を深めることは，子育ての不安を軽減し，養育力の向上につながる。保護者に対して，食生活に関する相談や支援を行うことも児童福祉施設の役割の一つである。予定献立表等のおたよりの配布，サンプル食の展示，食事の様子（量や食べ方等）を伝えるなどの食に関する情報提供により家庭への働きかけを行う。また，地域の子育て家庭に対しても，給食試食会などを通して情報提供や支援などを行う。

（6）食を通じた子どもの自立支援

子どもが施設退所後に地域社会で自立して生活していくには，食生活の重要性を認識して，自ら必要なものを選択する能力，すなわち「食を営む力」が身についていることが必要である。施設での日々の食事を通して，栄養や食事に関心をもち，適切な食事の量を理解し，食材の買い物や料理，準備や後片づけができるようになることを目ざす。多職種が連携する中で，個々の課題を踏まえて退所するまでにそれぞれの状況に応じて，自立に向けた支援を行う。

2.4　保育所における食事の実際

保育所とは，保育を必要とする乳児，幼児を預かり保育することを目的とする児童福祉施設である。入所する子どもは0～5歳児までと年齢差が大きく，同じ年齢児であっても個人差が大きいことが特徴である。保育所給食は，栄養バランスがとれた食事によって空腹を満たし発育を保障する役割だけでなく，食事を通じた教育的役割（食育）や保護者支援の役割ももつ。また，延長・休日・夜間の保育，病児・病後児に対する保育など多様な保育が実施されているが，食事の提供は，一人ひとりの子どもの精神面や体力面，保護者のニーズに配慮して行うことが望まれる。保育所における「食」の取り組みには，保育士，調理員，栄養士・管理栄養士，看護師等の全職員の協力が必要である。

「保育所保育指針」においても幼児期にふさわしい食生活が展開され，適切な援助が行われるように，保育の一環として位置づけられている。また，自園調理，外部委託，外部搬入などさまざまな方法で食事が提供されるようになったが，保育所での「食」の質は，保育の質として重要な位置づけであるので，提供方法や条件の違いに関係なく担保される必要がある。

▲保育所の食事の提供の現状
　厚生労働省が2011年に調査を行ったところ，「自園調理」21,214園（90.7％），「外部委託（外部の人材により自園の施設を用いて調理を行うもの）」1,615園（6.9％），「3歳未満児を含む外部搬入（特区）」323園（1.4％），「3歳児以上のみ外部搬入」233園（1.0％）であった。

（1）保育所における栄養管理

　保育所では，一人ひとりの子どもの発育状況，栄養状況，家庭での生活状況などを把握したうえで，1日の生活の中で保育所の食事をとらえ，各保育所における食事計画を立て，それに基づいて作成された献立どおりに食事を提供することにより，子どもの栄養管理を行っている。図10－4に保育所給食の区分を，表10－2に保育所における食事時間と栄養量の考え方の例を示す。

　1）乳汁栄養　　乳汁については「授乳・離乳の支援ガイド」（厚生労働省，2019）を参考に，一人ひとりの子どもが，おなかがすくリズムをもてるように，個々の状態に応じた授乳の時刻，回数，量，温度に配慮する。また，授乳するときには，適切な子どもの抱き方で，目と目を合わせてやさしく声をかける等の，授乳時のかかわりについての配慮が望まれる。

　2）離乳食　　離乳食は月齢や目安量による画一的な進め方ではなく，一人ひとりの子どもの発育状況，そしゃくや嚥下機能の発達状況，摂食行動等を考慮して進めていく。「授乳・離乳の支援ガイド」を参考に離乳食の内容（食品の種類や形態）や量を，個々に合わせて無理なく進めていくことが重要である。

▲授乳・離乳の支援ガイド
　第6章1.3，p.68・資料，p.207～参照。

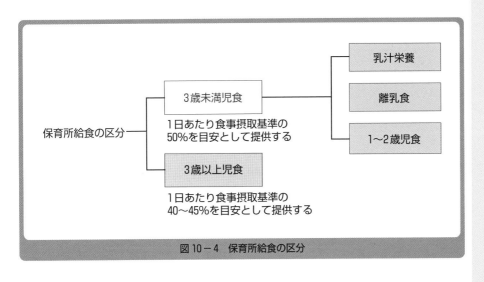

図10－4　保育所給食の区分

表10－2　保育所における食事時間と栄養量の考え方（例）

区　分	家庭 朝	保育所							家　庭 夜	備　考
		9時	10時	11時	12時	13時	14時	15時		
離乳期以前	6時	○			○			○	18時・21時	3時間おきの場合
	6時		○				○		18時・22時	4時間おきの場合
離乳食初期	6時		○				○		18時・22時	
離乳食後期	朝　食		○		○			○	夕　食	
1～2歳児	朝　食		○		○			○	夕　食	保育所で1日の摂取基準
割合	25%			合わせて50%					25%	の50%を給与する場合
3～5歳児	朝　食				○			○	夕　食	保育所で1日の摂取基準
割　合	25%				33%			12%	30%	の45%を給与する場合

保育者は，「おいしいね」などの声かけを行いながら，子どもが飲み込む，かむなどの摂食の様子をみて食事の介助をしていく。

（2）幼児の献立作成

▲食品構成
　給与栄養目標量を満たすためにはどの食品をどれくらいの量摂取すればよいかを食品群別に示したもの。

　給与栄養目標量を参考に，園の状況や特徴を踏まえ，食品構成に基づき献立を作成する。① 栄養のバランス，② 季節感，③ 地域性，④ 各家庭の食事内容，⑤ 子どもの食べ方，⑥ 発育状況，⑦ 活動量などに配慮する。通常，3〜5歳児の献立を基本に，同じ材料を用いて分量や調理形態を変えて，1〜2歳児や離

表10-3　乳幼児の給与栄養目標量（設定例）

	乳児（1〜2歳児，男子）		幼児（3〜5歳児，男子）	
	食事摂取基準	保育所給与栄養目標量（例）（50％/日）*	食事摂取基準	保育所給与栄養目標量（例）（45％/日）**
エネルギー（kcal）	950	480	1,300	585
たんぱく質（g）	31〜48	20	43〜65	26
脂質（g）	22〜32	14	29〜44	17
炭水化物（g）	119〜155	70	163〜212	85
食物繊維（g）	7	4	8	4
カルシウム（mg）	450	225	600	270
鉄（mg）	4.5	2.3	5.5	2.5
ビタミンA（μgRAE）	400	200	500	225
ビタミンB$_1$（mg）	0.5	0.25	0.7	0.32
ビタミンB$_2$（mg）	0.6	0.3	0.8	0.36
ビタミンC（mg）	40	20	50	23
食塩相当量（g）	3.0	1.5	3.5	1.5

＊：午前おやつ10％＋昼食30％＋午後おやつ10％
＊＊：昼食30％＋午後おやつ15％
資料）「日本人の食事摂取基準2020年版の実践・運用」，p.84

表10-4　献立作成時の食品目安量（食品構成例）

食品名	1日の食品の目安量	
	1〜2歳	3〜6歳
ごはん	90〜100g×3回	100〜130g×3回
いも類	40g	50g
砂糖	5g	7g
油脂	10g	12g
緑黄色野菜	80g	80〜100g
その他の野菜	120g	120〜150g
海藻	2〜5g	2〜5g
果物	100g	100g
卵	30g	40g
肉	30g	40g
魚	30g	40g
大豆製品	20g	30g
牛乳	300g	250g

出典）港区みなと保健所生活衛生課：「令和2年度児童福祉施設の給食における栄養管理ハンドブック」（2000）

乳食に適した献立にする。表10−3に乳幼児の食事摂取基準および給与栄養目標量の設定例と，表10−4に献立作成時の食品目安量（食品構成例）を示す。

献立作成のポイントは以下のとおりである。

- ・季節感を大切にして，幅広い種類の食品を取り入れる。
- ・味つけは，素材の味を味わえるようにうす味を基本とする。
- ・子どもの摂食嚥下機能や食行動の発達を促すよう食品や調理方法に配慮する。
- ・子どもが食べる楽しさを感じるように，献立に保育所の行事（誕生会やクリスマス会等）や季節の行事（節分，ひなまつり，こどもの日，七夕等）や郷土食などを取り入れる。

（3）さまざまな保育形態への食事の対応

1）延長保育　間食（おやつ）は『日本人の食事摂取基準（2020年版）』の10％程度，夕食は25〜30％程度を目安とする。担任以外がかかわることもあるので，個別に配慮が必要な子どもの状況には細心の注意が必要である。また，ゆったりとくつろげる環境で，共食できるように心掛ける。

2）体調不良児，病後児への対応　主治医や嘱託医，看護師の指示を受けて対応するのが望ましいが，そうではない場合は，保護者と相談のうえ，症状の悪化防止のために，食材の選択や調理形態を工夫した食事の提供，脱水予防のための水分補給を基本として対応する。

3）食物アレルギー　保育所は食事の種類（乳汁，離乳食，幼児食）や食事の回数（午前のおやつ，昼食，午後のおやつ，補食など）が多いため，食物アレルギーのある子どもへの対応については，事故予防と栄養管理の両面から完全除去または解除を基本とする。「保育所におけるアレルギー対応ガイドライン（2019年改訂版）」（厚生労働省）を参照しながら，生活管理指導表（図10−5）の活用により，子どもの状況をみながら保育所，保護者，主治医や嘱託医が共通理解をもって対応する。

2.5　障害児施設における食事

（1）障害児施設の食事の目的

障害には，運動障害（脳性まひ），知的障害，発達障害などさまざまな種類があり，子どもによってその程度は異なる。適切な食事を提供し，健康を維持することがもっとも重要である。それぞれの子どもの心身の状態，特に摂食嚥下機能，手指等の運動機能や障害特性等の状態に応じた配慮を行っていくためには，定期的に身体状況や栄養状態を把握する必要があり，多職種の連携が必須となる。また，給食は生きた学習の場・教材であり，子どもの成長を促し，卒後の自立につなげていくという役割ももつ。

▲食物アレルギー
原因となる食品は，第4章表4−7，p.50参照。第11章7.3, p.174〜参照。

▲生活管理指導表
「保育所におけるアレルギー対応ガイドライン」では，アレルギー対応は，かかりつけ医が記入する生活管理指導表に沿って実施することを必須とし，指導表を子どもを中心に据えた，医師と保護者，保育所の重要な"コミュニケーションツール"と位置づけている。

153

（参考様式）　※「保育所におけるアレルギー対応ガイドライン」（2019年改訂版）

保育所におけるアレルギー疾患生活管理指導表　（食物アレルギー・アナフィラキシー・気管支ぜん息）

提出日＿＿＿＿年＿＿月＿＿日

名前＿＿＿＿＿＿＿＿　男・女　＿＿＿年＿＿月＿＿日生（＿＿歳＿＿ヶ月）　＿＿＿＿＿組

※ この生活管理指導表は、保育所の生活において特別な配慮や管理が必要となった子どもに限って、医師が作成するものです。

緊急連絡先	
★保護者	電話：
★連絡医療機関	医療機関名： 電話：

食物アレルギー（あり・なし）　アナフィラキシー（あり・なし）

病型・治療

A. 食物アレルギー病型
1. 食物アレルギーの関与する乳児アトピー性皮膚炎
2. 即時型
3. その他　（新生児・乳児消化管アレルギー・口腔アレルギー症候群・食物依存性運動誘発アナフィラキシー・その他：　　　　）

B. アナフィラキシー病型
1. 食物　（原因：　　　　）
2. その他　（医薬品・食物依存性運動誘発アナフィラキシー・ラテックスアレルギー・昆虫・動物のフケや毛）

C. 原因食品・除去根拠

該当する食品の番号に○をし、かつ《　》内に除去根拠を記載

1. 鶏卵　《　　》
2. 牛乳・乳製品《　　》
3. 小麦　《　　》
4. ソバ　《　　》
5. ピーナッツ　《　　》
6. 大豆　《　　》
7. ゴマ　《　　》
8. ナッツ類*　《　　》（すべて・クルミ・カシューナッツ・アーモンド・　　）
9. 甲殻類*　《　　》（すべて・エビ・カニ・　　）
10. 軟体類・貝類*《　　》（すべて・イカ・タコ・ホタテ・アサリ・　　）
11. 魚卵*　《　　》（すべて・イクラ・タラコ・　　）
12. 魚類*　《　　》（すべて・サバ・サケ・　　）
13. 肉類*　《　　》（鶏肉・牛肉・豚肉・　　）
14. 果物類*　《　　》（キウイ・バナナ・　　）
15. その他　（　　）

[除去根拠]
該当するもの全てを《　》内に番号を記載
①明らかな症状の既往
②食物負荷試験陽性
③IgE抗体等検査結果陽性
④未摂取

「＊は（　）の中の該当する項目に○をするか具体的に記載すること」

D. 緊急時に備えた処方薬
1. 内服薬（抗ヒスタミン薬、ステロイド薬）
2. アドレナリン自己注射薬「エピペン®」
3. その他（　　）

保育所での生活上の留意点

A. 給食・離乳食
1. 管理不要
2. 管理必要（管理内容については、病型・治療のC. 欄及び下記C. E欄を参照）

B. アレルギー用調整粉乳
1. 不要
2. 必要　下記該当ミルクに○、又は（　）内に記入
ミルフィーHP ・ ニューMA-1 ・ MA-mi ・ ペプディエット ・ エレメンタルフォーミュラ
その他（　　）

C. 除去食品においてより厳しい除去が必要なもの

病型・治療のC. 欄で除去の際に、より厳しい除去が必要となるもののみに○をつける

※本欄に○がついた場合、該当する食品を使用した料理については、給食対応が困難となる場合があります。

1. 鶏卵：　卵殻カルシウム
2. 牛乳・乳製品：　乳糖
3. 小麦：　醤油・酢・麦茶
6. 大豆：　大豆油・醤油・味噌
7. ゴマ：　ゴマ油
12. 魚類：　かつおだし・いりこだし
13. 肉類：　エキス

D. 食物・食材を扱う活動
1. 管理不要
2. 原因食材を教材とする活動の制限（　）
3. 調理活動時の制限（　）
4. その他（　）

E. 特記事項

（その他に特別な配慮や管理が必要な事項がある場合には、医師が保護者と相談のうえ記載。対応内容は保育所が保護者と相談のうえ決定）

記載日　　年　　月　　日
医師名
医療機関名
電話

気管支ぜん息（あり・なし）

病型・治療

A. 症状のコントロール状態
1. 良好
2. 比較的良好
3. 不良

B. 長期管理薬
（短期追加治療薬を含む）
1. ステロイド吸入薬
剤形：
投与量（日）：
2. ロイコトリエン受容体拮抗薬
3. DSCG吸入薬
4. ベータ刺激薬（内服・貼付薬）
5. その他（　　）

C. 急性増悪（発作）治療薬
1. ベータ刺激薬吸入
2. ベータ刺激薬内服
3. その他

D. 急性増悪（発作）時の対応
（自由記載）

保育所での生活上の留意点

A. 寝具に関して
1. 管理不要
2. 防ダニシーツ等の使用
3. その他の管理が必要（　）

B. 動物との接触
1. 管理不要
2. 動物への反応が強いため不可
動物名（　）
3. 飼育活動等の制限（　）

C. 外遊び、運動に対する配慮
1. 管理不要
2. 管理必要
（管理内容：　　）

D.特記事項
（その他に特別な配慮や管理が必要な事項がある場合には、医師が保護者と相談のうえ記載。対応内容は保育所が保護者と相談のうえ決定）

記載日　　年　　月　　日
医師名
医療機関名
電話

● 保育所における日常の取り組み及び緊急時の対応に活用するため、本表に記載された内容を保育所の職員及び消防機関・医療機関等と共有することに同意しますか。
・ 同意する
・ 同意しない

保護者氏名＿＿＿＿＿＿＿＿＿＿

図 10－5　保育所におけるアレルギー疾患生活管理指導表（表面）

出典）厚生労働省：保育所におけるアレルギー対応ガイドライン（2019年改訂版）

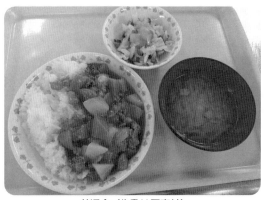

普通食（牛乳は写真外）
大きさ，やわらかさを考慮し，丸呑みできない大きさに調整する。

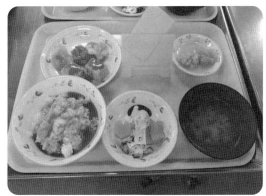

後期食（牛乳は写真外）
食材によってはペースト状または介護食用寒天で固める。お粥は中期食に比べ水分が少なく，軟飯の状態。

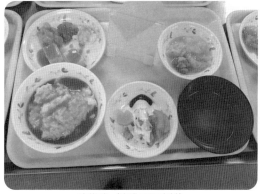

中期食（牛乳は写真外）
1cm程度の大きさで，舌でつぶせるやわらかさ。食材によってはペースト状または介護食用寒天で固める。お粥は粒がある状態。

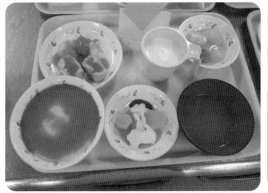

中プロ食
水分は介護食用寒天で固める。食材によってはペースト状または介護食用寒天で固める。お粥はペーストの中に小さな粒が散見する状態。

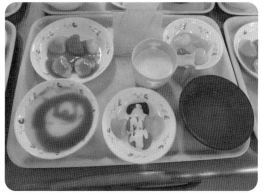

初期食
粒がなくまとまりのあるペースト。水分や一部の食材は介護食用寒天で固める。お粥はペースト状。

図10－6　特別支援学校　形態別給食の例
献立名：カレーライス・野菜スープ・フレンチサラダ・牛乳
資料提供）東京都立志村学園

（2）栄養管理および食事形態

エネルギーおよび栄養素量は，それぞれの健康や生活活動等の実態ならびに地域や施設の実情等に応じて，食事摂取基準を参考に設定する。摂食機能や発育状況等に合わせて，障害のある幼児，児童，生徒等が無理なく食べることができるような食事内容（大きさ，かたさ，温度他）の調理形態や食品の選択などを行っていく。

調理形態は施設の実情に応じて決定する。「発達期摂食嚥下障害児（者）のための嚥下調整食分類2018」等を活用して，通常の食事に準じた形態の「普通食」，そしゃく機能の発達期の「後期食」，押しつぶし練習期の「中期食」，飲み込む機能の発達期の「初期食」などの給食を実施している施設もある。図10－6に給食の展開の様子を示す。

●参考文献

・厚生労働省：「平成27年度乳幼児栄養調査」（2016）
・厚生労働省：「授乳・離乳の支援ガイド」（2019）
・厚生労働省雇用均等・児童家庭局：「楽しく食べる子供に〜食から始まる健やかガイド〜」（2004）
・中野区医師会・中野区フリー活動栄養士会：「離乳食ブック」（2017）
・農林水産省：「第3次食育推進基本計画」（2016）
・赤松利恵：学童期における子どもの食の課題と対策，保健医療科学，66（6），574〜581（2017）
・厚生労働省母子保健課：「児童福祉施設における食事の提供及び栄養管理に関する研究会報告書」（2010）
・厚生労働省：「保育所保育指針」（2017）
・厚生労働省：「保育所における食事の提供ガイドライン」（2012）
・港区みなと保健所生活衛生課：「令和2年度（2020年度）児童福祉施設の給食における栄養管理ハンドブック」（2020）
　https://www.city.minato.tokyo.jp/kenkouzukuri/kenko/kenko/eyo/
　kigyo/documents/r2_jifuku_handbook.pdf（最終閲覧2021.2）
・厚生労働省：「保育所におけるアレルギー対応ガイドライン（2019年改訂版）」（2019）
・日本摂食嚥下リハビリテーション学会医療検討委員会：発達期摂食嚥下障害児（者）のための嚥下調整食分類2018，日摂食嚥下リハ会誌，22（1），59〜73（2018）
・食事摂取基準の実践・運用を考える会編：『日本人の食事摂取基準2020年版の実践・運用』，第一出版（2020）
・渡會勲：特別支援学校における学校給食と発達期嚥下調整食のかかわり，臨床栄養，133（1），54〜60（2018）
・上原玲子編著：『子どもの食生活　第3版』，ななみ書房（2018）

課題1　各年齢の子どもができる食事の準備・手伝い・片づけを考えてみよう

年　齢	できる食事の準備・手伝い・片づけなど
1歳児	
2歳児	
3歳児	
4歳児	
5歳児	

課題2　毎月の行事と行事食と旬の食べ物を書き出してみよう

	行事と行事食	行事の意味	旬の食べ物
1月			
2月			
3月			
4月			
5月			
6月			
7月			
8月			
9月			
10月			
11月			
12月			

課題3　保育園・幼稚園へもっていく弁当をつくってみよう

　弁当1食は，1日のおよそ1/3のエネルギーと栄養素を取り入れることが望ましい。弁当箱は容量（入る量，mL）とエネルギーが等しいといわれている。3歳では300 mL程度，5歳では400〜500 mL程度の容量のものが目安である。

　「弁当を全部食べた」という達成感が味わえるように，弁当箱の大きさは，子どもの食べる様子などに応じて選ぶようにする。

【幼児の弁当の条件】
- ・1日の食事摂取基準の約1/3が摂取できる内容である。
- ・限られた容器に盛りつけるので，弁当に適した食品や調理法である。
- ・つくってから食べるまでの時間が長いので，味が変化したり傷みにくい。
- ・集団生活では，限られた時間内に食べきれる量を入れる。

【弁当づくりの配慮点】

(1) 量と内容の目安
- ・栄養のバランスのよい弁当をつくるには弁当箱の表面積で，主食：主菜：副菜を3：1：2の目安にする（第7章4.2，p.103参照）。

　主　食……ごはん，パン，パスタなど（炭水化物）

　主　菜……肉類，魚類，卵とその加工品など（たんぱく質，脂質）

　副　菜……野菜，いも類，海藻，きのこなど（ビタミン，無機質）

- ・子どもが必要な栄養は，1日の食事全体で摂取できていればよいので，食べやすさなどを考えて量を加減し，野菜類などが少ない場合は，他の食事で補えばよい。

(2) 献立と調理・盛りつけ
- ・食品の色彩を生かして，白，赤，緑，黄，黒の色合いをそろえると，見た目にもおいしそうで栄養バランスもよくなる。
- ・甘味や塩味，酸味など，数種類の味を組み合わせて変化をつける。
- ・最初に主食を詰め，主菜・副菜の順に形のくずれにくいものから詰めていく。
- ・同じ調理法のおかずを重ねない。
- ・味が混ざり合うのを防ぐため，カップやケースを利用するとよい。
- ・はしやスプーンで取りやすく，食べやすいように形や詰め方を工夫する。

(3) 衛　生
- ・食品は新鮮で良質なものを選び，完全に火を通す。
- ・原則として，生の食材は使用しない（ミニトマトを使う場合は，へたをとってよく洗い，水気を取る）。
- ・前日につくって保存しておいたものは，当日の朝に再びよく加熱してから詰める。
- ・ごはんやおかずがまだ温かいうちにふたをすると，内側に水蒸気が付着して細菌が増殖しやすくなるので，詰めたものが十分に冷めてからふたをする。
- ・弁当箱，はし，スプーンなどは隅々までよく洗って，完全に乾かして使う。

1. バランスのよい幼児の弁当の献立を考えてみよう。

- ・主食，主菜，副菜を考えて，材料，分量，食品群，つくり方を書き出す。
- ・材料は各食品群から使っているか確認する（第4章2.1，p.39参照）。
- ・調理法は重なっていないか。使っている調理法を○で囲む。

　　（　生　　ゆでる　　煮る　　蒸す　　焼く　　炒める　　揚げる　）

2. 弁当箱をみながら，弁当箱に詰めたときの絵を描いてみよう。

3. 実際につくって弁当箱に詰めてみよう。

弁当タイトル『　　　　　　　　　　　　　　　　』

	献　立	材料・分量	食品群（6群）	つくり方
主食				
主菜				
副菜				
他				
他				

【完成予想図】

【実際につくった写真】

（幼児の弁当として配慮した事項）

第11章 子どもの疾患と栄養

1 子どもの疾患の特徴

　小児期は成長と発達の過程にあることから，それぞれの発育過程には特徴的な疾患がみられる。乳幼児期は免疫系が確立される時期でもあり，易感染性を示したり，成長に影響を与えるような栄養障害が問題になることがある。思春期に入ると家庭環境や社会的な影響を受けやすくなり，これまでと異なった角度からの医療的な問題点が強調されるようになる（表11－1）。

　子どもは成人と異なり自分の症状を正確に訴えることができない。どの部位が痛いのか，どのように痛いのか，どのようなときに痛いのかなどの重要な情報を得ることができない。子どもの様子から保護者や保育者が察しなければならないという難しい問題がある。さらに，子どもが症状を訴えるようになったときには，病状がかなり進行しているとみたほうがよいため，常日頃からよく観察し，ちょっとした変化にも気を配る必要がある。

　子ども，特に乳幼児は，どのような疾患であっても，発熱，嘔吐，下痢，腹痛というような非特異的な症状を発症することが多く，これも診断を遅らせる原因となる。症状にとらわれず，背後にある疾患を見極めることが大切であり，その重篤度を見誤らないことが求められる。

表11－1　年齢と好発する疾患の関係

年　　齢		主　な　疾　患
乳児期	哺乳期	母乳黄疸（遷延性黄疸） 母乳児のビタミンK不足による出血 食物アレルギー（卵，牛乳） 鉄欠乏性貧血 母乳からの感染や薬剤などの移行 先天的身体的，臓器発達上の異常 先天的代謝異常 染色体異常
	離乳期	食物アレルギー（卵，牛乳，だいず） 鉄欠乏性貧血 乳児肥満 拒食症などによる発育障害 発疹性感染症など
幼児期		食物アレルギー（卵,牛乳,だいずなど） 鉄欠乏性貧血 幼児肥満 偏食・拒食による発育障害 発疹性感染症など
思春期	学童期 小学生	学童肥満 鉄欠乏性貧血 小児糖尿病 けが
	中学生	小児肥満 脂質異常症 小児メタボリック症候群 鉄欠乏性貧血 やせ,神経性やせ症／神経性無食欲症 メンタル的問題 けが

出生時の問題と新生児マススクリーニング検査

　新生児とは生後28日未満（満27日）の児のことである。この時期は胎内から母体外へと環境が急激に変化することから，身体的に胎外の環境に適応する必要性がある。その過程で，さまざまな生理的変化が発現する。

2.1　出生時の問題

　低出生体重児や未熟児（成熟障害と早産），母親が糖尿病である児では巨大児，低血糖，胎盤機能不全症候群などがみられ，そのほか分娩時の損傷，チアノーゼと呼吸障害，嘔吐，けいれん，発熱，低体温，黄疸（新生児黄疸，血液型不適合，胆管閉塞など），白内障（先天性風疹症候群）などがある。

（1）生理的黄疸

　1）新生児黄疸（生理的黄疸）　　新生児は，生後4～5日でピークとなるような生理的黄疸を呈する。胎児の血液には赤血球，ヘモグロビンが多く含まれている。出生後にこれらの大量の赤血球が徐々に分解され，ビリルビン（黄疸のもと）が一時的に増加するが，新生児期は肝臓の働きが十分ではないため，ビリルビンを処理しきれず黄疸が現れる。肝臓の働きとともに黄疸は自然に治癒する。

　黄疸が強いと大脳に障害を生じるため，病的黄疸に対しては治療を行う。

　2）母乳性黄疸　　新生児黄疸は遅くとも生後2週目には消失するが，母乳育児の乳児は生後1か月を過ぎても黄疸の症状が残ることがある。母乳に含まれるホルモンが肝臓の酵素の働きを弱めるため，乳児の体内でビリルビンの処理が遅れてしまい，黄疸の症状が長引くことによる。母乳性黄疸であれば自然に回復するので通常は授乳を続けてよい。

（2）呼吸器系

　低出生体重児にみられる肺機能の障害に対しては，NICU（新生児集中治療室），GCU（新生児回復室）での呼吸の管理が必要になる。

（3）循環器系

　心臓と血管系の先天的な奇形が主要な原因である。胎児エコー法の進歩により，出生前に診断される例が多い。心雑音が聴取されたり，チアノーゼ，哺乳不良，体重増加不良などが起こる。慢性的に発育不良となることも多い。運動制限が必要な場合もある。

（4）消化器系（先天性の消化管奇形）

　乳汁の摂取ができない。治療できれば，成長等に問題はない。

▲低出生体重児
　第5章1.2　p.57参照。

▲先天性風疹症候群
　胎児が在胎16週までの期間に感染すると，子宮内死亡や先天性風疹症候群と呼ばれる先天異常の原因となる。子宮内胎児発育不全，小頭症，髄膜脳炎，白内障，網膜症，難聴，心臓の異常などがある。

▲NICU, GCU
　室温，湿度を一定にし，人工呼吸器などの生命維持装置を用い，血圧を維持するための治療も併せて行える。

（5）血液系－新生児メレナ

ビタミンK不足からの消化管出血（タール便ともいう）を新生児メレナという。生後1日～5日の間に起こるため，日本では予防のために出生後にビタミンK_2をシロップとして投与している。

（6）感染症

新生児細菌性髄膜炎（β溶血性連鎖球菌と大腸菌）があげられる。哺乳不良，嘔吐などの消化器症状で発症する。

（7）代謝異常

新生児低血糖がある。低血糖は生後72時間以内では低出生体重児で20mg/dL以下，成熟児でも30mg/dL以下であり，72時間以降では40mg/dL以下をいう。高インスリン血症，糖貯蔵不足，糖消費の増加（感染や仮死など）などによる。

2.2　新生児マススクリーニング検査

早期発見し治療することで症状の発生を予防できる先天性代謝異常症と内分泌疾患の中で，発生頻度が比較的高く，信頼度の高い検査法のある疾患が，新生児マススクリーニング検査の対象になる。日本では現在，新生児マススクリーニング検査の受診率はほぼ100％に達している。2020（令和2）年現在の新生児マススクリーニング検査の対象疾患を表11－2に示す。

表11－2　先天性代謝異常検査対象疾患

	疾患名
アミノ酸代謝異常 （5疾患）	フェニルケトン尿症
	メープルシロップ尿症
	ホモシスチン尿症
	シトルリン血症1型
	アルギニノコハク酸尿症
有機酸代謝異常 （7疾患）	メチルマロン酸血症
	プロピオン酸血症
	イソ吉草酸血症
	メチルクロトニルグリシン尿症
	ヒドロキシメチルグルタル酸血症（HMG血症）
	複合カルボキシラーゼ欠損症
	グルタル酸血症1型
脂肪酸代謝異常 （5疾患）	中鎖アシルCoA脱水素酵素欠損症（MCAD欠損症）
	極長鎖アシルCoA脱水素酵素欠損症（VLCAD欠損症）
	三頭酵素/長鎖3-ヒドロキシアシルCoA脱水素酵素欠損症（TFP/LCHAD欠損症）
	カルニチンパルミトイルトランスフェラーゼ-1欠損症（CPT-1欠損症）
	カルニチンパルミトイルトランスフェラーゼ-2欠損症（CPT-2欠損症）
糖質代謝異常 （1疾患）	ガラクトース血症
内分泌疾患 （2疾患）	先天性甲状腺機能低下症（クレチン症）
	先天性副腎過形成症

乳幼児期の問題 ③

　乳児とは0〜1歳，幼児とは1〜6歳児のことである。乳幼児期は，母親からの受動的免疫を経て，自分自身の免疫系を確立していくことになるが，その過程で感染症の罹患を繰り返す時期がある。この時期は集団生活の開始時期とも一致し，ますます感染の機会が増加することになる。

　感染防止のためにはワクチン接種で免疫をつくる必要がある。乳幼児によくみられる感染症に，感染性胃腸炎や発疹性疾患がある。これらは感染性が高いので集団感染に至らないよう，発症時には隔離など迅速な対応が重要になる。

3.1　乳糖不耐症など

　乳糖不耐症，ガラクトース血症，食物アレルギー（ミルク・牛乳アレルギー）などにより，嘔吐や下痢，乳汁を受けつけないなどの症状が1週間以上続く場合には，医師に相談する。

　乳糖不耐症は，乳糖がガラクトースとブドウ糖に分解されないことから，大腸に達した乳糖が異常発酵し，腸壁から水分を吸収することで下痢をしたり，ガスの産生でお腹が張ったりする。体重増加不良や発育障害を起こす。乳糖除去ミルクで解決する。

　ガラクトース血症は，肝臓でガラクトース―リン酸がグルコース―リン酸に変換されず，ブドウ糖へ変わることができず低血糖を起こす。ガラクトース―リン酸が肝臓にたまり，生後数日に嘔吐や下痢，れいけんを発症し，生後数か月までに低血糖，体重増加不良，肝硬変，白内障などを引き起こす。新生児マススクリーニング検査の対象疾患である。乳糖を含まない大豆乳や乳糖除去食を与えるが，多くは発育不良や精神機能に障害を残す。

　ミルク・牛乳アレルギーでの嘔吐や腹部膨満，下痢，粘血便，体重増加不良に注意が必要である。人工乳は避け，代替ミルクを用いる。母乳によるアレルギーはほとんどみられない。

3.2　乳幼児突然死症候群

　出生後何らの異常がみられないのに突然死亡し，原因は不明である。生後2〜7か月に好発し，男児に多い。夜間の睡眠中や冬季，また人工栄養児に頻度が高い。乳児のうつぶせ寝は控える。

子どもの罹患時によくみられる症状（非特異的症状）

　保育者として知っておくべき体調不良時の症状として以下に示すもののほか，のどの痛み，ひきつけ，発疹，食欲不振，機嫌が悪いなどがあげられる。

（1）発　熱

　子どもはよく熱を出す。保育者はあわてないことが重要である。

　発熱は炎症によるリンパ球の活性化を示すものであり，一般的には解熱をさせる必要はない。しかし，小児は容易に脱水になるため，気分をよくし，エネルギーや水分の摂取量を増加させるのと合わせて，脱水を予防する目的で38.5℃以上のときには解熱剤を使用することもある。

　解熱剤を使用するときは，アスピリンは使用しないこと（禁忌）。アセトアミノフェンかイブプロフェンを使用する。また，解熱剤は生後4か月未満の乳児には使用しない。

（2）咳，鼻水

　しばしばみられる症状である。乳幼児にあっては，食欲低下や脱水への原因ともなる。

（3）下　痢

　便の水分が多すぎる状態。新生児の排便回数は1日2〜7回と多く，1〜2歳になると1日1回になるが，下痢では便が水溶性もしくは泥状になり，回数が増える。原因の多くはウイルス感染（ロタウイルス，ノロウイルスなど）である。その他に，食物アレルギー（ミルク・牛乳アレルギー）や乳糖不耐症などがあげられる。

　急性下痢（内因性：脱水を起こす）と慢性下痢（外因性：栄養障害を起こす）がある。

　下痢では水だけではなく，ナトリウムとカリウムの喪失も起こる。血中カリウムが低下すると倦怠感が強くなり，食事量の低下につながる。

　食物繊維や残渣の残るものは消化管の運動を亢進するので，下痢のときには与えないように注意する。脂質も消化が悪く下痢を増強させるので，与えない。炭水化物と水，電解質を中心とする。

　軟便となり回数が少なくなれば，たんぱく質そして脂質へと栄養素を広げていく。特にカリウムは果実類に多いことから，ジュースや果実の摂取を進めるが，ジュース類には酸性のものが多く，嘔吐の原因になることもある。下痢のときには整腸薬は用いてよいが，下痢止めは通常は用いない。

（4）便　秘

便が長い時間出ない，出にくい，排便時に痛みがある状態。排便回数ではない。一般的に乳幼児で3日以上，年長児で2日以上排便のない日が続けば，食欲に影響する。

急性のものと，1～2か月以上続く慢性のものに分類される。急性便秘では，水分量や食物繊維の量を増やす。一般的に腸は夜間にぜん動運動が亢進し，便塊を直腸に運ぶため，朝食後に排便する習慣をつける。朝十分な時間がとれるように生活習慣を整え，規則正しい生活を心がける。時に病的なものもあるので注意が必要である。

（5）嘔　吐

胃の内容物が逆流して外に出ること。胃が刺激される，また，胃より下部の消化管の通りが悪いときにも起こる。子どもの嘔吐は，下痢を伴う病気（感染性の胃腸炎など）によるものがもっとも多い。胃の炎症で嘔吐し，腸まで炎症が及べば下痢を起こす。その他にも，中枢神経が刺激され嘔吐することがある。かぜのはじまりや中耳炎などの際にも起きるものである。感染症以外で，頭を打つなどして嘔吐することがある。その場合は速やかに医療機関を受診する。

強い咳や喘息発作による嘔吐は，呼吸が速くなり，胃を横隔膜が刺激することで起こる。年齢が低い子どもにはよくある。

嘔吐後30分程度経過してからお茶やイオン飲料水を少し飲ませ，吐くかどうかを観察する。吐かない場合には，飲ませる量を少しずつ増やしていく。

（6）脱　水

体液が失われ，水分不足になった状態をいう。排尿の回数と量（表11-3）が少なくなるので注意する。小児期は，水の出入りが大きく容易に脱水になりやすい。身体の組成は固形成分と細胞外液，細胞内液からなり，脱水は細胞外液量の減少によって生じる。乳幼児は成人と比較して細胞外液量が多く，水の出し入れも速い。年齢が若いほど，脱水には注意が必要である。食事ができない，元気がなくなる，遊ばないなど普段と違う様子がみられたら，まず脱水を念頭に置くことが大切である。

長期的には体重の減少も有力な判断材料となる。皮膚の張りがない，唇や口腔内の湿り気がない，脈が触れにくい，さらに進むと，うとうとしている，傾眠傾向などがみられ，生命的に危険な状態となる。乳幼児では5%（学童3%）の体重減では軽度，10%（6%）で中等度，15%（9%）になると重篤で生命的に危険である。

脱水の初期には水分や塩分の補給で元気を取り戻すこともある。しかし，急速に状態が悪化する

表11-3　年齢別尿量と排尿回数の関係

年　齢	尿量（mL/日）	回　数
1～2　日	30～60	2～6
3～60　日	100～450	5～30
2～12か月	400～500	
1～2　歳	500～600	6～8
2～5　歳	600～700	
5～8　歳	650～1,000	
8～15　歳	800～1,400	

▲水分必要量

新生児期	100 mL/kg/日
乳児期	150 mL/kg/日
幼児期	100 mL/kg/日
学童期	80 mL/kg/日
成　人	50 mL/kg/日

ので，疑いがあるときには早めに医療機関を受診する。

　元気なときの水分必要量は年齢によって違いがある。水分の必要量は，尿量＋不感蒸泄量（汗以外の皮膚や呼気から）＋発汗量−代謝水（エネルギーを生むときに出る水）で計算される。

　脱水対策には，水分，電解質とビタミンの補給に視点を置き，口当たりがよく，消化のよい食事とする。学童ではイオン飲料もよい。

 5　子どもに多くみられる感染症

▲不感蒸泄
　第3章1.3，p.25参照。

▲垂直感染
　胎盤を通じた胎児への，あるいは，母乳を介した乳児への感染。

　新生児から1，2歳までには突発性発疹，単純ヘルペス，手足口病，ヘルパンギーナが好発し，また肝炎ウイルスの垂直感染（母子の感染）にも注意する。

　乳幼児期には保育施設での麻疹（はしか），水痘（みずぼうそう），ウイルス性下痢症（ロタウイルス感染が多い）の流行がみられる。

　学童期になると，風疹（三日ばしか），伝染性紅斑（りんご病），流行性耳下腺炎（おたふくかぜ）がみられる。

　発疹の性状や症状から病気をある程度予測し，感染した子どもへのケアとともに他の児への感染拡大防止に努める。

【感染防止】

　感染防止のため感染した子どもを他の部屋へ移すとともに，接触した児を中心にワクチン摂取状況や罹患の有無から感染リスクを把握する。リスクのある子どもは毎日健康状態を把握し，発熱などの症状があるときには診断がつくまで自宅待機とする。流行を防止するため保育施設，学校の閉鎖を検討する。法律（学校保健安全法ほか）を踏まえ，施設長の判断で実施する。

コラム

保育所，幼稚園等で発熱に伴う急性下痢の子どもが出たら？

① 今まで元気だった子どもが発熱とともに，急に嘔吐や下痢を起こす場合，食中毒と感染性胃腸炎を疑って対処する。

② 保護者に連絡し帰宅させる。意識障害，けいれんなどの重症時は速やかに医療機関へ搬送する。

③ 原因が判明するまでは，ノロまたはロタウイルス感染症に準じて対処する。

④ 吐物，汚物は，子どもが帰るまでビニールで覆い，周囲を目ばりして飛散を防ぐ。すぐに処理しないこと。処理に使用したものは医療用廃棄物として廃棄する。

⑤ 汚染場所およびトイレは5％次亜塩素酸で消毒する。

⑥ 子どもは下痢が治まるまで自宅待機とする。感染性が強いので，感染防止策が重要である。

⑦ 未感染の子どもたちは，手洗いを徹底する。

【感染症による主な症状】

感染症では発熱，食欲低下，急性下痢，嘔吐がみられ，脱水に至ることもある。

5.1　発疹性疾患

（1）麻疹（はしか）

パラミクソウイルスによる飛沫感染である。**感染力がきわめて強い**。乳幼児に好発する。潜伏期間は10日間。症状は発熱，鼻汁，目やに，咳などで3～4日続く。一度，平熱に戻った後，発疹期に入り，体温が再度上昇する。発疹は顔面や耳の後ろから始まり，体幹，四肢の順に広がる。発疹は1～2mmほどの紅斑が集属して広汎に広がる。

麻疹風疹混合ワクチンであるMRワクチンは，1～2歳のときに1回，年長児の年に1回と，計2回の予防接種が推奨されている。そのため乳児は感染に注意する必要がある。2回MRワクチンを打つことで生涯にわたり抗体が持続される。麻疹罹患児が発生した場合は，保健所等関係機関に直ちに連絡し，対応の指示を受ける必要がある。

（2）風　疹

三日はしかとも呼ばれる。RNAウイルス（マトナウイルス科）による飛沫感染である。好発年齢は5～14歳で，顕性感染は75％。2～3週間の潜伏期間の後，微熱や軽いカタル，突然の発疹で発症する。発疹は顔，耳から全身末梢へ広がる。麻疹と似ているが個々の発疹は孤立的で，集属しない点が麻疹とは異なる。リンパ節の腫脹が特徴的。高熱と発疹は3日間続き，その後解熱する。熱による倦怠感や食欲低下があるが，症状は比較的軽い。

（3）突発性発疹

ヒトヘルペスウイルス6型およびエコーウイルスによる。唾液中に存在し，家族から感染することが多い。2～3歳までに100％で抗体を獲得する。3～4日の高熱で発症し解熱とともに発疹がみられる。解熱後に一時的に機嫌が悪くなることがあるが，発疹時には感染力はない。

（4）伝染性紅斑（りんご病）

ヒトパルボウイルスB19での飛沫感染である。潜伏期間は10～15日。6～12歳の学童にみられる。冬から春にかけて，だるさ，頭痛，のどの痛み，筋肉痛などの感冒症状で発症する。1週間ほどで蝶形紅斑，1～2日後に四肢にレース様網状紅斑がみられる。発疹時には感染力は消失している。

（5）ヘルペス感染症（水痘，帯状疱疹）

DNAウイルス感染症である。初感染が水痘であり，神経節に潜伏し，その後感覚神経の走行に一致して，水疱性発疹がみられるのが帯状疱疹である。水疱に接触したり，飛沫で感染する。母親からの免疫があり，生後3か月以内での感染はまれである。1～5歳に好発し，80％が不顕性である。

（6）手足口病

コクサッキーA群のエンテロウイルスである。乳幼児期に多くみられる。2～7日の潜伏期間の後，手足に粟粒大の紅色丘疹や水疱を伴うが，かゆみはない。口腔粘膜には発疹や水疱，アフタがみられる。口腔内のアフタが強い場合は，水分摂取不良となるため注意する。

▲アフタ
　舌や口唇，ほおの粘膜などの口腔粘膜にできる，痛みのある病変。

（7）ヘルパンギーナ

コクサッキーおよびエコーウイルス感染症である。1歳ごろに好発し，夏に多発する。2～4日の潜伏期間の後39℃以上の高熱がみられ，口蓋上の粘膜に紅斑性小丘疹がみられ，潰瘍となる。痛みが強く，哺乳を嫌がる。不機嫌，食欲低下などがみられ，7日ほどで解熱する。

5.2　ウイルス感染症

特にインフルエンザウイルスによるものの症状が重篤であり，感染力が強いので問題となる。インフルエンザではワクチン接種が有効で，保護者や保育者の感染対策も必要となる。咳や鼻水はよくみられる症状である。

（1）インフルエンザA・B・C型RNAウイルス

潜伏期間は1～2日。全治するまで7～10日間。熱性けいれんを起こしやすい。発熱，咳，鼻水以外に嘔吐や腹痛を生じることもある。解熱薬にアスピリン（アセチルサリチル酸）を使用せず（禁忌），アセトアミノフェンを使用する。

（2）アデノウイルス

かぜ症候群，咽頭結膜炎（プール熱），流行性角結膜炎，ウイルス性下痢症（ロタウイルスは冬型，アデノは通年型）を引き起こす。

（3）ロタウイルス

乳幼児下痢症の原因。11～2月にかけて，3か月～3歳の乳幼児に好発する。48時間の潜伏期間で，吐き気，嘔吐，米のとぎ汁様の白色下痢を発症する。嘔吐で汚染されたところは，塩素系漂白薬などを用いて消毒する。嘔吐物は感染性汚染物として扱う。

（4）新型コロナウイルス（COVID-19）

2019（令和元）年12月ごろから全世界に流行（パンデミック）しており，日本も例外ではない。詳細は2021（令和3）年3月現在不明だが，感染力が強く，保育の場がクラスター発生の場となる懸念もある。行政の指示を受けたワクチン等を含めて，感染防止への取り組みが必要である。

5.3　流行性耳下腺炎（おたふくかぜ）

ムンプスウイルスによる。接触または飛沫感染で，リンパ節，耳下腺，すい臓，精巣，卵巣，甲状腺，髄膜などを冒す。潜伏期間は20日間，5～10歳に好発し，唾液，尿から感染する。

5.4　細菌感染症

（1）ブドウ球菌

　皮膚感染症（伝染性膿痂疹（とびひ）など），蜂巣炎などの起因菌でもある。新生児では6週以内に皮膚病変，菌血症，髄膜炎，肺炎などを起こす。保護者の指などの化膿巣から毒素がうつることで起こる食中毒には注意する。

（2）連鎖球菌

　咽頭炎，肺炎，皮膚感染症，敗血症，心内膜炎などの起因菌である。続発症としてリウマチ熱と急性糸球体腎炎，猩紅熱（まれ）がある。

（3）大腸菌

　大腸内の常在細菌である。共生が崩れると毒性が増強される。O157：H7は腸管出血性（細胞毒，神経毒，エンテロトキシン）であり重篤となる。新生児では髄膜炎の主な起因菌である。

（4）百日咳

　2〜4年サイクルで流行がみられる。潜伏期間は7〜14日間。臨床経過はカタル期，痙咳期（連属性，発作性，笛声），回復期（4週間後）に分けられる。上気道感染症状（咳に特徴）がみられる。

子どもに多くみられる疾患 ⑥

6.1　腎臓病

　β溶血性レンサ球菌（溶連菌）感染後の急性糸球体腎炎は4か月ほどで治癒する。慢性化したものは扁桃腺の摘出が有効。特発性ネフローゼ症候群はステロイドが有効。乳幼児では浮腫，嘔吐，下痢で発症することが多い。

6.2　消化管疾患

　注意したい疾患として，先天性肥厚性幽門狭窄症，先天性胆道閉鎖症，後天性腸重積などがあげられる。

　特に乳幼児ではかぜでも嘔吐や腹痛，下痢，便秘などの症状がみられる。嘔吐時には，吐き出しやすくして誤嚥を防ぐ。

　吐血や下血は，医療施設での診断治療が必要である。乳幼児での腸重積ではイチゴゼリー様の下血がみられ，間欠的啼泣が特徴で速やかな治療が必要である。学童期にはストレス性の胃十二指腸潰瘍や胃腸炎からの出血が多くなる。

6.3　心臓病

（1）先天性心臓奇形

　乳幼児では不機嫌，泣き声が小さい，哺乳力が弱い，発育障害などの症状として現れる。学童期以降では，呼吸苦や疲れやすいなどの症状がみられる。

（2）心筋症

　心臓の筋肉壊死を起こし正常のポンプ機能が低下してしまう疾患であり，心臓移植以外に救う手立てがない。症状は，チアノーゼや心不全，不機嫌，泣き声が小さい，哺乳力が弱い，発育障害などである。

（3）川崎病

　原因菌が不明な発疹性熱性疾患である。手足，口腔内潰瘍と高熱が特徴。合併症として冠状動脈の動脈瘤がある。新型コロナウイルス感染症（COVID-19）で類似の症状がみられることで注目されている。

7　生活習慣病，アレルギー，貧血

7.1　生活習慣病

　「健康的といえない生活習慣」がかかわる病気を生活習慣病という。経過は，生活習慣によって大きく左右される。肥満や糖尿病，高血圧症，脂質異常症をはじめ，動脈硬化からつながる虚血性心疾患，脳血管疾患，さらに悪性新生物（がん）なども含まれる。

　子どもの肥満は成人肥満に移行する確率が高いといわれているため，成人の生活習慣病の予備軍として注目される。さらに子どもの肥満では，脂肪肝，高LDLコレステロール，高血糖を合併している頻度が高い。

　生活習慣病は，遺伝素因と環境因子から成り立っている。生活習慣病は成人になりある日突然起こるものではない。この意味で小児肥満を生活習慣病の予備軍と呼ぶのは正しくなく，そのプロセスは母胎内，もしくは出生とともに始まると考えたほうがよい。遺伝素因のある子どもでは，環境因子により大きな影響を受けることから，より積極的な食事と生活様式の指導が必要となる。

　主要な疾患として，肥満と糖尿病について以下に示す。

（1）肥満とその対策

　子どもの肥満はさまざまな健康障害の原因となるだけではなく，成人肥満に移行し，2型糖尿病や心筋梗塞などの生活習慣病の発症リスクを高めるため，小児期からの対策が必要である（図11－1）。WHOの指針によれば，幼児期は高血圧，喫煙，2型糖尿病，運動不足，肥満に対し予防効果が期待できる重要な時期とされる。

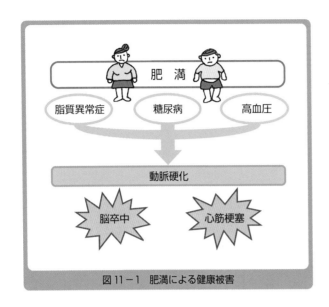

図11-1　肥満による健康被害

　子どもの肥満は主に肥満度を使って評価する。肥満度は標準体重に対して実測体重が何％上回っているかを示すもので下記の式で計算される。

　　肥満度＝（実測体重－標準体重）／標準体重×100（％）

　幼児では肥満度15％以上は太りぎみ，20％以上はやや太りすぎ，30％以上は太りすぎとされ，学童では肥満度20％以上を軽度肥満，30％以上を中等度肥満，50％以上を高度肥満とする。

　ここでは，肥満予防の効果が期待される幼児期をとりあげて，解説する。

　食事指導では，食事内容の偏りを是正し，適正な食品を選び，生活習慣を見直すことに重点を置く。

　1）食事摂取量　『日本人の食事摂取基準（2020年版）』を基本とし，エネルギーとたんぱく質，脂質，炭水化物等のバランスを整える（表11-4，詳細は第4章表4-3，p.36参照）。食品構成は，食品重量（表11-5）と「糖尿病食品交換表」をもとに80kcalを1点とした点数で組み合わせる。たんぱく質は減らさずに糖質の多いごはん類，いも類，菓子類等から減らす方法をとるが，極端な糖質制限はしない。

　2）食習慣　幼児肥満の食事の特徴は，1回の使用食品の数が少ない。また品数は朝食・昼食では少なく，夕食に多い傾向にある。

　1日3回の食事と1回の間食を基本とし，早寝早起きの生活リズムを身につける。

　献立の基本は，大皿盛りにせず，一汁二菜（主食，主菜，副菜，汁物）とする。主菜は肉類に偏らずに卵類，魚介類などまんべんなく用意する。野菜，海藻などよくかめる料理を増やして，好き嫌いなく食べられるようにする。苦手とす

表11-4　日本人の食事摂取基準（2020年版）一部抜粋

年齢(歳)	性別	推定エネルギー必要量 (kcal/日)	たんぱく質推奨量 (g/日)	脂質目標量 (%E)	炭水化物目標量 (%E)	ナトリウム目標量 (食塩相当量) [g/日]	カルシウム推奨量 (mg/日)	鉄推奨量 (mg/日)
1〜2	男	950	20	20〜30	50〜65	3.0未満	450	4.5
	女	900	20	20〜30	50〜65	3.0未満	400	4.5
3〜5	男	1,300	25	20〜30	50〜65	3.5未満	600	5.5
	女	1,250	25	20〜30	50〜65	3.5未満	550	5.5

表11-5　3〜5歳目標エネルギー量と食品重量（上段重量g/下段点数80 kcalを1点）

食品群（Ⅰ群）	卵　類	乳　類	肉　類	魚介類	豆　類
重　量	50	350	50	60	40
点　数	1.0	2.3	1.0	1.0	0.5
食品群（Ⅱ群）	緑黄色野菜類	淡色野菜類	果実類		
重　量	60	150	100		
点　数	0.2	0.5	0.5		
食品群（Ⅲ群）	ごはん類	いも類	砂糖類	菓子・飲料類	油脂類
重　量	300	50	10	110	10
点　数	5.5	0.5	0.5	1.5	1.0

資料）こどもの城小児保健部編：『新・健康の手帳－こどもの肥満』（2003）を参考に作成

る食品は，楽しい食育を通して馴染ませていく。味つけを工夫し，手伝いをさせるなど食品に親しみをもたせ，子ども自身の食べたい気持ちを引き出す。食塩が多い加工品，塩蔵品や卓上調味料などの使用は控える。外食や甘い飲み物は減らす。孤食は避け，楽しい食卓を心がける。保護者をはじめ周囲の大人は，食べたい物を食べたいだけ与えることがないようにする。

　間食は，個人差もあるが1日に必要なエネルギー量の10〜15％が適当とされる。

　3）生活指導　　家族背景（家族構成，両親の体格など），本人の成育歴や発育過程（身体発育曲線，病歴，発達など），生活時間（起床から就寝までの過ごし方など），食習慣などを把握する。

　4）運動指導　　身体活動量を高めることは食生活の改善とともに，健康の維持増進，肥満やメタボリックシンドロームおよび生活習慣病発症予防に有益である。

　5）睡眠指導　　小児期では，睡眠時間が短いほど，肥満発生の危険性が増加する。就寝前のスマートフォンやタブレットの使用は，メラトニンの分泌の低下により睡眠導入を遅らせ，睡眠異常につながる。子どもの健やかな成長のためには，幼児期に正しい睡眠習慣および生活習慣を身につけることが重要である。

（2）糖尿病

糖尿病とは，インスリンの相対的・絶対的不足によって起こる高血糖状態である。糖代謝異常の成因は，①1型，②2型，③その他の特定の機序，疾患によるもの，④妊娠糖尿病に分類される。

1型糖尿病はウイルスや環境因子により，すい臓のβ細胞が破壊されることが原因である。ウイルス感染を起こしやすい遺伝的素因やβ細胞を破壊する自己抗体が関係している。小児糖尿病はこれまで1型が多かった。典型例では，軽いかぜ様症状が治った後に意識喪失で発見される。2型糖尿病はインスリンの分泌低下と感受性低下（インスリン抵抗性）の両者が関係し，肥満との関連性が高く，小児肥満から2型糖尿病に移行するケースが増加している。

1型糖尿病では糖尿性ケトン血性アシドーシスという病態があり，インスリンの量が足りないために起こる。いつもはない口臭（ケトン臭）や時には意識障害を起こすこともある。至急医療機関を受診する必要がある。

7.2　やせと体重減少

乳児期はカウプ指数を使って評価する。16以下をやせぎみ，14.5以下をやせすぎとしている。学童期にはローレル指数と肥満度を用いるが，近年では一般的に肥満度が用いられ，−20％以下をやせ，−30％以下を高度のやせとしている。

▲カウプ指数
第3章3.1，p.10参照。

乳幼児期後半以降の体重減の原因としては，食事の過誤（保護者の注意不足等），心因反応による食欲低下（思春期には多い），神経性食欲不振症（思春期以降の女児），急性胃腸炎，炎症性疾患などの慢性疾患，内分泌疾患（甲状腺機能亢進症や糖尿病）などがある。

思春期には心因反応によるものが多くなる。

7.3　アレルギー疾患

アレルギー疾患とは，本来なら反応しなくてもよい無害なものに対する過剰な免疫反応である。子どもの代表的なアレルギー疾患は，アトピー性皮膚炎，食物アレルギー，アナフィラキシー，気管支喘息，アレルギー性鼻炎，アレルギー性結膜炎などである。子どもの場合は，アレルギー疾患をどれか一つだけ発症するケースは少なく，複数の疾患を合併していることが多い。

（1）アトピー性皮膚炎

皮膚にかゆみを伴う湿疹が出たり治ったりを繰り返す。多くの人は遺伝的になりやすい素質をもっている。生まれながらの体質に，さまざまな環境条件が重なってアトピー性皮膚炎を発症する。生まれながらの体質には，皮膚が乾燥しやすく，外界からの刺激から皮膚を守るバリア機能が弱く，さまざまな刺激に敏感であることと，アレルギーを生じやすいことの2点が重要である。

　環境条件としては，ダニやホコリ，食べ物，動物の毛，汗，シャンプーや洗剤，プールの塩素，生活リズムの乱れやかぜなどの感染症などの悪化因子があり，個々に異なる。

　皮膚炎は，顔，首，肘の内側，膝の裏側などに現れるが，ひどくなると全身に広がる。軽症では，皮膚が乾燥していてかゆい症状だけのこともあるが，かき壊して悪化すると，皮膚がむけて"ジュクジュク"する。また，慢性化すると硬く厚い皮膚となり色素沈着を伴うこともある。かゆみが強く，軽快したり悪化したりを繰り返すが，適切な治療やスキンケアによって症状のコントロールが可能で，他の子どもと同じ生活を送ることができる。伝染性ではない。

　治療は，① 原因・悪化因子を取り除く（室内の清掃，換気，食物の除去など（個々に異なる）），② スキンケア（皮膚の清潔と保湿，適切なシャワー・入浴など），③ 薬物療法（患部への外用薬の塗布，かゆみに対する内服薬など）があげられる。

（2）食物アレルギー

1）新生児・乳児消化管アレルギー　新生児期および乳児期早期に人工乳に対して血便，嘔吐，下痢などの症状が現れる。2歳までに9割は治るとされる。

2）食物アレルギーの関与する乳児アトピー性皮膚炎　乳児のアトピー性皮膚炎に合併する食物アレルギー。特定の食物によって湿疹が悪化する，もしくは原因食品によって即時型症状を引き起こすこともある。

3）即時型症状　特定の食物を摂取した後2時間以内にアレルギー反応を介して皮膚，呼吸器，消化器あるいは全身性に生じる症状のこと。そのほとんどは食物に含まれるたんぱく質が原因で起こる。乳幼児期発症のうち鶏卵，牛乳，小麦などについては，小学校入学前までに摂取可能になることが多い。

　原因食物としては鶏卵，牛乳，小麦が多くを占める（図11－2）。

　症状を表11－6に示す。原因となる食物を摂取しないことが治療の基本となる。症状が出現した場合には，じんましん等の軽い症状では，抗ヒスタミン薬の内服や経過観察により回復することもあるが，"ゼーゼー"，呼吸困難，嘔吐，アナフィラキシーショックなどの中等症から重症の症状には，アナフィラキシーに準じた対処が必要となるため，医療機関へ搬送する。

　代表的な除去食物の注意点を表11－7に示す。

4）特殊型

　①　**食物依存性運動誘発アナフィラキシー（FDEIA）**：原因となる食物の摂取後2時間以内に運動をすることによりアナフィラキシー症状を起こす。原因食品としては小麦，甲殻類が多く，運動量が増加する中学生にもっとも多くみられる。発症した場合は呼吸困難やショック症状のような重篤な症状に至ることが多く，注意が必要である。食べただけ，運動しただけでは症状は起きず，気がつかずに誘発症状を繰り返す例もある。

　②　**口腔アレルギー症候群（OAS）**：果実や野菜に対するアレルギーに多い

▲食物アレルギー
　原因となる食品は，第4章表4－7，p.50参照。
　第10章2.4，p.153参照。

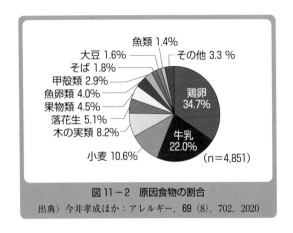

図11-2　原因食物の割合
出典）今井孝成ほか：アレルギー，69（8），702，2020

表11-6　即時型症状

分　類	主な症状
消化器症状	口腔内違和感，口唇浮腫，腹部痛，悪心，嘔吐
呼吸器症状	くしゃみ，鼻汁，鼻閉，咳，喘鳴，呼吸困難，頸の周りの浮腫
眼症状	結膜充血，浮腫，眼瞼浮腫，涙
皮膚症状	紅斑，じんましん，血管浮腫，掻痒，丘疹，水疱
神経症状	頭痛
泌尿器症状	血尿，たんぱく尿，夜尿
運動器症状	関節痛，関節炎
全身症状	アナフィラキシー，アナフィラキシーショック

病型で，食後数分以内に口唇，口腔内の症状（“ヒリヒリ”する，“イガイガ”する，腫れぼったいなど）が出現する。キウイやももなどでは全身性の症状を伴うことがある。幼児では比較的少なく，学童期以降で増える。

（3）アナフィラキシー

　アレルギー反応により，じんましんなどの皮膚症状，腹痛や嘔吐などの消化器症状，“ゼーゼー”，息苦しさなどの呼吸器症状等が，複数同時にかつ急激に出現した状態をアナフィラキシーという。その中でも，血圧が低下し，意識レベルの低下や脱力等をきたすような場合を，特に，アナフィラキシーショックと呼び，直ちに対応しないと生命にかかわる重篤な状態である。乳幼児のアナフィラキシーの原因のほとんどは食物である。

　具体的な治療は重症度によって異なるが，意識障害などがみられる子どもに対しては，まず適切な場所に足を頭より高く上げた体位で寝かせ，嘔吐に備え，顔を横向きにする。そして，意識状態や呼吸，循環の状態，皮膚色の状態を確認しながら必要に応じて一次救命処置を行い，医療機関への搬送を急ぐ。アドレナリン自己注射薬であるエピペン®を保育所等で預かっている場合には，適切なタイミングで注射することが効果的である（図11-3，11-4）。

表11-7　代表的な除去食物の注意点

	鶏卵アレルギー	牛乳アレルギー	小麦アレルギー
食べられないもの	鶏卵と鶏卵を含む加工食品、その他の鳥の卵（うずらの卵など） 鶏卵を含む加工食品の例： マヨネーズ、練り製品（かまぼこ、はんぺんなど）、肉類加工品（ハム、ウインナーなど）、調理パン、菓子パン、鶏卵を使用している天ぷらやフライ、鶏卵をつなぎに利用しているハンバーグや肉団子、洋菓子類（クッキー、ケーキ、アイスクリームなど）など ★表示義務あり	牛乳と牛乳を含む加工食品 牛乳を含む加工食品の例： ヨーグルト、チーズ、バター、生クリーム、全粉乳、脱脂粉乳、一般の調製粉乳、れん乳、乳酸菌飲料、はっ酵乳、アイスクリーム、パン、カレーやシチューのルウ、肉類加工品（ハム、ウインナーなど）、調味料の一部など ★表示義務あり	小麦と小麦を含む加工食品 小麦粉：薄力粉、中力粉、強力粉、デュラムセモリナ小麦 小麦を含む加工食品の例： パン、うどん、マカロニ、スパゲティ、中華麺、麩、餃子や春巻の皮、お好み焼き、たこ焼き、天ぷら、とんかつなどの揚げもの、フライ、シチューやカレーのルウ、洋菓子類（ケーキなど）、和菓子（饅頭など） ※大麦の摂取可否は主治医の指示に従う。 ★表示義務あり
※基本的に除去する必要のないもの	鶏肉、魚肉	牛肉	醤油、穀物素
※除去不要な原材料・食品添加物	卵殻カルシウム	乳酸菌、乳酸カルシウム、乳酸ナトリウム、乳化剤（一部を除く）、カカオバター、ココナッツミルクなど	麦芽糖、麦芽（一部を除く）
加工食品のアレルギー表示について	・代替表記 玉子、たまご、タマゴ、鶏卵、あひる卵、うずら卵 ・拡大表記（表記例） 厚焼玉子、ハムエッグ	・代替表記 ミルク、バター、バターオイル、チーズ、アイスクリーム ・拡大表記（表記例） アイスミルク、生乳、牛乳、プロセスチーズ、濃縮乳、乳糖、加糖れん乳、調製粉乳	・代替表記 小麦、こむぎ、コムギ ・拡大表記（表記例） 小麦粉、こむぎ胚芽
利用できない場合の調理の工夫	●肉料理のつなぎ 肉料理などのでん粉、すりおろしたやまいもやれんこんをつなぎとして使う。 ●揚げものの衣 水と小麦粉や片栗粉などのでん粉をといて衣として使う。 ●洋菓子の材料 プリンなどはゼラチンや寒天で固める。ケーキなどは重曹やベーキングパウダーで膨らませる。 ●料理の彩り カボチャやトウモロコシ、パプリカ、ターメリックなどの黄色の食材を使う。	●ホワイトソースなどのクリーム系の料理 じゃがいもをすりおろしたり、コーンクリーム缶を利用する。植物油や乳不使用マーガリン、小麦粉や米粉、コーンスターチを使ってルウを作る。市販のアレルギー用ルウを利用する。 ●洋菓子の材料 豆乳やココナッツミルク、アレルギー用ミルクを利用する。豆乳から作られたホイップクリームを利用する。	●ルウ 米粉や片栗粉などのでん粉、すりおろしたいもなどでとろみで代用する。 ●揚げものの衣 コーンフレーク、米粉などの衣で揚げる。 ●パンやケーキの生地 米粉や雑穀粉、大豆粉、いも、おからなどを生地として代用する。市販の米粉パンを利用することもできる。グルテンフリーのものを選ぶ。 ●麺 市販の米麺や雑穀麺を利用する。
主な栄養素と代替栄養	鶏卵M玉1個（約50g）あたり たんぱく質 6.2g ⇒ 肉（薄切り2枚）30～40g 魚（1/2切）30～40g 豆腐（絹ごし）1/2丁 130g	普通牛乳 100mLあたり カルシウム 110mg ⇒ 牛乳 350～750mL 小鉢1杯 200mL 豆乳 ひじき煮物 アレルギー用ミルク 200mL	食パン6枚切り1枚あたり 薄力粉45g相当 強力粉30g相当 エネルギー 160kcal ⇒ ごはん 100g 米麺（乾麺）40～50g 米粉 40g程度

出典）「厚生労働科学研究班による食物アレルギーの栄養指導の手引き2017」（2017）

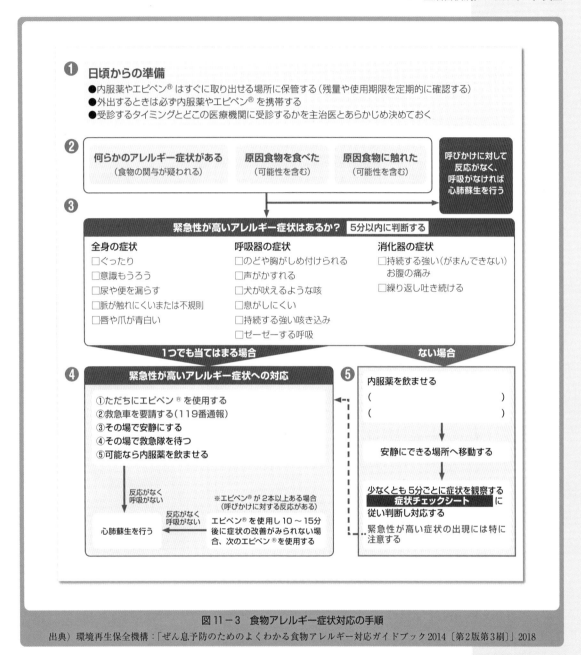

図11−3　食物アレルギー症状対応の手順
出典）環境再生保全機構：「ぜん息予防のためのよくわかる食物アレルギー対応ガイドブック2014〔第2版第3刷〕」2018

（4）気管支喘息

　子どもの気管支喘息は，90％以上でアトピー素因が認められる。したがってほとんどの小児気管支喘息ではこのアトピー素因に基づくアレルギー反応により，気道の慢性炎症が発症および増悪に強く関与する。気道の慢性炎症によって，空気の通り道が狭くなることで，気管支喘息が発症する（図11−5）。

　典型的には，発作性に"ゼーゼー"，"ヒューヒュー"という喘鳴を伴った呼

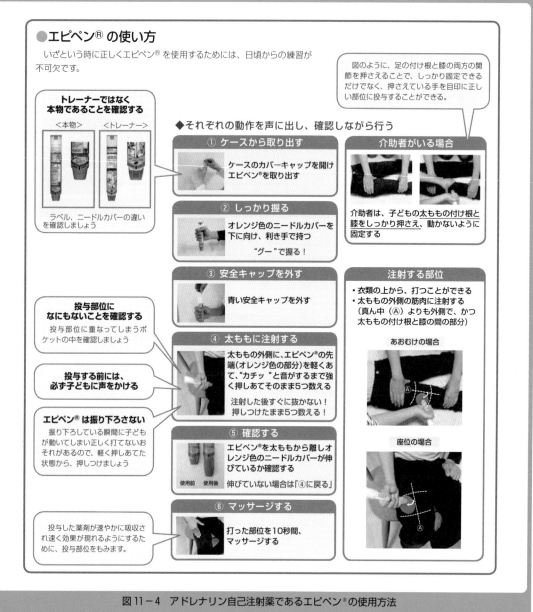

図11-4　アドレナリン自己注射薬であるエピペン®の使用方法
出典）環境再生保全機構：「ぜん息予防のためのよくわかる食物アレルギー対応ガイドブック2014〔第2版第3刷〕」2018

吸困難が起きる。息を吐くときが苦しい。気道が過敏になっているため，運動するとゼーゼーする，大泣きをする，低気圧や台風などの天候等の刺激などによって気道収縮をきたし，発作となる。

　治療は，発作に対する治療と，背景にある慢性炎症に対する治療に分けられる。特に，慢性炎症に対する治療が重要で，長期にわたって継続しなければならない。呼吸困難発作に対する治療は，気管支拡張薬であるβ_2刺激薬の吸入

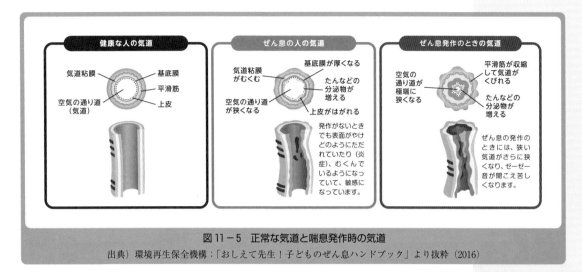

図11−5　正常な気道と喘息発作時の気道
出典）環境再生保全機構：「おしえて先生！子どものぜん息ハンドブック」より抜粋（2016）

が主体となるが，重症発作に対しては，全身的なステロイド薬の投与が必要と
なる。慢性炎症に対しては，子どもでも，吸入ステロイド薬の使用が第一選択
になるが，軽症の場合には，ロイコトリエン受容体拮抗薬を用いることも多い
（図11−6）。

（5）アレルギー性鼻炎

　鼻に入ったアレルゲンに対し，アレルギー反応を起こす。発作性で反復性の
くしゃみ，鼻水，鼻づまりなどの症状を引き起こす疾患である。

（6）アレルギー性結膜炎

　目に入ったアレルゲンによって，目の粘膜，結膜にアレルギー反応による炎
症が起こる。目のかゆみ，涙目，異物感，目やになどの症状を起こす。

7.4　貧　血

　子どもでは鉄欠乏性貧血が多い。急成長により多量の鉄摂取が必要な時期で
ある出生から2歳まで，および思春期では食事からの鉄ではしばしば不十分で
ある。乳汁中に含まれる鉄はきわめて少量であり，乳幼児期には鉄欠乏性貧血
となりやすい。学童期でも鉄への需要は高く，偏食や女子では生理での出血に
より供給が追いつかなくなるため鉄欠乏が持続しやすい。

（1）症状と診断

　徐々に起こるときには症状として自覚されないことが多い。顔色が悪い，手
のひらが黄色くなる，元気がない，食欲がない，不機嫌，舌炎，口角症，匙状
爪（スプーンネイル），易疲労性や持久力の低下などがみられるようになる。

（2）乳児貧血

　成熟児では生後16〜20週で貯蔵鉄が枯渇化するが，離乳食を開始すること
で補給することになる。人工乳は鉄を付加してあるので，鉄欠乏にはならない。

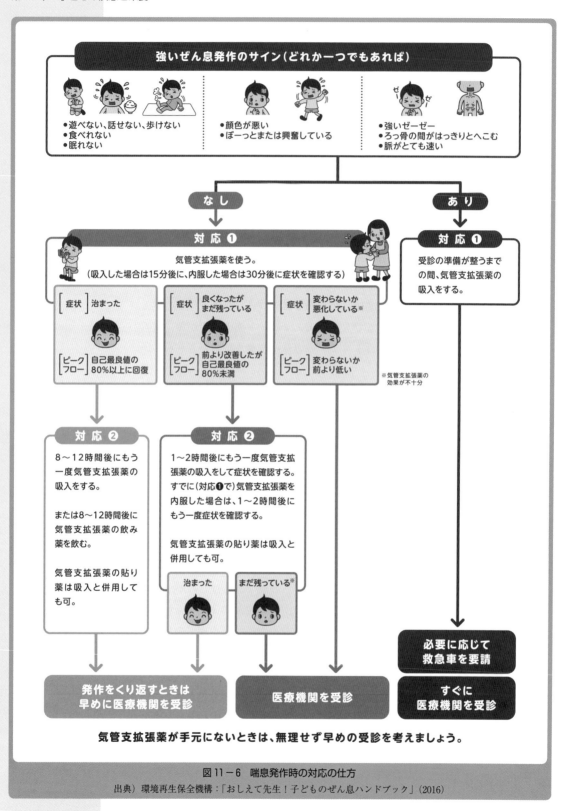

図11－6　喘息発作時の対応の仕方

出典）環境再生保全機構：「おしえて先生！子どものぜん息ハンドブック」(2016)

母乳中は鉄含有量が少ないため完全母乳の児の場合，離乳が遅れると6か月から1年で鉄欠乏性貧血の症状が出てくる。

（3）思春期貧血

思春期にみられる急速な成長（growth spurt）に鉄の供給が追いつかず，鉄欠乏性貧血が発症する。月経の開始による出血も関与する。

（4）栄養療法

鉄は消化管からの吸収が悪く，食物にヘム鉄（肉類）が含まれているときがもっとも吸収がよくなる。ビタミンCは還元剤としての作用があり，鉄の吸収を助けるので，食事から摂取する鉄とビタミンCの量を増やす。他の食品（野菜繊維のフィチン酸塩やポリフェノール，茶やコーヒに含まれるタンニン酸など）およびある種の抗生物質は鉄の吸収を妨げるので控えるようにする。

▲ヘム鉄
第5章2.1，p.61参照。

障害のある子どもの食事と栄養 ⑧

8.1　障害のある子どもの摂食機能

「食べること（摂食）」，「飲み込むこと（嚥下）」は人のもっとも基本的な欲求であり，生命維持の原点でもあるが，生まれもっている身体の機能ではない。固形物を口に取り込む（捕食），かんで唾液と混ぜる（そしゃく），飲み込む（嚥下）機能は，摂食と嚥下に関連するさまざまな器官の発育と外部からの働きかけによって発達していく機能である。知的発達障害（精神発達遅滞，重度心身障害，自閉症など）や，運動障害（脳性まひなど）のある子どもの多くに摂食嚥下機能の障害がみられる。これは，知的発達障害や運動障害が原因で，摂食嚥下機能の発達が遅れたり，発達が途中で停止したために生じる（図11－7）。特に，手と口の協調動作を必要とする，食べ物を口に取り込むときの口唇とあごの動

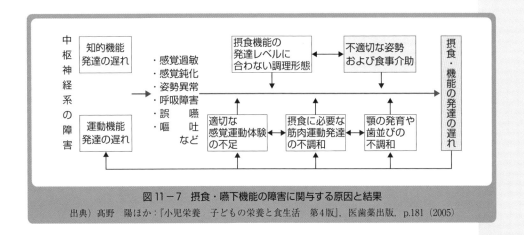

図11－7　摂食・嚥下機能の障害に関与する原因と結果
出典）髙野　陽ほか：『小児栄養　子どもの栄養と食生活　第4版』，医歯薬出版，p.181（2005）

きや，またスプーンなどの食具の使用時などにその遅れが顕著である。

　通常，健常児は，乳児期から幼児期にかけた約1年半で固形食を自分で食べることができるようになる。いわゆる，摂食嚥下機能や摂食行動を獲得する。しかし，健常児よりも発達程度の遅い障害のある子どもにとっての摂食嚥下機能は，指導や訓練による学習効果が大きいために，これらの機能を数年以上かけて獲得する場合も少なくない。重度の障害では，途中までの発達で停止することもある。

　障害のある子どもの摂食嚥下機能障害は，発育期の食生活の重大な問題であり，必要な栄養補給ができず健康状態に大きな影響を与える。出生後早期からの個々の発育状態に応じた継続的な支援で，障害のある子どもの精神・肉体的な活動を促し，QOLの向上が図られる。

（1）そしゃく機能とその障害

　食べ物が口腔内に入ると，まずそしゃくを行い食塊を形成して，食べ物を飲み込める状態にする。歯（特に臼歯），歯周組織，舌，口唇，頬，そしゃく筋などが協調して運動が行われる（協調運動）。このような協調運動には，脊椎の安定が必要である。そのため，座位のとれない障害，特に首がすわらない重度の障害では，そしゃく機能の発達が進まないことがある。

　歯の欠損や頬，唇，舌，軟口蓋などに運動障害や感覚まひがある場合には，食塊形成が難しいため，そしゃく機能が障害される。また，そしゃくの際には口唇がきちんと閉鎖できることが重要である。口唇を閉鎖することができないと，食べ物がうまく取り込めず口腔内から食べ物がこぼれたり，舌の上下左右の複雑な運動ができずそしゃくが不完全になり，食べ物が気管に入りやすく，むせたりせき込んだりする。口唇がきちんと閉鎖できない場合は，訓練の必要がある。

（2）嚥下機能とその障害

　摂食嚥下は，口唇の閉鎖，そしゃく，舌による食塊の咽頭への送り込み，軟口蓋の挙上による口腔と鼻腔の遮断，喉頭蓋で気管を閉鎖，という一連の複雑な運動が必要である。しかし，重度の障害では，この発達が遅れることが多い。そのため，食道に送り込まれるべき食塊が気管へ流れ込むことがある。これを誤嚥という。少量でも慢性的な誤嚥があれば，慢性気管支炎や肺炎の原因になり，障害のある子どもの成長をさらに遅れさせたり，命を落としてしまう危険もある。

8.2　摂食機能に応じた食物形態と食事介助

　障害のある子どもの摂食機能の改善を図るためには，健常児の発達過程をよく理解したうえで，毎日の食事介助の中で発達を促すような食物形態，食事姿勢，介助方法などを実践していくことが重要である。

▲QOL
（quality of life）
生活の質と訳される。

▲脊　椎
　背骨のこと。頸椎といわれる首の骨から仙骨，尾骨のところまでの骨をさす。

　専門の医師，歯科医師による摂食嚥下機能の診断を受け，専門家による指導のもとで，個々に合った食事や訓練の方針を決める。もっとも適した調理形態の食物摂取と適切な介助が行われると，障害のある子どもの発達を促すことができる。一方，不適切な調理形態は，危険を伴ったり，かえって発達を妨げる場合があるので注意が必要である。専門家の指導のもとに，摂食嚥下機能の発達の程度（発達年齢）に応じて毎日訓練を行い，確実にマスターできてから次の段階に進むことが大切である。

（1）適切な食物形態

　基本的には，摂食機能に応じて健常児の離乳食の形態と同じように変化させていく。やわらかくしたり，トロミをつけたりして食べやすくする。また，適切なかたさや形を変化させながら摂食嚥下機能の訓練をし，発達を促す。月齢や年齢で区切るのではなく，各々の子どもの発達段階がどこにあるのかを観察し，個々に合ったペースで進めることが大切である（表11－8）。

　1）食べる準備期　経管栄養を行い，食物の味，温度，かたさなどの刺激を少しずつ体験させ，食べる機能発達のための準備をする。

　2）嚥下機能の練習期　嚥下は呼吸との協調が必要である。嚥下機能獲得の練習は，そしゃくを必要としない離乳食初期の「なめらかにすりつぶした状態（ポタージュ，ヨーグルト程度)」の形態で繰り返し練習を行う。

▲離乳食初期
第6章5.4，p.82〜参照。

　3）押しつぶし機能の練習期　嚥下機能が獲得できると，スプーン上の食べ物を上下の口唇で挟んで，口の中に取り込む動作と，やわらかいものであれば取り込んだ食べ物を舌で押しつぶすそしゃくができるようになる。この時期は，離乳食中期の「舌と上あごでつぶせるかたさ（豆腐程度)」の形態であるが，むせないようにトロミをつけるとよい。ある程度の大きさとやわらかさで，舌で押しつぶすことを練習する。

▲離乳食中期
第6章5.4，p.83〜参照。

　4）そしゃく機能の練習期　高度な機能であるそしゃく機能の獲得は，障害児にとってかなりの努力と長期間の練習が必要となる。この時期は，離乳食後期の「歯ぐきで楽につぶせるかたさ（バナナ程度)」の形態で，かむことをしっかり練習する。

▲離乳食後期
第6章5.4，p.84〜参照。

　5）自立準備の練習期　介助者に食べ物を口に入れてもらってのそしゃく機能を獲得すると，次は自分の手で食べ物を口に運ぶなどの自立準備に向けた段階へと進む。離乳食完了期の「歯ぐきでかめるかたさ（肉団子程度)」の形態で，手づかみ食べで手と口の協調した運動を獲得し，次に，自分の手でスプーンやフォークを使って食べることができるように練習する。

▲離乳食完了期
第6章5.4，p.85〜参照。

　健常児では成長に伴い離乳食の形態を変化させていくが，障害のある子どもの場合は，摂食機能に応じて，その発達をみながらの適切な調理形態や食品選びが大切である。食事の不適切がかえって摂食機能の発達を妨げてしまうこともあるので，十分な配慮が必要である。

表11-8　摂食嚥下機能と調理形態の変化

基本の形態	食事の段階	摂食機能の発達	調理形態	主食	主菜・副菜	適用
離乳初期食	嚥下機能練習期 ↓ 移行期	・嚥下機能練習期の始め ・口唇摂取 ・乳児嚥下 （乳を飲むチューチュー →ゴックン） ・水分摂取 またはヨーグルト状 またはムース状 ・水分摂取もできる始める	ドロドロ食（ポタージュ状） ・つぶつぶや繊維の残らないので、口に入ったらそのまま飲み込める形 ・粘度が高くやわらかい仕上げ ・適度な水分が必要なのでとろらチンでトロミをつける （市販のトロミ調整食品の利用もよい）	おもゆ おかゆの裏ごし パンがゆの裏ごし	肉、魚、卵のペースト 煮豆の裏ごし じゃがいもの裏ごし 野菜類の裏ごし コンポートの裏ごし ヨーグルト ムース	経管栄養から経口摂取への練習期 成染嚥下の練習期の始めは、すべての素材は裏ごしが基本 いろいろな食品の味を経験するうえで素材別に裏ごしする 食形態は子どもの摂取機能に合わせる場合は、トロミ、牛乳、スープなどで調整する
離乳中期食	押しつぶし機能練習期 ↓ 移行期	・押しつぶし機能練習期 ・舌の動きが発達し、上顎に食べ物を押しつけることができる ・水分摂取もできる	押しつぶし食 （プリンのかたさ） ・舌の動きを使ってつぶれるくらいのやわらかさ、大きさ、形 ・食べ物はスプーンの背で楽につぶせる形（親指と小指でくらいのやわらかさ） ・1cm角くらいが目安 ・水分は少なめにしてむせないようにトロミをつける	全かゆ パンがゆ パンブディング うどんのくたくた煮 （1cm くらいの長さ）	鶏肉のテリーヌ 鮭のムース 蒸しごり風 ふわふわ卵 絹ごし豆腐 野菜のやわらか煮 りんごのコンポート プリン ゼリー（こんにゃく、寒天は除く）	移行期にある場合には、それぞれの段階別の主食、主菜、副菜の一部を練習用に使う
離乳後期食	咀嚼機能練習期 ↓ 移行期	・咀嚼の基本的な動きの練習 ・水分摂取が上手になる ・コップのふちを上唇と下唇で押さえられるようになる ・前歯で捕食、臼歯でかむ練習ができるようになる	臼歯で軽くつぶせるかたさ （バナナのかたさ） ・親指と薬指で軽くつぶせるかたさ ・基本は、はじ、スプーンで一口ずつ食べられるやわらかさと形のある調理形態 ・使用食品、調理形態の範囲が広がる	全かゆ 軟飯 パンを牛乳に浸す うどんのやわらか煮（はじで切れるやわらか かさ）	肉団子のあんかけ やわらかハンバーグ ほぐし魚のあんかけ ふわふわオムレツ 卵豆腐 煮やっこ豆腐 野菜のシチュー でん粉をからめた料理 中期食よりしっかりしたのコンポート	・捕食やかむ練習（前歯や奥歯を使用する練習）に、パンの耳、フライドポテト、きゅうりなどのスティック状の野菜を使う ・水分が少なく、歯にくっつきやすい食品（スナックやクッキーなど）は適でない ・食材を小さく切りにくい（食べ物のかたさ、大きさ、形が粉からないので、丸のみになりやすい）
離乳完了食	嚥下の完了期 ↓ 移行期 ↓ 自立準備の練習期	・嚥下の完了期 ・一口量をかみ分ける ・唾液で食べ物をまとめることができる	前歯や奥歯でかめるかたさ ・かみ切れないかたさのものを除けば、ほとんど食べられる ・食べ物の大きさ（一口大）とやわらかさに配慮	軟飯 フレンチトースト うどんのやわらか煮	しゃぶしゃぶ用薄切り肉 ハンバーグステーキ 煮魚 オムレツ 豆腐料理 ゆでキャベツ 果物のやわらかい果物 （メロン、バナナなど）	・調理の作業上、軟飯と普通食を兼ねている場合は食材の切り方、味つけ、やわらかさ、かたさなどの工夫が必要 ・かたい肉や繊維の多い食品は、すりつぶしにくいため、かめずに丸のみになるので調理の工夫が必要 以下のものは様子をみながら食べさせる ・弾力があるすりつぶしにくい食品（かまぼこ、ハム） ・食塊をつくりにくく、飲み込みにくい食品（なし、りんご）
普通食	↓ 自立の確立期	・障害のない人たちに準じる	何でも食べられる （一人ひとりの摂食能力に合わせる）	ごはん パン めん類（うどん、そば、スパゲティ）	鶏肉唐揚げ、ハム、かまぼこ、たけのこ、ごぼう、乾しいたけ、生野菜、果物	

出典）東京都技体不自由教育研究会栄養士部会（2000）

（2）適切な食事介助

　食事介助を始める前に，個々の障害の程度，摂食嚥下機能の発達過程を的確に把握しておくことが大切である。それによって，より円滑に介助することができる。介助の際の留意点を次にあげる。

　1）食べ物の認識　　摂食動作は，食べ物をみたり，においをかいだり，食べる前から始まる。介助する際にも，声かけをしながら，どのような食べ物か，認識できるよう援助をすることが大切である。

　2）食環境の整備　　食事とテーブルを快適に整える（食卓の花やテーブルクロスなど）。座位での食事が可能な場合は，適切な摂食姿勢がとれるいす，テーブルを用意し，高さや位置などの設定をする。ベッド上での食事の場合は，体格に合った体幹や頭部の位置や角度を設定する。食事時間中，落ちついた気持ちのよい環境をつくり出す努力をする。

　3）摂食時の姿勢　　食事のときに，安定した姿勢がとれるかどうかが摂取機能を左右する。床面に対して体幹をどの程度起こすか（体幹の角度），体幹に対して頭部をどの程度前屈させるか（頸部の角度）が問題となる。嚥下時に容易に食塊を咽頭に運べる軽度の障害のある子どもでは，体幹の角度は床面に対して45〜90°を目安とし，ほぼ健常児と同じと考える。ただし，首がすわっていない場合には，45°ぐらいのほうが介助しやすい。一方，嚥下時に自力で食塊を咽頭に運べない重度の場合では，床面に対して体幹の角度は15〜45°を目安とする。この程度の角度のほうが誤嚥を起こしにくく，嚥下も容易になる。

　障害のある子どもの食事には時間がかかることが多い。長時間疲れずに食事がとれるように，しっかり姿勢を支えることが大切である。ゆっくりと食事ができるよう介助者も介助しやすい位置でいすに座る。

　4）適切な自助具と食器　　手づかみ食べは，もつ，つかむといった手の機能の発達を促し，目との協調運動の学習にもなる。十分に手づかみ食べを行ってから，スプーンを使用するようにする。そして，スプーンを十分に使い慣れてから，フォークやはしに移行する。

　適切な自助具や食器を使うことで，摂食しやすくなり，食事を楽しむことができる。握る力の弱い場合は，スプーンを保持するのが難しい。

・軽くて柄を太くしたスプーンを使うとよい（図11−8 a）。

・チタン製の軽量スプーンやフォークを使うのもよい。

・握る力がない，変形して指が曲がらないなどの理由でスプーンやフォークの柄を握れない障害児は，ホルダーに手を通すだけで使用できるスプーンやフォーク使う（図11−8 b，c）。

・はしが自由にあやつれない場合は，はしの握る側にバネをつけた力を入れなくても握れるものを使う（図11−8 d）。握ると自然にはし先がそろい，指先の細かい動作ができなくても食べ物をつかむことが可能となる。握り

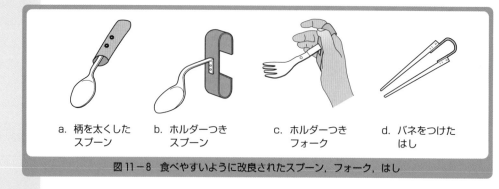

a. 柄を太くした　　b. ホルダーつき　　c. ホルダーつき　　d. バネをつけた
　　スプーン　　　　　　スプーン　　　　　　フォーク　　　　　　はし

図11-8　食べやすいように改良されたスプーン，フォーク，はし

やすい波型グリップや先端に滑り止め機能がついているものもある。

その他，こぼれにくく，もちやすく工夫されたコップ，すべり止めがつき，すくいやすい形の皿なども必要に応じて使用する。

・介助をする場合には，大スプーンよりも小スプーンを使い，1口ずつ食べ物を口に運ぶ。

・1回のスプーンで与える分量は，介助者が考える量よりも少なめにする。

・口唇を閉じる力が弱い場合には，すくう部分が深いものより浅いもののほうが口の中に取り込みやすい。

・食べ物を口に取り込むとき，口は必要なだけ開けて（必要以上に大きく開かなくてよい），スプーンが入ったら，しっかり閉じることが大切である。

・コップで水を飲む場合には，コップの縁が歯にのるほど深く差し込むと，うまく水分をとれない。

・下唇でコップが支えられるように介助しながら，上唇に水面があたるようにコップを傾け，自分で吸うのを待つようにする。

　5）感覚過敏への対応　　重度の障害では，顔，口唇，口腔内に感覚過敏が発生しやすい。硬直が全身に及ぶこともあり，食べ物の摂取が困難になる。そのため，食べられる場合でも，スプーンができるだけ口唇に触れないように，注意深く介助することが大切である。

スプーンを抜く前に口を閉じ，かんで離さないときは，無理に抜こうとせずに，スプーンで下あごを下のほうへ2～3回軽く押すとゆるむので，そのときに抜く。

　6）食事はコミュニケーション　　待っているのに食べ物を口に運んでもらえなかったり，せっかちに口に押し込まれたり，思うように食べさせてもらえないと，食事が苦痛になる。介助者からの一方通行にならないように，信頼関係の中で楽しい食事環境をつくることが大切である。

　7）食後の口腔ケア　　食後には必ず口腔ケアを行う。汚れが付着するのは歯だけではないので，歯磨きだけでなく，舌や口蓋，粘膜も清掃し，口腔機能を活性化する。経口摂取しなくても，歯石はたまるため，歯磨きをする必要が

ある。

（8）経口移行，経口維持

摂食嚥下障害がある場合，口に入る食べ物は誤嚥や窒息などのリスクが高く，非常に危険な場合がある。しかし口から食べるということは本人の満足度が高く，栄養状態の改善にもつながる。したがって，わずかでも経口摂取の可能性があれば，適切なアセスメントのもと経管栄養から経口摂取へと移行する。また，現在の摂食嚥下機能を維持するためのアプローチも重要である。

経管栄養から経口摂取移行を開始する食事の条件は，①食塊としてまとまっている，②流動性が強くなく，適度な粘性がある，③咽頭通過に際し，変形性がある，④口腔や咽頭でバラバラになりにくい（凝集性），⑤味と香りがはっきりしている（味覚や嗅覚を刺激）ことである。

8.3　障害に伴う問題

（1）偏食，異食

知的障害や自閉症のある児では，認知能力の遅れから，興味の対象が限定される傾向がある。そのため，特定の食べ物を極端に嫌ったり，好んだりする偏食や，食べ物以外のものを食べる異食がしばしばみられる。

特に自閉症児にみられる偏食は，味だけではなく食べ物の色，食感，外観などへの「こだわり」によることが多く，成長に伴ってひどくなることも多いため，早期からの指導が必要である。「こだわり」による偏食の場合は，何（味，色，食感，外観）にこだわっているかを明らかにし，その原因を排除，あるいは「こだわり」を弱める試みが大切である。

また，異食がある場合には，食事を提供する際にハラン，アルミカップ，紙パック等をはずして提供するとよい。

（2）肥　満

運動障害があるか，運動不足のために身体活動量が少ない子ども，早食い，大食い，偏食などの傾向がある子どもでは「肥満」が大きな問題になる。特にプラダー・ウィリー症候群などの「肥満」を伴う知的障害児では，乳児期からの栄養管理や食事指導が必要である。肥満が生じれば，運動能力がさらに低下するだけでなく，糖尿病や脂質異常症などの生活習慣病の合併にもつながる危険性をもつ。

（3）服　薬

抗てんかん薬または向精神薬の服用により慢性炎症や肝障害，腎不全，逆流性食道炎などを発症し，それが貧血を招く可能性が考えられている。

貧血だからといってすぐに，鉄剤を投与したり，鉄を供給する食事にすることには，注意が必要である。なぜなら，貧血であってもイコール鉄欠乏性貧血とは限らないからである。前述の原因による貧血の多くは正球性正色素性貧血

▲プラダー・ウィリー症候群
新生児期の筋緊張低下，性腺機能の不全，低身長，幼児期からの過食と肥満，発達遅延などの症状がみられる。発生頻度はおよそ1万5,000人に1人と考えられている。

187

であり，鉄欠乏性貧血の小球性低色素性とはパターンが異なる。

　知的障害のある子どもでは，抗てんかん薬や向精神薬を服薬している者が多い。抗てんかん薬や向精神薬が全身の栄養状態に影響を及ぼすということを知っておくことが大切である。もし，貧血をみつけたら緊急性があるか否かを医師に相談することが必要である。

　また，抗てんかん薬による歯肉増殖炎にも注意が必要である。この場合には，歯科医師との連携が不可欠である。

（4）運動，姿勢

　脳性まひのある子どもは，脳の運動神経中枢の障害のため，運動や姿勢に障害がある。手足・身体の協調運動が難しく，身体がつっぱったり，不随意運動が伴うといった不自由さがある。重度の脳性まひでは，食事の際，食べる姿勢の維持や食具の使用が難しい。また，そしゃくや嚥下の機能にも障害がある場合が多く，食べ物をこぼす，かめない，むせるなどで必要な栄養がとれない点に注意が必要である。重度の脳性まひでの基礎代謝量は，健常児の体表面積で補正した基礎代謝基準値に対してアテトーゼ型で100%，痙直型（けいちょく）で69%という報告もある。したがって脳性まひ児の栄養供給量を計画する際には，まひのタイプを考慮するとよい。

▲アテトーゼ型
　脳性まひのおよそ2割を占める。筋肉が不随意に動き，腕，足，胴体がよじれる。多くの場合，知的発達は正常。けいれんはあまりみられない。

▲痙直型
　脳性まひのおよそ7割を占める。筋肉が硬直・衰弱し，腕や足が未発達。硬直する場所で片まひ（片側の腕か足だけ），対まひ（主に足），四肢まひ（両腕・足）に分類される。

●参考文献

・武田武夫・畑江芳郎・西基：『小児科』，海馬書房（2003）
・『メルクマニュアル　第18版　日本版』，日経BP社（2006）
・厚生労働省：『日本人の食事摂取基準（2020年版）』（2019）
・日本高血圧学会：『高血圧治療ガイドライン2019』，日本高血圧学会（2019）
・日本腎臓学会編：『慢性腎臓病に対する食事療法基準2014年版』，東京医学社（2014）
・清野裕・南條輝志男・田嶼尚子ほか「糖尿病の分類と診断基準に関する委員会報告」『糖尿病』，53，450〜467（2010）
・『AMED研究班による食物アレルギーの診療の手引き2017』（2017）
・『厚生労働科学研究班による食物アレルギーの栄養食事指導の手引き2017』（2017）

課題1　食物アレルギーのある子どもが保育所に入所してきたときの対応の手順を考えてみよう

1．保護者，保育者，栄養士・管理栄養士および管理者による情報の共有と医師からの指示。

2．食事の提供方法は？　家庭から除去食の持参にするか，保育所での提供が可能か。

3．栄養士・管理栄養士側の管理体制は？

4. どのように，間違いなくアレルギーのある子どもに食事を提供するか？　ダブルチェック*の必要性について考えよう。

＊ダブルチェック：複数人が同じ内容を確認すること。

5. アレルギーが発症したときの対応の仕方は？　搬送先の確認方法などについて考えよう。

日本人の食事摂取基準（2020年版）〔抜粋〕 ▲

基準を策定した栄養素と指標[1]（1歳以上）

栄養素			推定平均必要量 （EAR）	推奨量 （RDA）	目安量 （AI）	耐容上限量 （UL）	目標量 （DG）
	たんぱく質[2]		○b	○b	—	—	○[3]
脂　質		脂　質	—	—	—	—	○[3]
		飽和脂肪酸[4]	—	—	—	—	○[3]
		n-6系脂肪酸	—	—	○	—	—
		n-3系脂肪酸	—	—	○	—	—
		コレステロール[5]	—	—	—	—	—
炭水化物		炭水化物	—	—	—	—	○[3]
		食物繊維	—	—	—	—	○
		糖　類	—	—	—	—	—
	主要栄養素バランス[2]		—	—	—	—	○[3]
ビタミン	脂溶性	ビタミンA	○a	○a	—	○	—
		ビタミンD[2]	—	—	○	○	—
		ビタミンE	—	—	○	○	—
		ビタミンK	—	—	○	—	—
	水溶性	ビタミンB₁	○c	○c	—	—	—
		ビタミンB₂	○c	○c	—	—	—
		ナイアシン	○a	○a	—	○	—
		ビタミンB₆	○b	○b	—	○	—
		ビタミンB₁₂	○a	○a	—	—	—
		葉　酸	○a	○a	—	○[7]	—
		パントテン酸	—	—	○	—	—
		ビオチン	—	—	○	—	—
		ビタミンC	○x	○x	—	—	—
ミネラル	多量	ナトリウム[6]	○a	—	—	—	○
		カリウム	—	—	○	—	○
		カルシウム	○b	○b	—	○	—
		マグネシウム	○b	○b	—	○[7]	—
		リ　ン	—	—	○	○	—
	微量	鉄	○x	○x	—	○	—
		亜　鉛	○b	○b	—	○	—
		銅	○b	○b	—	○	—
		マンガン	—	—	○	○	—
		ヨウ素	○a	○a	—	○	—
		セレン	○a	○a	—	○	—
		クロム	—	—	○	○	—
		モリブデン	○b	○b	—	○	—

1　一部の年齢区分についてだけ設定した場合も含む。
2　フレイル予防を図る上での留意事項を表の脚注として記載。
3　総エネルギー摂取量に占めるべき割合（％エネルギー）。
4　脂質異常症の重症化予防を目的としたコレステロールの量と，トランス脂肪酸の摂取に関する参考情報を表の脚注として記載。
5　脂質異常症の重症化予防を目的とした量を飽和脂肪酸の表の脚注に記載。
6　高血圧及び慢性腎臓病（CKD）の重症化予防を目的とした量を表の脚注として記載。
7　通常の食品以外の食品からの摂取について定めた。
a　集団内の半数の者に不足又は欠乏の症状が現れ得る摂取量をもって推定平均必要量とした栄養素。
b　集団内の半数の者で体内量が維持される摂取量をもって推定平均必要量とした栄養素。
c　集団内の半数の者で体内量が飽和している摂取量をもって推定平均必要量とした栄養素。
x　上記以外の方法で推定平均必要量が定められた栄養素。

身体活動レベル別に見た活動内容と活動時間の代表例

身体活動レベル[1]	低い（Ⅰ）	ふつう（Ⅱ）	高い（Ⅲ）
	1.50 (1.40〜1.60)	1.75 (1.60〜1.90)	2.00 (1.90〜2.20)
日常生活の内容[2]	生活の大部分が座位で，静的な活動が中心の場合	座位中心の仕事だが，職場内での移動や立位での作業・接客等，通勤・買い物での歩行，家事，軽いスポーツ，のいずれかを含む場合	移動や立位の多い仕事への従事者，あるいは，スポーツ等余暇における活発な運動習慣を持っている場合
中程度の強度（3.0〜5.9メッツ）の身体活動の1日当たりの合計時間（時間/日）[3]	1.65	2.06	2.53
仕事での1日当たりの合計歩行時間（時間/日）[3]	0.25	0.54	1.00

1 代表値。（ ）内はおよその範囲。
2 Black, et al., Ishikawa-Takata, et al. を参考に，身体活動レベル（PAL）に及ぼす仕事時間中の労作の影響が大きいことを考慮して作成。
3 Ishikawa-Takata, et al. による。

年齢階級別に見た身体活動レベルの群分け（男女共通）

身体活動レベル	Ⅰ （低い）	Ⅱ （ふつう）	Ⅲ （高い）
1〜2（歳）	—	1.35	—
3〜5（歳）	—	1.45	—
6〜7（歳）	1.35	1.55	1.75
8〜9（歳）	1.40	1.60	1.80
10〜11（歳）	1.45	1.65	1.85
12〜14（歳）	1.50	1.70	1.90
15〜17（歳）	1.55	1.75	1.95
18〜29（歳）	1.50	1.75	2.00
30〜49（歳）	1.50	1.75	2.00
50〜64（歳）	1.50	1.75	2.00
65〜74（歳）	1.45	1.70	1.95
75以上（歳）	1.40	1.65	—

参考表　推定エネルギー必要量（kcal/日）

性　別	男　性			女　性		
身体活動レベル[1]	Ⅰ	Ⅱ	Ⅲ	Ⅰ	Ⅱ	Ⅲ
0〜5　（月）	－	550	－	－	500	－
6〜8　（月）	－	650	－	－	600	－
9〜11（月）	－	700	－	－	650	－
1〜2　（歳）	－	950	－	－	900	－
3〜5　（歳）	－	1,300	－	－	1,250	－
6〜7　（歳）	1,350	1,550	1,750	1,250	1,450	1,650
8〜9　（歳）	1,600	1,850	2,100	1,500	1,700	1,900
10〜11（歳）	1,950	2,250	2,500	1,850	2,100	2,350
12〜14（歳）	2,300	2,600	2,900	2,150	2,400	2,700
15〜17（歳）	2,500	2,800	3,150	2,050	2,300	2,550
18〜29（歳）	2,300	2,650	3,050	1,700	2,000	2,300
30〜49（歳）	2,300	2,700	3,050	1,750	2,050	2,350
50〜64（歳）	2,200	2,600	2,950	1,650	1,950	2,250
65〜74（歳）	2,050	2,400	2,750	1,550	1,850	2,100
75以上（歳）[2]	1,800	2,100	－	1,400	1,650	－
妊婦（付加量）[3]　初期				＋50	＋50	＋50
中期				＋250	＋250	＋250
後期				＋450	＋450	＋450
授乳婦（付加量）				＋350	＋350	＋350

1　身体活動レベルは，低い，ふつう，高いの三つのレベルとして，それぞれⅠ，Ⅱ，Ⅲで示した。
2　レベルⅡは自立している者，レベルⅠは自宅にいてほとんど外出しない者に相当する。レベルⅠは高齢者施設で自立に近い状態で過ごしている者にも適用できる値である。
3　妊婦個々の体格や妊娠中の体重増加量及び胎児の発育状況の評価を行うことが必要である。
注1：活用に当たっては，食事摂取状況のアセスメント，体重及びBMIの把握を行い，エネルギーの過不足は，体重の変化又はBMIを用いて評価すること。
注2：身体活動レベルⅠの場合，少ないエネルギー消費量に見合った少ないエネルギー摂取量を維持することになるため，健康の保持・増進の観点からは，身体活動量を増加させる必要がある。

193

たんぱく質の食事摂取基準（推定平均必要量，推奨量，目安量：g／日，目標量：％エネルギー）

性別	男性				女性			
年齢等	推定平均必要量	推奨量	目安量	目標量[1]	推定平均必要量	推奨量	目安量	目標量[1]
0〜5（月）	−	−	10	−	−	−	10	−
6〜8（月）	−	−	15	−	−	−	15	−
9〜11（月）	−	−	25	−	−	−	25	−
1〜2（歳）	15	20	−	13〜20	15	20	−	13〜20
3〜5（歳）	20	25	−	13〜20	20	25	−	13〜20
6〜7（歳）	25	30	−	13〜20	25	30	−	13〜20
8〜9（歳）	30	40	−	13〜20	30	40	−	13〜20
10〜11（歳）	40	45	−	13〜20	40	50	−	13〜20
12〜14（歳）	50	60	−	13〜20	45	55	−	13〜20
15〜17（歳）	50	65	−	13〜20	45	55	−	13〜20
18〜29（歳）	50	65	−	13〜20	40	50	−	13〜20
30〜49（歳）	50	65	−	13〜20	40	50	−	13〜20
50〜64（歳）	50	65	−	14〜20	40	50	−	14〜20
65〜74（歳）[2]	50	60	−	15〜20	40	50	−	15〜20
75以上（歳）[2]	50	60	−	15〜20	40	50	−	15〜20
妊婦（付加量）　初期					+0	+0	−	−[3]
中期					+5	+5	−	−[3]
後期					+20	+25	−	−[4]
授乳婦（付加量）					+15	+20	−	−[4]

1 範囲に関しては，おおむねの値を示したものであり，弾力的に運用すること。
2 65歳以上の高齢者について，フレイル予防を目的とした量を定めることは難しいが，身長・体重が参照体位に比べて小さい者や，特に75歳以上であって加齢に伴い身体活動量が大きく低下した者など，必要エネルギー摂取量が低い者では，下限が推奨量を下回る場合があり得る。この場合でも，下限は推奨量以上とすることが望ましい。
3 妊婦（初期・中期）の目標量は，13〜20％エネルギーとした。
4 妊婦（後期）及び授乳婦の目標量は，15〜20％エネルギーとした。

脂質の食事摂取基準

性別	脂質（％エネルギー）				飽和脂肪酸（％エネルギー）[2,3]		n−6系脂肪酸（g／日）		n−3系脂肪酸（g／日）	
	男性		女性		男性	女性	男性	女性	男性	女性
年齢等	目安量	目標量[1]	目安量	目標量[1]	目標量	目標量	目安量	目安量	目安量	目安量
0〜5（月）	50	−	50	−	−	−	4	4	0.9	0.9
6〜11（月）	40	−	40	−	−	−	4	4	0.8	0.8
1〜2（歳）	−	20〜30	−	20〜30	−	−	4	4	0.7	0.8
3〜5（歳）	−	20〜30	−	20〜30	10以下	10以下	6	6	1.1	1.0
6〜7（歳）	−	20〜30	−	20〜30	10以下	10以下	8	7	1.5	1.3
8〜9（歳）	−	20〜30	−	20〜30	10以下	10以下	8	7	1.5	1.3
10〜11（歳）	−	20〜30	−	20〜30	10以下	10以下	10	8	1.6	1.6
12〜14（歳）	−	20〜30	−	20〜30	10以下	10以下	11	9	1.9	1.6
15〜17（歳）	−	20〜30	−	20〜30	8以下	8以下	13	9	2.1	1.6
18〜29（歳）	−	20〜30	−	20〜30	7以下	7以下	11	8	2.0	1.6
30〜49（歳）	−	20〜30	−	20〜30	7以下	7以下	10	8	2.0	1.6
50〜64（歳）	−	20〜30	−	20〜30	7以下	7以下	10	8	2.2	1.9
65〜74（歳）	−	20〜30	−	20〜30	7以下	7以下	9	8	2.2	2.0
75以上（歳）	−	20〜30	−	20〜30	7以下	7以下	8	7	2.1	1.8
妊婦			−	20〜30		7以下		9		1.6
授乳婦			−	20〜30		7以下		10		1.8

1 範囲に関しては，おおむねの値を示したものである。
2 飽和脂肪酸と同じく，脂質異常症及び循環器疾患に関与する栄養素としてコレステロールがある。コレステロールに目標量は設定しないが，これは許容される摂取量に上限が存在しないことを保証するものではない。また，脂質異常症の重症化予防の目的からは，200 mg／日未満に留めることが望ましい。
3 飽和脂肪酸と同じく，冠動脈疾患に関与する栄養素としてトランス脂肪酸がある。日本人の大多数は，トランス脂肪酸に関する世界保健機関（WHO）の目標（1％エネルギー未満）を下回っており，トランス脂肪酸の摂取による健康への影響は，飽和脂肪酸の摂取によるものと比べて小さいと考えられる。ただし，脂質に偏った食事をしている者では，留意する必要がある。トランス脂肪酸は人体にとって不可欠な栄養素ではなく，健康の保持・増進を図る上で積極的な摂取は勧められないことから，その摂取量は1％エネルギー未満に留めることが望ましく，1％エネルギー未満でもできるだけ低く留めることが望ましい。

炭水化物の食事摂取基準

性　別	炭水化物（%エネルギー）		食物繊維（g/日）	
	男　性	女　性	男　性	女　性
年齢等	目標量[1,2]	目標量[1,2]	目標量	目標量
0～5（月）	－	－	－	－
6～11（月）	－	－	－	－
1～2（歳）	50～65	50～65	－	－
3～5（歳）	50～65	50～65	8以上	8以上
6～7（歳）	50～65	50～65	10以上	10以上
8～9（歳）	50～65	50～65	11以上	11以上
10～11（歳）	50～65	50～65	13以上	13以上
12～14（歳）	50～65	50～65	17以上	17以上
15～17（歳）	50～65	50～65	19以上	18以上
18～29（歳）	50～65	50～65	21以上	18以上
30～49（歳）	50～65	50～65	21以上	18以上
50～64（歳）	50～65	50～65	21以上	18以上
65～74（歳）	50～65	50～65	20以上	17以上
75以上（歳）	50～65	50～65	20以上	17以上
妊　婦		50～65		18以上
授乳婦		50～65		18以上

1　範囲に関しては，おおむねの値を示したものである。
2　アルコールを含む。ただし，アルコールの摂取を勧めるものではない。

エネルギー産生栄養素バランスの食事摂取基準（%エネルギー）

性　別	男　性				女　性			
	目標量[1,2]				目標量[1,2]			
年齢等	たんぱく質[3]	脂　質[4]		炭水化物[5,6]	たんぱく質[3]	脂　質[4]		炭水化物[5,6]
		脂　質	飽和脂肪酸			脂　質	飽和脂肪酸	
0～11（月）	－	－	－	－	－	－	－	－
1～2（歳）	13～20	20～30	－	50～65	13～20	20～30	－	50～65
3～5（歳）	13～20	20～30	10以下	50～65	13～20	20～30	10以下	50～65
6～7（歳）	13～20	20～30	10以下	50～65	13～20	20～30	10以下	50～65
8～9（歳）	13～20	20～30	10以下	50～65	13～20	20～30	10以下	50～65
10～11（歳）	13～20	20～30	10以下	50～65	13～20	20～30	10以下	50～65
12～14（歳）	13～20	20～30	10以下	50～65	13～20	20～30	10以下	50～65
15～17（歳）	13～20	20～30	8以下	50～65	13～20	20～30	8以下	50～65
18～29（歳）	13～20	20～30	7以下	50～65	13～20	20～30	7以下	50～65
30～49（歳）	13～20	20～30	7以下	50～65	13～20	20～30	7以下	50～65
50～64（歳）	14～20	20～30	7以下	50～65	14～20	20～30	7以下	50～65
65～74（歳）	15～20	20～30	7以下	50～65	15～20	20～30	7以下	50～65
75以上（歳）	15～20	20～30	7以下	50～65	15～20	20～30	7以下	50～65
妊婦　初期					13～20	20～30	7以下	50～65
中期					13～20			
後期					15～20			
授乳婦					15～20			

1　必要なエネルギー量を確保した上でのバランスとすること。
2　範囲に関しては，おおむねの値を示したものであり，弾力的に運用すること。
3　65歳以上の高齢者について，フレイル予防を目的とした量を定めることは難しいが，身長・体重が参照体位に比べて小さい者や，特に75歳以上であって加齢に伴い身体活動量が大きく低下した者など，必要エネルギー摂取量が低い者では，下限が推奨量を下回る場合があり得る。この場合でも，下限は推奨量以上とすることが望ましい。
4　脂質については，その構成成分である飽和脂肪酸など，質への配慮を十分に行う必要がある。
5　アルコールを含む。ただし，アルコールの摂取を勧めるものではない。
6　食物繊維の目標量を十分に注意すること。

195

脂溶性ビタミンの食事摂取基準

性　別	ビタミンA（μgRAE/日）¹							
	男　性				女　性			
年齢等	推定平均必要量²	推奨量²	目安量³	耐容上限量³	推定平均必要量²	推奨量²	目安量³	耐容上限量³
0～5（月）	－	－	300	600	－	－	300	600
6～11（月）	－	－	400	600	－	－	400	600
1～2（歳）	300	400	－	600	250	350	－	600
3～5（歳）	350	450	－	700	350	500	－	850
6～7（歳）	300	400	－	950	300	400	－	1,200
8～9（歳）	350	500	－	1,200	350	500	－	1,500
10～11（歳）	450	600	－	1,500	400	600	－	1,900
12～14（歳）	550	800	－	2,100	500	700	－	2,500
15～17（歳）	650	900	－	2,500	500	650	－	2,800
18～29（歳）	600	850	－	2,700	450	650	－	2,700
30～49（歳）	650	900	－	2,700	500	700	－	2,700
50～64（歳）	650	900	－	2,700	500	700	－	2,700
65～74（歳）	600	850	－	2,700	500	700	－	2,700
75以上（歳）	550	800	－	2,700	450	650	－	2,700
妊婦（付加量）　初期					＋0	＋0	－	－
中期					＋0	＋0	－	－
後期					＋60	＋80	－	－
授乳婦（付加量）					＋300	＋450	－	－

1 レチノール活性当量（μgRAE）＝レチノール（μg）＋β-カロテン（μg）×1/12＋α-カロテン（μg）×1/24＋β-クリプトキサンチン（μg）×1/24＋その他の
　プロビタミンAカロテノイド（μg）×1/24
2 プロビタミンAカロテノイドを含む。
3 プロビタミンAカロテノイドを含まない。

性　別	ビタミンD（μg/日）¹				ビタミンE（mg/日）²				ビタミンK（μg/日）	
	男　性		女　性		男　性		女　性		男　性	女　性
年齢等	目安量	耐容上限量	目安量	耐容上限量	目安量	耐容上限量	目安量	耐容上限量	目安量	目安量
0～5（月）	5.0	25	5.0	25	3.0	－	3.0	－	4	4
6～11（月）	5.0	25	5.0	25	4.0	－	4.0	－	7	7
1～2（歳）	3.0	20	3.5	20	3.0	150	3.0	150	50	60
3～5（歳）	3.5	30	4.0	30	4.0	200	4.0	200	60	70
6～7（歳）	4.5	30	5.0	30	5.0	300	5.0	300	80	90
8～9（歳）	5.0	40	6.0	40	5.0	350	5.0	350	90	110
10～11（歳）	6.5	60	8.0	60	5.5	450	5.5	450	110	140
12～14（歳）	8.0	80	9.5	80	6.5	650	6.0	600	140	170
15～17（歳）	9.0	90	8.5	90	7.0	750	5.5	650	160	150
18～29（歳）	8.5	100	8.5	100	6.0	850	5.0	650	150	150
30～49（歳）	8.5	100	8.5	100	6.0	900	5.5	700	150	150
50～64（歳）	8.5	100	8.5	100	7.0	850	6.0	700	150	150
65～74（歳）	8.5	100	8.5	100	7.0	850	6.5	650	150	150
75以上（歳）	8.5	100	8.5	100	6.5	750	6.5	650	150	150
妊婦			8.5	－			6.5	－		150
授乳婦			8.5	－			7.0	－		150

1 日照により皮膚でビタミンDが産生されることを踏まえ，フレイル予防を図る者はもとより，全年齢区分を通じて，日常生活において可能な範囲内での適度な日
　光浴を心掛けるとともに，ビタミンDの摂取については，日照時間を考慮に入れることが重要である。
2 α-トコフェロールについて算定した。α-トコフェロール以外のビタミンEは含んでいない。

196

水溶性ビタミンの食事摂取基準

性別	ビタミンB₁ (mg/日) [1,2] 男性			女性			ビタミンB₂ (mg/日) [3] 男性			女性		
年齢等	推定平均必要量	推奨量	目安量	推定平均必要量	推奨量	目安量	推定平均必要量	推奨量	目安量	推定平均必要量	推奨量	目安量
0〜5 (月)	−	−	0.1	−	−	0.1	−	−	0.3	−	−	0.3
6〜11 (月)	−	−	0.2	−	−	0.2	−	−	0.4	−	−	0.4
1〜2 (歳)	0.4	0.5	−	0.4	0.5	−	0.5	0.6	−	0.5	0.5	−
3〜5 (歳)	0.6	0.7	−	0.6	0.7	−	0.7	0.8	−	0.6	0.8	−
6〜7 (歳)	0.7	0.8	−	0.7	0.8	−	0.8	0.9	−	0.7	0.9	−
8〜9 (歳)	0.8	1.0	−	0.8	0.9	−	0.9	1.1	−	0.9	1.0	−
10〜11 (歳)	1.0	1.2	−	0.9	1.1	−	1.1	1.4	−	1.0	1.3	−
12〜14 (歳)	1.2	1.4	−	1.1	1.3	−	1.3	1.6	−	1.2	1.4	−
15〜17 (歳)	1.3	1.5	−	1.0	1.2	−	1.4	1.7	−	1.2	1.4	−
18〜29 (歳)	1.2	1.4	−	0.9	1.1	−	1.3	1.6	−	1.0	1.2	−
30〜49 (歳)	1.2	1.4	−	0.9	1.1	−	1.3	1.6	−	1.0	1.2	−
50〜64 (歳)	1.1	1.3	−	0.9	1.1	−	1.2	1.5	−	1.0	1.2	−
65〜74 (歳)	1.1	1.3	−	0.9	1.1	−	1.2	1.5	−	1.0	1.2	−
75 以上 (歳)	1.0	1.2	−	0.8	0.9	−	1.1	1.3	−	0.9	1.0	−
妊婦 (付加量)				+0.2	+0.2	−				+0.2	+0.3	−
授乳婦 (付加量)				+0.2	+0.2	−				+0.5	+0.6	−

1 チアミン塩化物塩酸塩（分子量＝337.3）の重量として示した。
2 身体活動レベルⅡの推定エネルギー必要量を用いて算定した。
　特記事項：推定平均必要量は，ビタミンB₁の欠乏症である脚気を予防するに足る最小必要量からではなく，尿中にビタミンB₁の排泄量が増大し始める摂取量（体内飽和量）から算定。
3 身体活動レベルⅡの推定エネルギー必要量を用いて算定した。
　特記事項：推定平均必要量は，ビタミンB₂の欠乏症である口唇炎，口角炎，舌炎などの皮膚炎を予防するに足る最小量からではなく，尿中にビタミンB₂の排泄量が増大し始める摂取量（体内飽和量）から算定。

性別	ナイアシン (mgNE/日) [1,2] 男性				女性			
年齢等	推定平均必要量	推奨量	目安量	耐容上限量 [3]	推定平均必要量	推奨量	目安量	耐容上限量 [3]
0〜5 (月) [4]	−	−	2	−	−	−	2	−
6〜11 (月)	−	−	3	−	−	−	3	−
1〜2 (歳)	5	6	−	60 (15)	4	5	−	60 (15)
3〜5 (歳)	6	8	−	80 (20)	6	7	−	80 (20)
6〜7 (歳)	7	9	−	100 (30)	7	8	−	100 (30)
8〜9 (歳)	9	11	−	150 (35)	8	10	−	150 (35)
10〜11 (歳)	11	13	−	200 (45)	10	10	−	150 (45)
12〜14 (歳)	12	15	−	250 (60)	12	14	−	250 (60)
15〜17 (歳)	14	17	−	300 (70)	11	13	−	250 (65)
18〜29 (歳)	13	15	−	300 (80)	9	11	−	250 (65)
30〜49 (歳)	13	15	−	350 (85)	10	12	−	250 (65)
50〜64 (歳)	12	14	−	350 (85)	9	11	−	250 (65)
65〜74 (歳)	12	14	−	300 (80)	9	11	−	250 (65)
75 以上 (歳)	11	13	−	300 (75)	8	10	−	250 (60)
妊婦 (付加量)					+0	+0	−	−
授乳婦 (付加量)					+3	+3	−	−

1 ナイアシン当量（NE）＝ナイアシン＋1/60トリプトファンで示した。
2 身体活動レベルⅡの推定エネルギー必要量を用いて算定した。
3 ニコチンアミドの重量（mg/日），（　）内はニコチン酸の重量（mg/日）。
4 単位はmg/日。

性別	ビタミンB₆ (mg/日) [1] 男性				女性				ビタミンB₁₂ (μg/日) [3] 男性			女性		
年齢等	推定平均必要量	推奨量	目安量	耐容上限量 [2]	推定平均必要量	推奨量	目安量	耐容上限量 [2]	推定平均必要量	推奨量	目安量	推定平均必要量	推奨量	目安量
0〜5 (月)	−	−	0.2	−	−	−	0.2	−	−	−	0.4	−	−	0.4
6〜11 (月)	−	−	0.3	−	−	−	0.3	−	−	−	0.5	−	−	0.5
1〜2 (歳)	0.4	0.5	−	10	0.4	0.5	−	10	0.8	0.9	−	0.8	0.9	−
3〜5 (歳)	0.5	0.6	−	15	0.5	0.6	−	15	0.9	1.1	−	0.9	1.1	−
6〜7 (歳)	0.7	0.8	−	20	0.6	0.7	−	20	1.1	1.3	−	1.1	1.3	−
8〜9 (歳)	0.8	0.9	−	25	0.8	0.9	−	25	1.3	1.6	−	1.3	1.6	−
10〜11 (歳)	1.0	1.1	−	30	1.0	1.1	−	30	1.6	1.9	−	1.6	1.9	−
12〜14 (歳)	1.2	1.4	−	40	1.0	1.3	−	40	2.0	2.4	−	2.0	2.4	−
15〜17 (歳)	1.2	1.5	−	50	1.0	1.3	−	45	2.0	2.4	−	2.0	2.4	−
18〜29 (歳)	1.1	1.4	−	55	1.0	1.1	−	45	2.0	2.4	−	2.0	2.4	−
30〜49 (歳)	1.1	1.4	−	60	1.0	1.1	−	45	2.0	2.4	−	2.0	2.4	−
50〜64 (歳)	1.1	1.4	−	55	1.0	1.1	−	45	2.0	2.4	−	2.0	2.4	−
65〜74 (歳)	1.1	1.4	−	50	1.0	1.1	−	40	2.0	2.4	−	2.0	2.4	−
75 以上 (歳)	1.1	1.4	−	50	1.0	1.1	−	40	2.0	2.4	−	2.0	2.4	−
妊婦 (付加量)					+0.2	+0.2	−	−				+0.3	+0.4	−
授乳婦 (付加量)					+0.3	+0.3	−	−				+0.7	+0.8	−

1 たんぱく質の推奨量を用いて算定した（妊婦・授乳婦の付加量は除く）。
2 ピリドキシン（分子量＝169.2）の重量として示した。
3 シアノコバラミン（分子量＝1,355.37）の重量として示した。

性別	男性				女性			
年齢等	推定平均必要量	推奨量	目安量	耐容上限量[2]	推定平均必要量	推奨量	目安量	耐容上限量[2]
0～5（月）	－	－	40	－	－	－	40	－
6～11（月）	－	－	60	－	－	－	60	－
1～2（歳）	80	90	－	200	90	90	－	200
3～5（歳）	90	110	－	300	90	110	－	300
6～7（歳）	110	140	－	400	110	140	－	400
8～9（歳）	130	160	－	500	130	160	－	500
10～11（歳）	160	190	－	700	160	190	－	700
12～14（歳）	200	240	－	900	200	240	－	900
15～17（歳）	220	240	－	900	200	240	－	900
18～29（歳）	200	240	－	900	200	240	－	900
30～49（歳）	200	240	－	1,000	200	240	－	1,000
50～64（歳）	200	240	－	1,000	200	240	－	1,000
65～74（歳）	200	240	－	900	200	240	－	900
75 以上（歳）	200	240	－	900	200	240	－	900
妊　婦（付加量）[3,4]					＋200	＋240	－	－
授乳婦（付加量）					＋80	＋100	－	－

葉酸（µg/日）[1]

1　プテロイルモノグルタミン酸（分子量＝441.40）の重量として示した。
2　通常の食品以外の食品に含まれる葉酸（狭義の葉酸）に適用する。
3　妊娠を計画している女性，妊娠の可能性がある女性及び妊娠初期の妊婦は，胎児の神経管閉鎖障害のリスク低減のために，通常の食品以外の食品に含まれる葉酸（狭義の葉酸）を400 µg/日摂取することが望まれる。
4　付加量は，中期及び後期にのみ設定した。

性別	パントテン酸（mg/日）		ビオチン（µg/日）	
年齢等	男性 目安量	女性 目安量	男性 目安量	女性 目安量
0～5（月）	4	4	4	4
6～11（月）	5	5	5	5
1～2（歳）	3	4	20	20
3～5（歳）	4	4	20	20
6～7（歳）	5	5	30	30
8～9（歳）	6	5	30	30
10～11（歳）	6	6	40	40
12～14（歳）	7	6	50	50
15～17（歳）	7	6	50	50
18～29（歳）	5	5	50	50
30～49（歳）	5	5	50	50
50～64（歳）	6	5	50	50
65～74（歳）	6	5	50	50
75 以上（歳）	6	5	50	50
妊　婦		5		50
授乳婦		6		50

性別	男性			女性		
年齢等	推定平均必要量	推奨量	目安量	推定平均必要量	推奨量	目安量
0～5（月）	－	－	40	－	－	40
6～11（月）	－	－	40	－	－	40
1～2（歳）	35	40	－	35	40	－
3～5（歳）	40	50	－	40	50	－
6～7（歳）	50	60	－	50	60	－
8～9（歳）	60	70	－	60	70	－
10～11（歳）	70	85	－	70	85	－
12～14（歳）	85	100	－	85	100	－
15～17（歳）	85	100	－	85	100	－
18～29（歳）	85	100	－	85	100	－
30～49（歳）	85	100	－	85	100	－
50～64（歳）	85	100	－	85	100	－
65～74（歳）	80	100	－	80	100	－
75 以上（歳）	80	100	－	80	100	－
妊　婦（付加量）				＋10	＋10	－
授乳婦（付加量）				＋40	＋45	－

ビタミンC（mg/日）[1]

1　L-アスコルビン酸（分子量＝176.12）の重量で示した。
　特記事項：推定平均必要量は，ビタミンCの欠乏症である壊血病を予防するに足る最小量からではなく，心臓血管系の疾病予防効果及び抗酸化作用の観点から算定。

多量ミネラルの食事摂取基準

性　別	ナトリウム（mg/日，（　）は食塩相当量［g／日］）[1]						カリウム（mg/日）			
	男　性			女　性			男　性		女　性	
年齢等	推定平均必要量	目安量	目標量	推定平均必要量	目安量	目標量	目安量	目標量	目安量	目標量
0〜5（月）	−	100（0.3）	−	−	100（0.3）	−	400	−	400	−
6〜11（月）	−	600（1.5）	−	−	600（1.5）	−	700	−	700	−
1〜2（歳）	−	−	（3.0未満）	−	−	（3.0未満）	900	−	900	−
3〜5（歳）	−	−	（3.5未満）	−	−	（3.5未満）	1,000	1,400以上	1,000	1,400以上
6〜7（歳）	−	−	（4.5未満）	−	−	（4.5未満）	1,300	1,800以上	1,200	1,800以上
8〜9（歳）	−	−	（5.0未満）	−	−	（5.0未満）	1,500	2,000以上	1,500	2,000以上
10〜11（歳）	−	−	（6.0未満）	−	−	（6.0未満）	1,800	2,200以上	1,800	2,000以上
12〜14（歳）	−	−	（7.0未満）	−	−	（6.5未満）	2,300	2,400以上	1,900	2,400以上
15〜17（歳）	−	−	（7.5未満）	−	−	（6.5未満）	2,700	3,000以上	2,000	2,600以上
18〜29（歳）	600（1.5）	−	（7.5未満）	600（1.5）	−	（6.5未満）	2,500	3,000以上	2,000	2,600以上
30〜49（歳）	600（1.5）	−	（7.5未満）	600（1.5）	−	（6.5未満）	2,500	3,000以上	2,000	2,600以上
50〜64（歳）	600（1.5）	−	（7.5未満）	600（1.5）	−	（6.5未満）	2,500	3,000以上	2,000	2,600以上
65〜74（歳）	600（1.5）	−	（7.5未満）	600（1.5）	−	（6.5未満）	2,500	3,000以上	2,000	2,600以上
75以上（歳）	600（1.5）	−	（7.5未満）	600（1.5）	−	（6.5未満）	2,500	3,000以上	2,000	2,600以上
妊　婦				600（1.5）	−	（6.5未満）			2,000	2,600以上
授乳婦				600（1.5）	−	（6.5未満）			2,200	2,600以上

1　高血圧及び慢性腎臓病（CKD）の重症化予防のための食塩相当量の量は，男女とも6.0g／日未満とした。

性　別	カルシウム（mg/日）							
	男　性				女　性			
年齢等	推定平均必要量	推奨量	目安量	耐容上限量	推定平均必要量	推奨量	目安量	耐容上限量
0〜5（月）	−	−	200	−	−	−	200	−
6〜11（月）	−	−	250	−	−	−	250	−
1〜2（歳）	350	450	−	−	350	400	−	−
3〜5（歳）	500	600	−	−	450	550	−	−
6〜7（歳）	500	600	−	−	450	550	−	−
8〜9（歳）	550	650	−	−	600	750	−	−
10〜11（歳）	600	700	−	−	600	750	−	−
12〜14（歳）	850	1,000	−	−	700	800	−	−
15〜17（歳）	650	800	−	−	550	650	−	−
18〜29（歳）	650	800	−	2,500	550	650	−	2,500
30〜49（歳）	600	750	−	2,500	550	650	−	2,500
50〜64（歳）	600	750	−	2,500	550	650	−	2,500
65〜74（歳）	600	750	−	2,500	550	650	−	2,500
75以上（歳）	600	700	−	2,500	500	600	−	2,500
妊　婦（付加量）					＋0	＋0	−	−
授乳婦（付加量）					＋0	＋0	−	−

性　別	マグネシウム（mg/日）								リン（mg/日）			
	男　性				女　性				男　性		女　性	
年齢等	推定平均必要量	推奨量	目安量	耐容上限量[1]	推定平均必要量	推奨量	目安量	耐容上限量[1]	目安量	耐容上限量	目安量	耐容上限量
0〜5（月）	−	−	20	−	−	−	20	−	120	−	120	−
6〜11（月）	−	−	60	−	−	−	60	−	260	−	260	−
1〜2（歳）	60	70	−	−	60	70	−	−	500	−	500	−
3〜5（歳）	80	100	−	−	80	100	−	−	700	−	700	−
6〜7（歳）	110	130	−	−	110	130	−	−	900	−	800	−
8〜9（歳）	140	170	−	−	140	160	−	−	1,000	−	1,000	−
10〜11（歳）	180	210	−	−	180	220	−	−	1,100	−	1,000	−
12〜14（歳）	250	290	−	−	240	290	−	−	1,200	−	1,000	−
15〜17（歳）	300	360	−	−	260	310	−	−	1,200	−	900	−
18〜29（歳）	280	340	−	−	230	270	−	−	1,000	3,000	800	3,000
30〜49（歳）	310	370	−	−	240	290	−	−	1,000	3,000	800	3,000
50〜64（歳）	310	370	−	−	240	290	−	−	1,000	3,000	800	3,000
65〜74（歳）	290	350	−	−	230	280	−	−	1,000	3,000	800	3,000
75以上（歳）	270	320	−	−	220	260	−	−	1,000	3,000	800	3,000
妊　婦（付加量）					＋30	＋40	−	−			800	−
授乳婦（付加量）					＋0	＋0	−	−			800	−

1　通常の食品以外からの摂取量の耐容上限量は，成人の場合350mg／日，小児では5mg/kg体重／日とした。それ以外の通常の食品からの摂取の場合，耐容上限量は設定しない。

微量ミネラルの食事摂取基準

鉄 (mg/日)

性別	男性				女性					
					月経なし		月経あり			
年齢等	推定平均必要量	推奨量	目安量	耐容上限量	推定平均必要量	推奨量	推定平均必要量	推奨量	目安量	耐容上限量
0〜5 (月)	−	−	0.5	−	−	−	−	−	0.5	−
6〜11 (月)	3.5	5.0	−	−	3.5	4.5	−	−	−	−
1〜2 (歳)	3.0	4.5	−	25	3.0	4.5	−	−	−	20
3〜5 (歳)	4.0	5.5	−	25	4.0	5.5	−	−	−	25
6〜7 (歳)	5.0	5.5	−	30	4.5	5.5	−	−	−	30
8〜9 (歳)	6.0	7.0	−	35	6.0	7.5	−	−	−	35
10〜11 (歳)	7.0	8.5	−	35	7.0	8.5	10.0	12.0	−	35
12〜14 (歳)	8.0	10.0	−	40	7.0	8.5	10.0	12.0	−	40
15〜17 (歳)	8.0	10.0	−	50	5.5	7.0	8.5	10.5	−	40
18〜29 (歳)	6.5	7.5	−	50	5.5	6.5	8.5	10.5	−	40
30〜49 (歳)	6.5	7.5	−	50	5.5	6.5	9.0	10.5	−	40
50〜64 (歳)	6.5	7.5	−	50	5.5	6.5	9.0	11.0	−	40
65〜74 (歳)	6.0	7.5	−	50	5.0	6.0	−	−	−	40
75 以上 (歳)	6.0	7.0	−	50	5.0	6.0	−	−	−	40
妊婦（付加量）初期					+2.0	+2.5	−	−	−	−
中期・後期					+8.0	+9.5	−	−	−	−
授乳婦（付加量）					+2.0	+2.5	−	−	−	−

亜鉛 (mg/日)

性別	男性				女性			
年齢等	推定平均必要量	推奨量	目安量	耐容上限量	推定平均必要量	推奨量	目安量	耐容上限量
0〜5 (月)	−	−	2	−	−	−	2	−
6〜11 (月)	−	−	3	−	−	−	3	−
1〜2 (歳)	3	3	−	−	2	3	−	−
3〜5 (歳)	3	4	−	−	3	3	−	−
6〜7 (歳)	4	5	−	−	3	4	−	−
8〜9 (歳)	5	6	−	−	4	5	−	−
10〜11 (歳)	6	7	−	−	5	6	−	−
12〜14 (歳)	9	10	−	−	7	8	−	−
15〜17 (歳)	10	12	−	−	7	8	−	−
18〜29 (歳)	9	11	−	40	7	8	−	35
30〜49 (歳)	9	11	−	45	7	8	−	35
50〜64 (歳)	9	11	−	45	7	8	−	35
65〜74 (歳)	9	11	−	40	7	8	−	35
75 以上 (歳)	9	10	−	40	6	8	−	30
妊婦（付加量）					+1	+2	−	−
授乳婦（付加量）					+3	+4	−	−

銅 (mg/日)

性別	男性				女性			
年齢等	推定平均必要量	推奨量	目安量	耐容上限量	推定平均必要量	推奨量	目安量	耐容上限量
0〜5 (月)	−	−	0.3	−	−	−	0.3	−
6〜11 (月)	−	−	0.3	−	−	−	0.3	−
1〜2 (歳)	0.3	0.3	−	−	0.2	0.3	−	−
3〜5 (歳)	0.3	0.4	−	−	0.3	0.3	−	−
6〜7 (歳)	0.4	0.4	−	−	0.4	0.4	−	−
8〜9 (歳)	0.4	0.5	−	−	0.4	0.5	−	−
10〜11 (歳)	0.5	0.6	−	−	0.5	0.6	−	−
12〜14 (歳)	0.7	0.8	−	−	0.6	0.8	−	−
15〜17 (歳)	0.8	0.9	−	−	0.6	0.7	−	−
18〜29 (歳)	0.7	0.9	−	7	0.6	0.7	−	7
30〜49 (歳)	0.7	0.9	−	7	0.6	0.7	−	7
50〜64 (歳)	0.7	0.9	−	7	0.6	0.7	−	7
65〜74 (歳)	0.7	0.9	−	7	0.6	0.7	−	7
75 以上 (歳)	0.7	0.8	−	7	0.6	0.7	−	7
妊婦（付加量）					+0.1	+0.1	−	−
授乳婦（付加量）					+0.5	+0.6	−	−

マンガン (mg/日)

性別	男性		女性	
年齢等	目安量	耐容上限量	目安量	耐容上限量
0〜5 (月)	0.01	−	0.01	−
6〜11 (月)	0.5	−	0.5	−
1〜2 (歳)	1.5	−	1.5	−
3〜5 (歳)	1.5	−	1.5	−
6〜7 (歳)	2.0	−	2.0	−
8〜9 (歳)	2.5	−	2.5	−
10〜11 (歳)	3.0	−	3.0	−
12〜14 (歳)	4.0	−	4.0	−
15〜17 (歳)	4.5	−	3.5	−
18〜29 (歳)	4.0	11	3.5	11
30〜49 (歳)	4.0	11	3.5	11
50〜64 (歳)	4.0	11	3.5	11
65〜74 (歳)	4.0	11	3.5	11
75 以上 (歳)	4.0	11	3.5	11
妊婦			3.5	−
授乳婦			3.5	−

ヨウ素（μg/日）

性　別	男　性				女　性			
年齢等	推定平均 必要量	推奨量	目安量	耐容上限量	推定平均 必要量	推奨量	目安量	耐容上限量
0～5 （月）	—	—	100	250	—	—	100	250
6～11 （月）	—	—	130	250	—	—	130	250
1～2 （歳）	35	50	—	300	35	50	—	300
3～5 （歳）	45	60	—	400	45	60	—	400
6～7 （歳）	55	75	—	550	55	75	—	550
8～9 （歳）	65	90	—	700	65	90	—	700
10～11 （歳）	80	110	—	900	80	110	—	900
12～14 （歳）	95	140	—	2,000	95	140	—	2,000
15～17 （歳）	100	140	—	3,000	100	140	—	3,000
18～29 （歳）	95	130	—	3,000	95	130	—	3,000
30～49 （歳）	95	130	—	3,000	95	130	—	3,000
50～64 （歳）	95	130	—	3,000	95	130	—	3,000
65～74 （歳）	95	130	—	3,000	95	130	—	3,000
75 以上 （歳）	95	130	—	3,000	95	130	—	3,000
妊　婦（付加量）					＋75	＋110	—	—[1]
授乳婦（付加量）					＋100	＋140	—	—[1]

1　妊婦及び授乳婦の耐容上限量は，2,000 μg/日とした。

セレン（μg/日）

性　別	男　性				女　性			
年齢等	推定平均 必要量	推奨量	目安量	耐容 上限量	推定平均 必要量	推奨量	目安量	耐容 上限量
0～5 （月）	—	—	15	—	—	—	15	—
6～11 （月）	—	—	15	—	—	—	15	—
1～2 （歳）	10	10	—	100	10	10	—	100
3～5 （歳）	10	15	—	100	10	10	—	100
6～7 （歳）	15	15	—	150	15	15	—	150
8～9 （歳）	15	20	—	200	15	20	—	200
10～11 （歳）	20	25	—	250	20	25	—	250
12～14 （歳）	25	30	—	350	25	30	—	300
15～17 （歳）	30	35	—	400	20	25	—	350
18～29 （歳）	25	30	—	450	20	25	—	350
30～49 （歳）	25	30	—	450	20	25	—	350
50～64 （歳）	25	30	—	450	20	25	—	350
65～74 （歳）	25	30	—	450	20	25	—	350
75 以上 （歳）	25	30	—	400	20	25	—	350
妊　婦（付加量）					＋5	＋5	—	—
授乳婦（付加量）					＋15	＋20	—	—

クロム（μg/日）

性　別	男　性		女　性	
年齢等	目安量	耐容 上限量	目安量	耐容 上限量
0～5 （月）	0.8	—	0.8	—
6～11 （月）	1.0	—	1.0	—
1～2 （歳）	—	—	—	—
3～5 （歳）	—	—	—	—
6～7 （歳）	—	—	—	—
8～9 （歳）	—	—	—	—
10～11 （歳）	—	—	—	—
12～14 （歳）	—	—	—	—
15～17 （歳）	—	—	—	—
18～29 （歳）	10	500	10	500
30～49 （歳）	10	500	10	500
50～64 （歳）	10	500	10	500
65～74 （歳）	10	500	10	500
75 以上 （歳）	10	500	10	500
妊　婦			10	—
授乳婦			10	—

モリブデン（μg/日）

性　別	男　性				女　性			
年齢等	推定平均 必要量	推奨量	目安量	耐容 上限量	推定平均 必要量	推奨量	目安量	耐容 上限量
0～5 （月）	—	—	2	—	—	—	2	—
6～11 （月）	—	—	5	—	—	—	5	—
1～2 （歳）	10	10	—	—	10	10	—	—
3～5 （歳）	10	10	—	—	10	10	—	—
6～7 （歳）	10	15	—	—	10	15	—	—
8～9 （歳）	15	20	—	—	15	15	—	—
10～11 （歳）	15	20	—	—	15	20	—	—
12～14 （歳）	20	25	—	—	20	25	—	—
15～17 （歳）	25	30	—	—	20	25	—	—
18～29 （歳）	20	30	—	600	20	25	—	500
30～49 （歳）	25	30	—	600	20	25	—	500
50～64 （歳）	25	30	—	600	20	25	—	500
65～74 （歳）	20	30	—	600	20	25	—	500
75 以上 （歳）	20	25	—	600	20	25	—	500
妊　婦（付加量）					＋0	＋0	—	—
授乳婦（付加量）					＋3	＋3	—	—

食生活指針（平成12年　文部省・厚生省・農林水産省決定　平成28年一部改正） ▲

●食事を楽しみましょう。
・毎日の食事で，健康寿命をのばしましょう。
・おいしい食事を，味わいながらゆっくりよく噛んで食べましょう。
・家族の団らんや人との交流を大切に，また，食事づくりに参加しましょう。

●1日の食事のリズムから，健やかな生活リズムを。
・朝食で，いきいきした1日を始めましょう。
・夜食や間食はとりすぎないようにしましょう。
・飲酒はほどほどにしましょう。

●適度な運動とバランスのよい食事で，適正体重の維持を。
・普段から体重を量り，食事量に気をつけましょう。
・普段から意識して身体を動かすようにしましょう。
・無理な減量はやめましょう。
・特に若年女性のやせ，高齢者の低栄養にも気をつけましょう。

●主食，主菜，副菜を基本に，食事のバランスを。
・多様な食品を組み合わせましょう。
・調理方法が偏らないようにしましょう。
・手作りと外食や加工食品・調理食品を上手に組み合わせましょう。

●ごはんなどの穀類をしっかりと。
・穀類を毎食とって，糖質からのエネルギー摂取を適正に保ちましょう。
・日本の気候・風土に適している米などの穀類を利用しましょう。

●野菜・果物，牛乳・乳製品，豆類，魚なども組み合わせて。
・たっぷり野菜と毎日の果物で，ビタミン，ミネラル，食物繊維をとりましょう。
・牛乳・乳製品，緑黄色野菜，豆類，小魚などで，カルシウムを十分にとりましょう。

●食塩は控えめに，脂肪は質と量を考えて。
・食塩の多い食品や料理を控えめにしましょう。食塩摂取量の目標値は，男性で1日8g未満，女性で7g未満とされています。
・動物，植物，魚由来の脂肪をバランスよくとりましょう。
・栄養成分表示を見て，食品や外食を選ぶ習慣を身につけましょう。

●日本の食文化や地域の産物を活かし，郷土の味の継承を。
・「和食」をはじめとした日本の食文化を大切にして，日々の食生活に活かしましょう。
・地域の産物や旬の素材を使うとともに，行事食を取り入れながら，自然の恵みや四季の変化を楽しみましょう。
・食材に関する知識や調理技術を身につけましょう。
・地域や家庭で受け継がれてきた料理や作法を伝えていきましょう。

●食料資源を大切に，無駄や廃棄の少ない食生活を。
・まだ食べられるのに廃棄されている食品ロスを減らしましょう。
・調理や保存を上手にして，食べ残しのない適量を心がけましょう。
・賞味期限や消費期限を考えて利用しましょう。

●「食」に関する理解を深め，食生活を見直してみましょう。
・子供のころから，食生活を大切にしましょう。
・家庭や学校，地域で，食品の安全性を含めた「食」に関する知識や理解を深め，望ましい習慣を身につけましょう。
・家族や仲間と，食生活を考えたり，話し合ったりしてみましょう。
・自分たちの健康目標をつくり，よりよい食生活を目指しましょう。

妊娠前からはじめる妊産婦のための食生活指針
～妊娠前から，健康なからだづくりを～（令和３年　厚生労働省）▲

●妊娠前から，バランスのよい食事をしっかりとりましょう
若い女性では「やせ」の割合が高く，エネルギーや栄養素の摂取不足が心配されます。主食・主菜・副菜を組み合わせた食事がバランスのよい食事の目安となります。１日２回以上，主食・主菜・副菜の３つをそろえてしっかり食べられるよう，妊娠前から自分の食生活を見直し，健康なからだづくりを意識してみましょう。

●「主食」を中心に，エネルギーをしっかりと
炭水化物の供給源であるごはんやパン，めん類などを主材料とする料理を主食といいます。妊娠中，授乳中には必要なエネルギーも増加するため，炭水化物の豊富な主食をしっかり摂りましょう。

●不足しがちなビタミン・ミネラルを，「副菜」でたっぷりと
各種ビタミン，ミネラルおよび食物繊維の供給源となる野菜，いも，豆類（大豆を除く），きのこ，海藻などを主材料とする料理を副菜といいます。妊娠前から，野菜をたっぷり使った副菜でビタミン・ミネラルを摂る習慣を身につけましょう。

●「主菜」を組み合わせてたんぱく質を十分に
たんぱく質は，からだの構成に必要な栄養素です。主要なたんぱく質の供給源の肉，魚，卵，大豆および大豆製品などを主材料とする料理を主菜といいます。多様な主菜を組み合わせて，たんぱく質を十分に摂取するようにしましょう。

●乳製品，緑黄色野菜，豆類，小魚などでカルシウムを十分に
日本人女性のカルシウム摂取量は不足しがちであるため，妊娠前から乳製品，緑黄色野菜，豆類，小魚などでカルシウムを摂るよう心がけましょう。

●妊娠中の体重増加は，お母さんと赤ちゃんにとって望ましい量に
妊娠中の適切な体重増加は，健康な赤ちゃんの出産のために必要です。不足すると，早産やSGA（妊娠週数に対して赤ちゃんの体重が少ない状態）のリスクが高まります。不安な場合は医師に相談してください。日本産科婦人科学会が提示する「妊娠中の体重増加指導の目安」を参考に適切な体重増加量をチェックしてみましょう。

●母乳育児も，バランスのよい食生活のなかで
授乳中に，特にたくさん食べなければならない食品はありません。逆に，お酒以外は，食べてはいけない食品もありません。必要な栄養素を摂取できるように，バランスよく，しっかり食事をとりましょう。

●無理なくからだを動かしましょう
妊娠中に，ウォーキング，妊娠水泳，マタニティビクスなどの軽い運動をおこなっても赤ちゃんの発育に問題はありません。新しく運動を始める場合や体調に不安がある場合は，必ず医師に相談してください。

●たばことお酒の害から赤ちゃんを守りましょう
妊娠・授乳中の喫煙，受動喫煙，飲酒は，胎児や乳児の発育，母乳分泌に影響を与えます。お母さん自身が禁煙，禁酒に努めるだけでなく，周囲の人にも協力を求めましょう。

●お母さんと赤ちゃんのからだと心のゆとりは，周囲のあたたかいサポートから
お母さんと赤ちゃんのからだと心のゆとりは，家族や地域の方など周りの人々の支えから生まれます。不安や負担感を感じたときは一人で悩まず，家族や友人，地域の保健師など専門職に相談しましょう。

成長期のための食生活指針（平成２年　厚生省）▲

●乳児期『子供と親を結ぶ絆としての食事』
　・食事を通してのスキンシップを大切に
　・母乳で育つ赤ちゃん，元気
　・離乳食，開始をあまり急がずに
　・離乳の完了，満１歳
　・いつでも活用，母子健康手帳

●幼児期『食習慣の基礎づくりとしての食事』
　・食事のリズム大切，規則的に
　・何でも食べられる元気な子
　・うす味と和風料理に慣れさせよう
　・与えよう，牛乳・乳製品を十分に
　・一家そろって食べる食事の楽しさを
　・心掛けよう，手づくりおやつの素晴らしさ
　・保育所や幼稚園での食事にも関心を
　・外遊び，親子そろって習慣に

●学童期『食習慣の完成期としての食事』
　・１日３食規則的，バランスとれた良い食事

　・飲もう，食べよう，牛乳・乳製品
　・十分に食べる習慣，野菜と果物
　・食べ過ぎや偏食なしの習慣を
　・おやつには，いろんな食品や量に気配りを
　・加工食品，インスタント食品の正しい利用
　・楽しもう，一家団らんおいしい食事
　・考えよう，学校給食のねらいと内容
　・つけさせよう，外に出て体を動かす習慣を

●思春期『食習慣の自立期としての食事』
　・朝，昼，晩，いつもバランス良い食事
　・進んでとろう，牛乳・乳製品を
　・十分に食べて健康，野菜と果物
　・食べ過ぎ，偏食，ダイエットにはご用心
　・偏らない，加工食品，インスタント食品に
　・気を付けて，夜食の内容，病気のもと
　・楽しく食べよう，みんなで食事
　・気を配ろう，適度な運動，健康づくり

保育所における食育に関する指針（平成16年　厚生労働省）▲

●食育のねらい及び内容

ねらい	内　容	配慮事項
〈6か月未満児〉		
①お腹がすき，乳（母乳・ミルク）を飲みたい時，飲みたいだけゆったりと飲む。 ②安定した人間関係の中で，乳を吸い，心地よい生活を送る。	①よく遊び，よく眠る。 ②お腹がすいたら，泣く。 ③保育士にゆったり抱かれて，乳（母乳・ミルク）を飲む。 ④授乳してくれる人に関心を持つ。	①一人一人の子どもの安定した生活のリズムを大切にしながら，心と体の発達を促すよう配慮すること。 ②お腹がすき，泣くことが生きていくことの欲求の表出につながることを踏まえ，食欲を育むよう配慮すること。 ③一人一人の子どもの発育・発達状態を適切に把握し，家庭と連携をとりながら，個人差に配慮すること。 ④母乳育児を希望する保護者のために冷凍母乳による栄養法などの配慮を行う。冷凍母乳による授乳を行うときには，十分に清潔で衛生的に処置をすること。 ⑤食欲と人間関係が密接な関係にあることを踏まえ，愛情豊かな特定の大人との継続的で応答的な授乳中のかかわりが，子どもの人間への信頼，愛情の基盤となるように配慮すること。
〈6か月～1歳3か月未満児〉		
①お腹がすき，乳を吸い，離乳食を喜んで食べ，心地よい生活を味わう。 ②いろいろな食べものを見る，触る，味わう経験を通して自分で進んで食べようとする。	①よく遊び，よく眠り，満足するまで乳を吸う。 ②お腹がすいたら，泣く，または，喃語によって，乳や食べものを催促する。 ③いろいろな食べものに関心を持ち，自分で進んで食べものを持って食べようとする。 ④ゆったりとした雰囲気の中で，食べさせてくれる人に関心を持つ。	①一人一人の子どもの安定した生活のリズムを大切にしながら，心と体の発達を促すよう配慮すること。 ②お腹がすき，乳や食べものを催促することが生きていくことの欲求の表出につながることを踏まえ，いろいろな食べものに接して楽しむ機会を持ち，食欲を育むよう配慮すること。 ③一人一人の子どもの発育・発達状態を適切に把握し，家庭と連携をとりながら，個人差に配慮すること。 ④子どもの咀嚼や嚥下機能の発達に応じて，食品の種類，量，大きさ，固さなどの調理形態に配慮すること。 ⑤食欲と人間関係が密接な関係にあることを踏まえ，愛情豊かな特定の大人との継続的で応答的な授乳及び食事でのかかわりが，子どもの人間への信頼，愛情の基盤となるように配慮すること。
〈1歳3か月～2歳未満児〉		
①お腹がすき，食事を喜んで食べ，心地よい生活を味わう。 ②いろいろな食べものを見る，触る，噛んで味わう経験を通して自分で進んで食べようとする。	①よく遊び，よく眠り，食事を楽しむ。 ②いろいろな食べものに関心を持ち，手づかみ，または，スプーン，フォークなどを使って自分から意欲的に食べようとする。 ③食事の前後や汚れたときは，顔や手を拭き，きれいになった快さを感じる。 ④楽しい雰囲気の中で，一緒に食べる人に関心を持つ。	①一人一人の子どもの安定した生活のリズムを大切にしながら，心と体の発達を促すよう配慮すること。 ②子どもが食べものに興味を持って自ら意欲的に食べようとする姿を受けとめ，自立心の芽生えを尊重すること。 ③食事のときには，一緒に噛むまねをして見せたりして，噛むことの大切さが身につくように配慮すること。また，少しずついろいろな食べ物に接することができるよう配慮すること。 ④子どもの咀嚼や嚥下機能の発達に応じて，食品の種類，量，大きさ，固さなどの調理形態に配慮すること。 ⑤清潔の習慣については，子どもの食べる意欲を損なわぬよう，一人一人の状態に応じてかかわること。 ⑥子どもが一緒に食べたい人を見つけ，選ぼうとする姿を受けとめ，人への関心の広がりに配慮すること。
〈2歳児〉		
①いろいろな種類の食べ物や料理を味わう。 ②食生活に必要な基本的な習慣や態度に関心を持つ。 ③保育士を仲立ちとして，友達とともに食事を進め，一緒に食べる楽しさを味わう。	①よく遊び，よく眠り，食事を楽しむ。 ②食べものに関心を持ち，自分で進んでスプーン，フォーク，箸などを使って食べようとする。 ③いろいろな食べものを進んで食べる。 ④保育士の手助けによって，うがい，手洗いなど，身の回りを清潔にし，食生活に必要な活動を自分でする。 ⑤身近な動植物をはじめ，自然事象をよく見たり，触れたりする。 ⑥保育士を仲立ちとして，友達とともに食事を進めることの喜びを味わう。 ⑦楽しい雰囲気の中で，一緒に食べる人，調理をする人に関心を持つ。	①一人一人の子どもの安定した生活のリズムを大切にしながら，心と体の発達を促すよう配慮すること。 ②食べものに興味を持ち，自主的に食べようとする姿を尊重すること。また，いろいろな食べものに接することができるよう配慮すること。 ③食事は個人差に応じて，食品の種類，量，大きさ，固さなどの調理形態に配慮すること。 ④清潔の習慣については，一人一人の状態に応じてかかわること。 ⑤自然や身近な事物などへの触れ合いにおいては，安全や衛生面に留意する。また，保育士がまず親しみや愛情を持ってかかわるようにして，子どもが自らしてみようと思う気持ちを大切にすること。 ⑥子どもが一緒に食べたい人を見つけ，選ぼうとする姿を受けとめ，人への関心の広がりに配慮すること。また，子ども同士のいざこざも多くなるので，保育士はお互いの気持ちを受容し，他の子どもとのかかわり方を知らせていく。 ⑦友達や大人とテーブルを囲んで，食事をすすめる雰囲気づくりに配慮すること。また，楽しい食事のすすめ方を気づかせていく。

ねらい	内　　容	配慮事項
〈3歳以上児〉		

「食と健康」

ねらい	内　　容	配慮事項
①できるだけ多くの種類の食べものや料理を味わう。 ②自分の体に必要な食品の種類や働きに気づき，栄養バランスを考慮した食事をとろうとする。 ③健康，安全など食生活に必要な基本的な習慣や態度を身につける。	①好きな食べものをおいしく食べる。 ②様々な食べものを進んで食べる。 ③慣れない食べものや嫌いな食べものにも挑戦する。 ④自分の健康に関心を持ち，必要な食品を進んでとろうとする。 ⑤健康と食べものの関係について関心を持つ。 ⑥健康な生活リズムを身につける。 ⑦うがい，手洗いなど，身の回りを清潔にし，食生活に必要な活動を自分でする。 ⑧保育所生活における食事の仕方を知り，自分たちで場を整える。 ⑨食事の際には，安全に気をつけて行動する。	①食事と心身の健康とが，相互に密接な関連があるものであることを踏まえ，子どもが保育士や他の子どもとの暖かな触れ合いの中で楽しい食事をすることが，しなやかな心と体の発達を促すよう配慮すること。 ②食欲が調理法の工夫だけでなく，生活全体の充実によって増進されることを踏まえ，食事はもちろんのこと，子どもが遊びや睡眠，排泄などの諸活動をバランスよく展開し，食欲を育むよう配慮すること。 ③健康と食べものの関係について関心を促すに当たっては，子どもの興味・関心を踏まえ，全職員が連携のもと，子どもの発達に応じた内容に配慮すること。 ④食習慣の形成に当たっては，子どもの自立心を育て，子どもが他の子どもとかかわりながら，主体的な活動を展開する中で，食生活に必要な習慣を身につけるように配慮すること。

「食と人間関係」

ねらい	内　　容	配慮事項
①自分で食事ができること，身近な人と一緒に食べる楽しさを味わう。 ②様々な人々との会食を通して，愛情や信頼感を持つ。 ③食事に必要な基本的な習慣や態度を身につける。	①身近な大人や友達とともに，食事をする喜びを味わう。 ②同じ料理を食べたり，分け合って食事することを喜ぶ。 ③食生活に必要なことを，友達とともに協力して進める。 ④食の場を共有する中で，友達との関わりを深め，思いやりを持つ。 ⑤調理をしている人に関心を持ち，感謝の気持ちを持つ。 ⑥地域のお年寄りや外国の人など様々な人々と食事を共にする中で，親しみを持つ。 ⑦楽しく食事をするために，必要なきまりに気づき，守ろうとする。	①大人との信頼関係に支えられて自分自身の生活を確立していくことが人とかかわる基盤となることを考慮し，子どもと共に食事をする機会を大切にする。また，子どもが他者と食事を共にする中で，多様な感情を体験し，試行錯誤しながら自分の力で行うことの充実感を味わうことができるよう，子どもの行動を見守りながら適切な援助を行うように配慮すること。 ②食に関する主体的な活動は，他の子どもとのかかわりの中で深まり，豊かになるものであることを踏まえ，食を通して，一人一人を生かした集団を形成しながら，人とかかわる力を育てていくように配慮する。また，子どもたちと話し合いながら，自分たちのきまりを考え，それを守ろうとすることが，楽しい食事につながっていくことを大切にすること。 ③思いやりの気持ちを培うに当たっては，子どもが他の子どもとのかかわりの中で他者の存在に気付き，相手を尊重する気持ちを持って行動できるようにする。特に，葛藤やつまずきの体験を重視し，それらを乗り越える姿を大切にすること。 ④子どもの食生活と関係の深い人々と触れ合い，自分の感情や意志を表現しながら共に食を楽しみ，共感し合う体験を通して，高齢者をはじめ地域，外国の人々などと親しみを持ち，人とかかわることの楽しさや人の役に立つ喜びを味わうことができるようにする。また，生活を通して親の愛情に気づき，親を大切にしようとする気持ちが育つようにすること。

「食と文化」

ねらい	内　　容	配慮事項
①いろいろな料理に出会い，発見を楽しんだり，考えたりし，様々な文化に気づく。 ②地域で培われた食文化を体験し，郷土への関心を持つ。 ③食習慣，マナーを身につける。	①食材にも旬があることを知り，季節感を感じる。 ②地域の産物を生かした料理を味わい，郷土への親しみを持つ。 ③様々な伝統的な日本特有の食事を体験する。 ④外国の人々など，自分と異なる食文化に興味や関心を持つ。 ⑤伝統的な食品加工に出会い，味わう。 ⑥食事にあった食具（スプーンや箸など）の使い方を身につける。 ⑦挨拶や姿勢など，気持ちよく食事をするためのマナーを身につける。	①子どもが，生活の中で様々な食文化とかかわり，次第に周囲の世界に好奇心を抱き，その文化に関心を持ち，自分なりに受け止めることができるようになる過程を大切にすること。 ②地域・郷土の食文化などに関しては，日常と非日常いわゆる「ケとハレ」のバランスを踏まえ，子ども自身が季節の恵み，旬を実感することを通して，文化の伝え手となれるよう配慮すること。 ③様々な文化があることを踏まえ，子どもの人権に十分配慮するとともに，その文化の違いを認め，互いに尊重する心を育てるよう配慮する。また，必要に応じて一人一人に応じた食事内容を工夫するようにすること。 ④文化に見合った習慣やマナーの形成に当たっては，子どもの自立心を育て，子どもが積極的にその文化にかかわろうとする中で身につけるように配慮すること。

ねらい	内　容	配慮事項
「いのちの育ちと食」		
①自然の恵みと働くことの大切さを知り，感謝の気持ちを持って食事を味わう。 ②栽培，飼育，食事などを通して，身近な存在に親しみを持ち，すべてのいのちを大切にする心を持つ。 ③身近な自然にかかわり，世話をしたりする中で，料理との関係を考え，食材に対する感覚を豊かにする。	①身近な動植物に関心を持つ。 ②動植物に触れ合うことで，いのちの美しさ，不思議さなどに気づく。 ③自分たちで野菜を育てる。 ④収穫の時期に気づく。 ⑤自分たちで育てた野菜を食べる。 ⑥小動物を飼い，世話をする。 ⑦卵や乳など，身近な動物からの恵みに，感謝の気持ちを持つ。 ⑧食べ物を皆で分け，食べる喜びを味わう。	①幼児期において自然のもつ意味は大きく，その美しさ，不思議さ，恵みなどに直接触れる体験を通して，いのちの大切に気づくことを踏まえ，子どもが自然とのかかわりを深めることができるよう工夫すること。 ②身近な動植物に対する感動を伝え合い，共感し合うことなどを通して自らかかわろうとする意欲を育てるとともに，様々なかかわり方を通してそれらに対する親しみ，いのちを育む自然の摂理の偉大さに畏敬の念を持ち，いのちを大切にする気持ちなどが養われるようにすること。 ③飼育・栽培に関しては，日常生活の中で子ども自身が生活の一部として捉え，体験できるように環境を整えること。また，大人の仕事の意味が分かり，手伝いなどを通して，子どもが積極的に取り組めるように配慮すること。 ④身近な動植物，また飼育・栽培物の中から保健・安全面に留意しつつ，食材につながるものを選び，積極的に食する体験を通して，自然と食事，いのちと食事のつながりに気づくように配慮すること。 ⑤小動物の飼育に当たってはアレルギー症状などを悪化させないように十分な配慮をすること。
「料理と食」		
①身近な食材を使って，調理を楽しむ。 ②食事の準備から後片付けまでの食事づくりに自らかかわり，味や盛りつけなどを考えたり，それを生活に取り入れようとする。 ③食事にふさわしい環境を考えて，ゆとりある落ち着いた雰囲気で食事をする。	①身近な大人の調理を見る。 ②食事づくりの過程の中で，大人の援助を受けながら，自分でできることを増やす。 ③食べたいものを考える。 ④食材の色，形，香りなどに興味を持つ。 ⑤調理器具の使い方を学び，安全で衛生的な使用法を身につける。 ⑥身近な大人や友達と協力し合って，調理することを楽しむ。 ⑦おいしそうな盛り付けを考える。 ⑧食事が楽しくなるような雰囲気を考え，おいしく食べる。	①自ら調理し，食べる体験を通して，食欲や主体性が育まれることを踏まえ，子どもが食事づくりに取り組むことができるように工夫すること。 ②一人一人の子どもの興味や自発性を大切にし，自ら調理しようとする意欲を育てるとともに，様々な料理を通して素材に目を向け，素材への関心などが養われるようにすること。 ③安全・衛生面に配慮しながら，扱いやすい食材，調理器具などを日常的に用意し，子どもの興味・関心に応じて子どもが自分で調理することができるように配慮すること。そのため，保育所の全職員が連携し，栄養士や調理員が食事をつくる場面を見たり，手伝う機会を大切にすること。

授乳・離乳の支援ガイド〔抜粋〕
(2019年3月14日 「授乳・離乳の支援ガイド」改定に関する研究会) ▲

Ⅱ-1 授乳の支援
1 授乳の支援に関する基本的考え方

授乳とは，乳汁（母乳又は育児用ミルク）を子どもに与えることであり，授乳は子どもに栄養素等を与えるとともに，母子・親子の絆を深め，子どもの心身の健やかな成長・発達を促す上で極めて重要である。

乳児は，出生後に「口から初めての乳汁摂取」を行うことになるが，新生児期，乳児期前半の乳児は，身体の諸機能は発達の途上にあり，消化・吸収機能も不十分である。そのため，この時期の乳児は，未熟な消化や吸収，排泄等の機能に負担をかけずに栄養素等を摂ることのできる乳汁栄養で育つ。

妊娠中に「ぜひ母乳で育てたいと思った」「母乳が出れば母乳で育てたいと思った」と回答した母親が9割を超えていることから，母乳で育てたいと思っている母親が無理せず自然に母乳育児に取り組めるよう支援することは重要である。ただし，母乳をインターネット上で販売している実態も踏まえて，衛生面等のリスクについて注意喚起をしているところである。授乳の支援に当たっては母乳だけにこだわらず，必要に応じて育児用ミルクを使う等，適切な支援を行うことが必要である。

母子の健康等の理由から育児用ミルクを選択する場合は，その決定を尊重するとともに母親の心の状態等に十分に配慮し，母親に安心感を与えるような支援が必要である。授乳は，子どもが「飲みたいと要求」し，その「要求に応じて与える」という両者の関わりが促進されることによって，安定して進行していく。その過程で生じる不安等に対して適切に対応し，母親等が安心して授乳ができるように支援を行う。

授乳の支援に当たっては，母乳や育児用ミルクといった乳汁の種類にかかわらず，母子の健康の維持とともに，健やかな母子・親子関係の形成を促し，育児に自信をもたせることを基本とする。

約8割の母親等が授乳について困ったことがあり，特に回答が多かったものは「母乳が足りているかわからない」であった。こうした困りごとをもつ母親等に対しては，子育て世代包括支援センター等を中心に，様々な保健医療機関を活用し継続的に母親等の不安を傾聴するとともに，子どもの状態をよく観察し授乳量が足りているかどうかを見極める必要がある。

生後1年未満の乳児期は，1年間で体重が約3倍に成長する，人生で最も発育する時期である。発育の程度は個人差があるため，母乳が不足しているかどうかについては，子どもの状態，個性や体質，母親の状態や家庭環境等を考慮に入れたうえで，総合的に判断する必要がある。

母親が授乳や育児に関する不安が強い場合には，産後うつ予防や安心して授乳や育児ができるように，早期からの産科医師，小児科医師，助産師，保健師等による専門的なアプローチを検討する。

2 授乳の支援の方法
(1) 妊娠期

母子にとって母乳は基本であり，母乳で育てたいと思っている人が無理せず自然に実現できるよう，妊娠中から支援を行う。

妊婦やその家族に対して，具体的な授乳方法や母乳（育児）の利点等について，両親学級や妊婦健康診査等の機会を通じて情報提供を行う。

母親の疾患や感染症，薬の使用，子どもの状態，母乳の分泌状況等の様々な理由から育児用ミルクを選択する母親に対しては，十分な情報提供の上，その決定を尊重するとともに，母親の心の状態に十分に配慮した支援を行う。

また，妊婦及び授乳中の母親の食生活は，母子の健康状態や乳汁分泌に関連があるため，食事のバランスや禁煙等の生活全般に関する配慮事項を示した「妊産婦のための食生活指針」を踏まえ，妊娠期から食生活の改善を促す支援を行う。

これらにより，妊娠中から授乳方法に関する正しい情報を提供し，その上で選択できるよう支援を行う。

なお，母乳（育児）には，次のような利点がある。
《母乳（育児）の利点》

母乳には，①乳児に最適な成分組成で少ない代謝負担，②感染症の発症及び重症度の低下，③小児期の肥満やのちの2型糖尿病の発症リスクの低下などの報告がされている。

また，母乳を与えることによって，①産後の母体の回復の促進，②母子関係の良好な形成などの利点があげられる。

(2) 授乳の開始から授乳のリズムの確立

生後間もない子どもは，昼夜の関係なく授乳と睡眠を中心に生活し，成長するにつれてその子どもなりの授乳のリズムや睡眠のリズムが整ってくる。

授乳のリズムや睡眠リズムが整うまでの期間は子どもによって個人差がある。特に出産後から退院までの間は母親と子どもが終日，一緒にいられるように支援し，子どもが欲しがるとき，母親が飲ませたいときには，いつでも授乳できるように支援する。

同時に母親は妊娠，出産による変化が妊娠前の状態に回復していく期間でもあることから，心身の不調や育児不安を抱えていることが想定される。そのため，母親と子どもの状態を把握するとともに，母親の気持ちや感情を受けとめ，あせらず授乳のリズムを確立できるよう支援する。

授乳の開始後，母親等は授乳量が足りているかという不安をもつ場合がある。子どもの発育を評価する上で体重は重要な指標の一つであるが，子どもの発育は，出生体重や出生週数，栄養方法，子どもの状態によって変わってくるため，乳幼児身体発育曲線を用い，これまでの発育経過を踏まえるとともに，授乳回数や授乳量，排尿排便の回数や機嫌等の子どもの状況に応じた支援を行うことが重要である。

授乳は，栄養方法のいかんに関わらず母親等と子どものスキンシップの上で重要な役割を果たし，優しい声かけとぬくもりを通してゆったりと飲むことで，子どもの心の安定がもたらされ，食欲が育まれていく。できるだけ静かな

環境の下で，適切な子どもの抱き方で，目と目を合わせて，優しく声をかける等授乳時の関わりについて支援を行う。

　また，母親や父親，家族等が適切な授乳方法やその実践について共通した理解をもつことは，継続的に安心して子どもに対応していく上で欠かせないことである。父親や家族等による授乳への支援が，母親に過度の負担を与えることのないよう，父親や家族等への情報提供を行う。

　母親等が安心して子どもと過ごし，自信をもって授乳に取り組めるように努めるとともに，体重増加不良等への専門的支援，子育て世代包括支援センター等をはじめとする困った時に相談できる場所の紹介や仲間づくり，産後ケア事業等の母子保健事業等を活用し，きめ細かな支援を行うことも考えられる。

《母乳の場合》
　出産直後から母親の母乳による育児への意欲や，乳房の状態に合わせた個別対応を行うことが重要である。特に出産直後については，医療従事者が関わる中で，安全性に配慮した支援を行う。

- ・出産後はできるだけ早く，母子がふれあって母乳を飲めるように支援する。
- ・子どもが欲しがるサインや，授乳時の抱き方，乳房の含ませ方等について伝え，適切に授乳できるよう支援する。
- ・母乳が足りているか等の不安がある場合は，子どもの体重や授乳状況等を把握するとともに，母親の不安を受け止めながら，自信をもって母乳を与えることができるよう支援する。

《育児用ミルクの場合》
　母乳育児を望んでいても，医学的な理由等により子どもの必要栄養量をまかなうのに十分な母乳が出ずに育児用ミルクを利用する場合もある。栄養方法のいかんに関わらず，授乳を通した健やかな親子関係づくりが進むように支援を行う。

- ・授乳を通して，母子・親子のスキンシップが図られるよう，しっかり抱いて，優しく声かけを行う等暖かいふれあいを重視した支援を行う。
- ・子どもの欲しがるサインや，授乳時の抱き方，哺乳瓶の乳首の含ませ方等について伝え，適切に授乳できるよう支援する。
- ・育児用ミルクの使用方法や飲み残しの取扱等について，安全に使用できるよう支援する。

《混合栄養の場合》
　母親が何らかの理由で母乳を十分に与えられない場合に，母乳と育児用ミルクを合わせて与えることをいう。混合栄養を取り入れる要因としては，母乳分泌不足，母親の健康上の要因，疲労等があげられる。栄養方法のいかんに関わらず，授乳を通した健やかな親子関係づくりが進むように支援を行う。

- ・母乳を少しでも与えているなら，母乳育児を続ける為に育児用ミルクを有効に利用するという考え方に基づき支援を行い，母乳の出方や量は異なるため，混合栄養の取り入れ方については，母親の思いを傾聴すると共に，母親の母乳分泌のリズムや子どもの授乳量等に合わせた支援を行う。
- ・授乳を通して，母子・親子のスキンシップが図られる

よう，しっかり抱いて，優しく声かけを行う等暖かいふれあいを重視した支援を行う。
- ・子どもが欲しがるサインや，授乳時の抱き方，乳頭（哺乳瓶の乳首）の含ませ方等について伝え，適切に授乳できるよう支援する。
- ・育児用ミルクの使用方法や飲み残しの取扱等について，安全に使用できるよう支援する。

(3) 授乳の進行
　授乳のリズムの確立とは，子どもが成長するにつれて授乳の間隔や回数，量が安定してくることをいう。授乳のリズムが確立するのは，生後6〜8週以降と言われているが，子どもによって個人差があるので，母親等と子どもの状態を把握しながらあせらず授乳のリズムを確立できるよう支援する。授乳のリズムの確立以降も，母親等がこれまで実践してきた授乳・育児が継続できるように支援することが必要である。

《母乳の場合》
- ・母乳育児を継続するために，母乳不足感や体重増加不良などへの専門的支援，困った時に相談できる母子保健事業の紹介や仲間づくり等，社会全体で支援できるようにする。

《育児用ミルクの場合》
- ・授乳量は，子どもによって授乳量は異なるので，回数よりも1日に飲む量を中心に考えるようにする。そのため，育児用ミルクの授乳では，1日の目安量に達しなくても子どもが元気で，体重が増えているならば心配はない。
- ・授乳量や体重増加不良などへの専門的支援，困った時に相談できる母子保健事業の紹介や仲間づくり等，社会全体で支援できるようにする。

《混合栄養の場合》
- ・母乳が少しでも出るなら，母乳育児を続けるために育児用ミルクを有効に利用するという考え方に基づき支援を行う。母乳の出方や量は個々に異なるため，母親の母乳分泌のリズムや子どもの授乳量に合わせて混合栄養の取り入れ方の支援を行う。
- ・母乳の授乳回数を減らすことによって，母乳分泌の減少など母乳育児の継続が困難になる場合があるが，母親の思い等を十分に傾聴し，母子の状況を見極めた上で，育児用ミルクを利用するなど適切に判断する。

(4) 離乳への移行
　離乳を開始した後も，母乳又は育児用ミルクは授乳のリズムに沿って子どもが欲するまま，又は子どもの離乳の進行及び完了の状況に応じて与えるが，子どもの成長や発達，離乳の進行の程度や家庭環境によって子どもが乳汁を必要としなくなる時期は個人差が出てくる。そのため乳汁を終了する時期を決めることは難しく，いつまで乳汁を継続することが適切かに関しては，母親等の考えを尊重して支援を進める。母親等が子どもの状態や自らの状態から，授乳を継続するのか，終了するのかを判断できるように情報提供を心がける。

(5) 食物アレルギーの予防について
　子どもの湿疹や食物アレルギー，ぜんそく等のアレルギー疾患の予防のために，妊娠及び授乳中の母親が特定の食品やサプリメントを過剰に摂取したり，避けたりすること

208

に関する効果は示されていない。子どものアレルギー疾患予防のために、母親の食事は特定の食品を極端に避けたり、過剰に摂取する必要はない。バランスのよい食事が重要である。

アレルギー素因のある子どもに対する牛乳アレルギー治療用の加水分解乳の予防効果について、以前は予防効果があるとする報告がされていたが、最近では、効果がないとする報告が多い。

子どもの食物アレルギーが疑われる場合には、必ず医師の診断に基づいて母子の食物制限等を行うよう支援する。

Ⅱ−2　離乳の支援
1　離乳の支援に関する基本的考え方

離乳とは、成長に伴い、母乳又は育児用ミルク等の乳汁だけでは不足してくるエネルギーや栄養素を補完するために、乳汁から幼児食に移行する過程をいい、その時に与えられる食事を離乳食という。

この間に子どもの摂食機能は、乳汁を吸うことから、食物をかみつぶして飲み込むことへと発達する。摂取する食品の量や種類が徐々に増え、献立や調理の形態も変化していく。また摂食行動は次第に自立へと向かっていく。

離乳については、子どもの食欲、摂食行動、成長・発達パターン等、子どもにはそれぞれ個性があるので、画一的な進め方にならないよう留意しなければならない。また、地域の食文化、家庭の食習慣等を考慮した無理のない離乳の進め方、離乳食の内容や量を、それぞれの子どもの状況にあわせて進めていくことが重要である。

一方、多くの親にとっては、初めて離乳食を準備し、与え、子どもの反応をみながら進めることを体験する。子どもの個性によって一人ひとり、離乳食の進め方への反応も異なることから、離乳を進める過程で数々の不安や課題を抱えることも予想される。授乳期に続き、離乳期も母子・親子関係の関係づくりの上で重要な時期にある。そうした不安やトラブルに対し、適切な支援があれば、安心して離乳が実践でき、育児で大きな部分を占める食事を通しての子どもとの関わりにも自信がもてるようになってくる。

離乳の支援にあたっては、子どもの健康を維持し、成長・発達を促すよう支援するとともに、授乳の支援と同様、健やかな母子、親子関係の形成を促し、育児に自信がもてるような支援を基本とする。特に、子どもの成長や発達状況、日々の子どもの様子をみながら進めること、無理させないことに配慮する。また、離乳期は食事や生活リズムが形づくられる時期でもあることから、生涯を通じた望ましい生活習慣の形成や生活習慣病予防の観点も踏まえて支援することが大切である。この時期から生活リズムを意識し、健康的な食習慣の基礎を培い、家族等と食卓を囲み、共に食事をとりながら食べる楽しさの体験を増やしていくことで、一人ひとりの子どもの「食べる力」を育むための支援が推進されることを基本とする。なお、離乳期は、両親や家族の食生活を見直す期間でもあるため、現状の食生活を踏まえて、適切な情報提供を行うことが必要である。

2　離乳の支援の方法
(1)　離乳の開始

離乳の開始とは、なめらかにすりつぶした状態の食物を初めて与えた時をいう。開始時期の子どもの発達状況の目安としては、首のすわりがしっかりして寝返りができ、5秒以上座れる、スプーンなどを口に入れても舌で押し出すことが少なくなる（哺乳反射の減弱）、食べ物に興味を示すなどがあげられる。その時期は生後5〜6か月頃が適当である。ただし、子どもの発育及び発達には個人差があるので、月齢はあくまでも目安であり、子どもの様子をよく観察しながら、親が子どもの「食べたがっているサイン」に気がつくように進められる支援が重要である。

なお、離乳の開始前の子どもにとって、最適な栄養源は乳汁（母乳又は育児用ミルク）であり、離乳の開始前に果汁やイオン飲料を与えることの栄養学的な意義は認められていない。また、蜂蜜は、乳児ボツリヌス症を引き起こすリスクがあるため、1歳を過ぎるまでは与えない。

(2)　離乳の進行

離乳の進行は、子どもの発育及び発達の状況に応じて食品の量や種類及び形態を調整しながら、食べる経験を通じて摂食機能を獲得し、成長していく過程である。食事を規則的に摂ることで生活リズムを整え、食べる意欲を育み、食べる楽しさを体験していくことを目標とする。食べる楽しみの経験としては、いろいろな食品の味や舌ざわりを楽しむ、手づかみにより自分で食べることを楽しむといったことだけでなく、家族等が食卓を囲み、共食を通じて食の楽しさやコミュニケーションを図る、思いやりの心を育むといった食育の観点も含めて進めていくことが重要である。

《離乳初期（生後5か月〜6か月頃）》

離乳食を飲み込むこと、その舌ざわりや味に慣れることが主目的である。離乳食は1日1回与える。母乳又は育児用ミルクは、授乳のリズムに沿って子どもの欲するままに与える。食べ方は、口唇を閉じて、捕食や嚥下ができるようになり、口に入ったものを舌で前から後ろへ送り込むことができる。

《離乳中期（生後7か月〜8か月頃）》

生後7〜8か月頃からは舌でつぶせる固さのものを与える。離乳食は1日2回にして生活リズムを確立していく。母乳又は育児用ミルクは離乳食の後に与え、このほかに授乳のリズムに沿って母乳は子どもの欲するままに、ミルクは1日に3回程度与える。

食べ方は、舌、顎の動きは前後から上下運動へ移行し、それに伴って口唇は左右対称に引かれるようになる。食べさせ方は、平らな離乳用のスプーンを下唇にのせ、上唇が閉じるのを待つ。

《離乳後期（生後9か月〜11か月頃）》

歯ぐきでつぶせる固さのものを与える。離乳食は1日3回にし、食欲に応じて、離乳食の量を増やす。離乳食の後に母乳又は育児用ミルクを与える。このほかに、授乳のリズムに沿って母乳は子どもの欲するままに、育児用ミルクは1日2回程度与える。

食べ方は、舌で食べ物を歯ぐきの上に乗せられるようになるため、歯や歯ぐきで潰すことが出来るようになる。口唇は左右非対称の動きとなり、噛んでいる方向に依っていく動きがみられる。食べさせ方は、丸み（くぼみ）のある離乳食用のスプーンを下唇にのせ、上唇が閉じるのを待つ。

手づかみ食べは，生後9か月頃から始まり，1歳過ぎの子どもの発育及び発達にとって，積極的にさせたい行動である。食べ物を触ったり，握ったりすることで，その固さや触感を体験し，食べ物への関心につながり，自らの意志で食べようとする行動につながる。子どもが手づかみ食べをすると，周りが汚れて片付けが大変，食事に時間がかかる等の理由から，手づかみ食べをさせたくないと考える親もいる。そのような場合，手づかみ食べが子どもの発育及び発達に必要である理由について情報提供することで，親が納得して子どもに手づかみ食べを働きかけることが大切である。

(3) 離乳の完了

離乳の完了とは，形のある食物をかみつぶすことができるようになり，エネルギーや栄養素の大部分が母乳又は育児用ミルク以外の食物から摂取できるようになった状態をいう。その時期は生後12か月から18か月頃である。食事は1日3回となり，その他に1日1～2回の補食を必要に応じて与える。母乳又は育児用ミルクは，子どもの離乳の進行及び完了の状況に応じて与える。なお，離乳の完了は，母乳又は育児用ミルクを飲んでいない状態を意味するものではない。

食べ方は，手づかみ食べで前歯で噛み取る練習をして，一口量を覚え，やがて食具を使うようになって，自分で食べる準備をしていく。

(4) 食品の種類と調理

ア 食品の種類と組合せ

与える食品は，離乳の進行に応じて，食品の種類及び量を増やしていく。

離乳の開始は，おかゆ（米）から始める。新しい食品を始める時には離乳食用のスプーンで1さじずつ与え，子どもの様子をみながら量を増やしていく。慣れてきたらじゃがいもや人参等の野菜，果物，さらに慣れたら豆腐や白身魚，固ゆでした卵黄など，種類を増やしていく。

離乳が進むにつれ，魚は白身魚から赤身魚，青皮魚へ，卵は卵黄から全卵へと進めていく。食べやすく調理した脂肪の少ない肉類，豆類，各種野菜，海藻と種類を増やしていく。脂肪の多い肉類は少し遅らせる。野菜類には緑黄色野菜も用いる。ヨーグルト，塩分や脂肪の少ないチーズも用いてよい。牛乳を飲用として与える場合は，鉄欠乏性貧血の予防の観点から，1歳を過ぎてからが望ましい。

離乳食に慣れ，1日2回食に進む頃には，穀類（主食），野菜（副菜）・果物，たんぱく質性食品（主菜）を組み合わせた食事とする。また，家族の食事から調味する前のものを取り分けたり，薄味のものを適宜取り入れたりして，食品の種類や調理方法が多様となるような食事内容とする。

母乳育児の場合，生後6か月の時点で，ヘモグロビン濃度が低く，鉄欠乏を生じやすいとの報告がある。また，ビタミンD欠乏の指摘もあることから，母乳育児を行っている場合は，適切な時期に離乳を開始し，鉄やビタミンDの供給源となる食品を積極的に摂取するなど，進行を踏まえてそれらの食品を意識的に取り入れることが重要である。

フォローアップミルクは母乳代替食品ではなく，離乳が順調に進んでいる場合は，摂取する必要はない。離乳が順調に進まず鉄欠乏のリスクが高い場合や，適当な体重増加

が見られない場合には，医師に相談した上で，必要に応じてフォローアップミルクを活用すること等を検討する。

イ 調理形態・調理方法

離乳の進行に応じて，食べやすく調理したものを与える。子どもは細菌への抵抗力が弱いので，調理を行う際には衛生面に十分に配慮する。

食品は，子どもが口の中で押しつぶせるように十分な固さになるよう加熱調理をする。初めは「つぶしがゆ」とし，慣れてきたら粗つぶし，つぶさないままへと進め，軟飯へと移行する。野菜類やたんぱく質性食品などは，始めはなめらかに調理し，次第に粗くしていく。離乳中期頃になると，つぶした食べ物をひとまとめにする動きを覚え始めるので，飲み込み易いようにとろみをつける工夫も必要になる。

調味について，離乳の開始時期は，調味料は必要ない。離乳の進行に応じて，食塩，砂糖など調味料を使用する場合は，それぞれの食品のもつ味を生かしながら，薄味でおいしく調理する。油脂類も少量の使用とする。

離乳食の作り方の提案に当たっては，その家庭の状況や調理する者の調理技術等に応じて，手軽に美味しく安価でできる具体的な提案が必要である。

(5) 食物アレルギーの予防について

ア 食物アレルギーとは

食物アレルギーとは，特定の食物を摂取した後にアレルギー反応を介して皮膚・呼吸器・消化器あるいは全身性に生じる症状のことをいう。有病者は乳児期が最も多く，加齢とともに漸減する。食物アレルギーの発症リスクに影響する因子として，遺伝的素因，皮膚バリア機能の低下，秋冬生まれ，特定の食物の摂取開始時期の遅れが指摘されている。乳児から幼児早期の主要原因食物は，鶏卵，牛乳，小麦の割合が高く，そのほとんどが小学校入学前までに治ることが多い。

食物アレルギーによるアナフィラキシーが起こった場合，アレルギー反応により，じん麻疹などの皮膚症状，腹痛や嘔吐などの消化器症状，ゼーゼー，息苦しさなどの呼吸器症状が，複数同時にかつ急激に出現する。特にアナフィラキシーショックが起こった場合，血圧が低下し意識レベルの低下等がみられ，生命にかかわることがある。

イ 食物アレルギーへの対応

食物アレルギーの発症を心配して，離乳の開始や特定の食物の摂取開始を遅らせても，食物アレルギーの予防効果があるという科学的根拠はないことから，生後5～6か月頃から離乳を始めるように情報提供を行う。

離乳を進めるに当たり，食物アレルギーが疑われる症状がみられた場合，自己判断で対応せずに，必ず医師の診断に基づいて進めることが必要である。なお，食物アレルギーの診断がされている子どもについては，必要な栄養素等を過不足なく摂取できるよう，具体的な離乳食の提案が必要である。

子どもに湿疹がある場合や既に食物アレルギーの診断がされている場合，または離乳開始後に発症した場合は，基本的には原因食物以外の摂取を遅らせる必要はないが，自己判断で対応することで状態が悪化する可能性も想定されるため，必ず医師の指示に基づいて行うよう情報提供を行うこと。

索 引

〔編　者〕

上原誉志夫　　元共立女子大学家政学部　教授

根岸由紀子　　女子栄養大学栄養科学研究所　教授

〔著　者〕（五十音順）

今井景子　　こども教育宝仙大学こども教育学部　講師　　　　第4章，第10章

大和田浩子　山形県立米沢栄養大学　教授　　　　　　　　　第11章8

三幣周子　　植草学園短期大学　非常勤講師　　　　　　　　第5章，第7章

千賀靖子　　武庫川女子大学　非常勤講師　　　　　　　　　第7章3.3

永井佳美　　湘南鎌倉総合病院小児科　医師　　　　　　　　第11章1～7

根岸由紀子　前掲　　　　　　　　　　　　　　　　　　　　第1章，第2章4，第3章

濵口郁枝　　甲南女子大学人間科学部　教授　　　　　　　　第9章

船越利代子　つくば国際短期大学　非常勤講師　　　　　　　第6章

吉井美奈子　武庫川女子大学教育学部　准教授　　　　　　　第2章1～3・5，第8章

三訂 セミナー子どもの食と栄養

2011年（平成23年）4月15日　初版発行～第4刷発行
2016年（平成28年）3月25日　改訂版発行～第4刷発行
2021年（令和3年）4月20日　三訂版発行

編　者　　上原誉志夫
　　　　　根岸由紀子
発行者　　筑紫和男
発行所　　株式会社 建帛社
　　　　　KENPAKUSHA

112-0011 東京都文京区千石4丁目2番15号
TEL (03) 3944－2611
FAX (03) 3946－4377
https://www.kenpakusha.co.jp/

ISBN 978-4-7679-5127-0　C3037　　　　幸和印刷／ブロケード